Jonathan Cole · Über das Gesicht

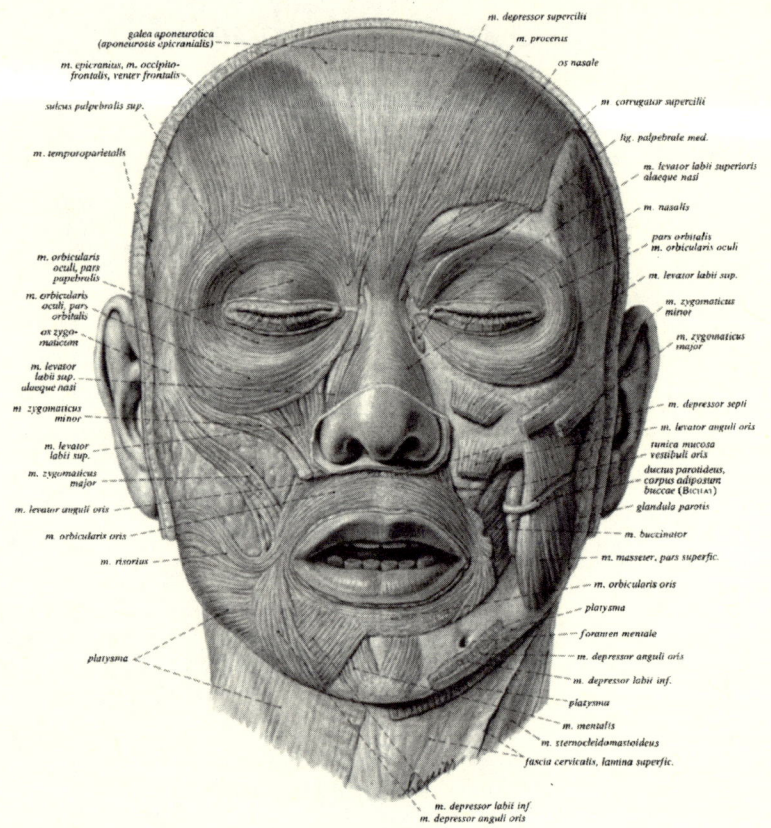

galea aponeurotica (aponeurosis epicranialis)

m. epicranius, m. occipitofrontalis, venter frontalis

sulcus palpebralis sup.

m. temporoparietalis

m. orbicularis oculi, pars palpebralis

m. orbicularis oculi, pars orbitalis

os zygomaticum

m. levator labii sup. alaeque nasi

m. zygomaticus minor

m. levator labii sup.

m. zygomaticus major

m. levator anguli oris

m. orbicularis oris

m. risorius

platysma

m. depressor supercilii

m. procerus

os nasale

m. corrugator supercilii

lig. palpebrale med.

m. levator labii superioris alaeque nasi

m. nasalis

pars orbitalis m. orbicularis oculi

m. levator labii sup.

m. zygomaticus minor

m. zygomaticus major

m. depressor septi

m. levator anguli oris

tunica mucosa vestibuli oris

ductus parotideus, corpus adiposum buccae (BICHAT)

glandula parotis

m. buccinator

m. masseter, pars superfic.

m. orbicularis oris

platysma

foramen mentale

m. depressor anguli oris

m. depressor labii inf.

platysma

m. mentalis

m. sternocleidomastoideus

fascia cervicalis, lamina superfic.

m. depressor labii inf.
m. depressor anguli oris

Eine anatomische Ansicht der Gesichtsmuskulatur. G. B. Duchenne de Boulogne wies den einzelnen Muskeln bestimmte Ausdrucksfunktionen zu: *musculus frontalis* – Muskel der *Aufmerksamkeit;* oberer Teil des *musculus orbicularis oculi* – Muskel der *Reflexion;* palpebrale Teile des *musculus orbicularis oculi* – Muskel der *Verachtung* und Ergänzung des *Weinens; musculus orbicularis oculi pars orbitalis* – Muskel der *Güte* und Ergänzung *offener Freude; musculus zygomaticus minor* – Muskel *stillen Weinens* und der *Betrübnis; musculus levator labii superioris*–Muskel des *Weinens; musculus levator labii superioris alaeque nasi* – Muskel der *Wehleidigkeit; musculus zygomaticus major* – Muskel der *Freude; musculus masseter* – Muskel der Willensstärke; *musculus depressor anguli oris* – Muskel der *Traurigkeit* und Ergänzung *aggressiver Gefühle; musculus corrugator supercilii* – Muskel des *Schmerzes; musculus procerus* – Muskel der *Aggression;* transversaler Teil des *musculus nasalis* – Ergänzung der *Laszivität* und *Schlüpfrigkeit;* Dehnteil (pars alaris) des *musculus nasalis* – Ergänzung *leidenschaftlicher Mienen; musculus buccinator* – Muskel der *Ironie; musculus depressor labii inferioris* – Ergänzung der *Ironie* und *aggressiver Gemütsbewegungen; musculus platysma* – Muskel der *Furcht* und Ergänzung der *Wut.* (Nach G. B. Duchenne de Boulogne, *Mechanisme de la Physiolonomie Humaine ou Analyse Electro-Physiologique de l'Expression des Passions,* 1862)

JONATHAN COLE

Über das Gesicht

*Naturgeschichte des Gesichts und
unnatürliche Geschichte derer,
die es verloren haben*

Aus dem Englischen von
Ulrich Blumenbach

Verlag Antje Kunstmann

Jenen gewidmet, denen ich zuhören durfte, Oliver,
der mir das Wie beibrachte, und natürlich Sue.

»Der menschliche Körper ist das beste Bild der menschlichen Seele.«
LUDWIG WITTGENSTEIN

»Ich lebe im Gesichtsausdruck des anderen und fühle,
wie er in meinem lebt.«
MAURICE MERLEAU-PONTY

INHALT

DANK

Ohne die Menschen, deren Erfahrungen hier festgehalten sind, wären dieses Buch und seine These nicht denkbar gewesen. Ich war ihnen willkommen, oft luden sie mich ein, und ich erfuhr Dinge aus ihrem Leben und über ihre Gefühle, die sie noch nie preisgegeben hatten; beim Zuhören wurde mir bewußt, daß das eine Auszeichnung, aber auch eine Verantwortung bedeutete. Ich hoffe, ich habe ihre Schilderungen so gut wiedergegeben, wie sie es verdienen. Diesen Menschen ist dieses Buch teilweise gewidmet.

Ich bin all den Fachleuten außerordentlich dankbar, die sich Zeit für meine Fragen nahmen und auf die ich mich im Buch beziehe. Insbesondere danke ich Colin Brennan, Linda Anderson, Carmel Briggs, Anthony Collins, Bill Lang, Bencie Woll, James Partridge, John Aspinall, Jim Cronin, Caroline Garland, Peter Hobson, Jane Walker und Gus McGrowther. Viele Bekannte haben frühere Fassungen des Textes gelesen, und ihre Kritik hat mir sehr geholfen. Don Wark, Sue Balfour, Kim McCulloch, George Lloyd-Roberts, Bidi Evans, Marsha Ivins und Emma Crichton-Miller haben schon früh dazu beigetragen, Ideen und Geschichten zu einem Ganzen zusammenzufügen, ohne das empfindliche Ego des Autors zu verletzen. Meine Sekretärin Sue Macey war eine unentbehrliche Hilfe bei der Texterfassung der ersten Versionen.

Später kam eingehende Kritik von Shaun Gallagher, John Campbell und Tony Marcel hinzu. Ich danke ihnen, weil sie meinen Horizont und das Themenspektrum des Buchs erweitert haben. Ich hatte großes Glück, solch scharfsinnige Gesprächspartner zu finden. Alle drei lernte ich bei einem Seminar am Kings College kennen, zu dem Tony Marcel mich eingeladen hatte. Dafür wie für zahllose Hilfeleistungen bin ich besonders dankbar. Detaillierte und konstruktive Kritik erhielt ich auch von den anonymen Gutachtern der MIT Press; ihnen bin ich ebenfalls zu Dank verpflichtet.

Teri Mendelsohn und Harry Stanton vom MIT brachten mich erst auf die Idee, dieses Buch zu schreiben. Fiona Stevens und später dann Amy Pierce und Katherine Arnoldi haben es lektoriert. Ihnen allen bin ich ungeheuer dankbar.

Die Untersuchung wurde finanziell unterstützt vom Poole Hospital NHS Trust, und ich danke seinem Generaldirektor Jan Filochowski für die Förderung meiner wissenschaftlichen Interessen.

Meine Frau Sue und meine Töchter Eleanor, Lydia, Celia und Georgia ertrugen klaglos meine jahrelange Faszination, um nicht zu sagen Obsession, in Fragen der Mimik. Sue war Resonanzboden und Zensorin meiner keimenden Ideen; dafür und für vieles, vieles andere danke ich ihr.

Als ich mich vor Jahren erstmals für das Thema »Gesicht« interessierte, schrieb ich einem Freund davon. Er reagierte verständnisvoll wie immer, intellektuell stimulierend und ermutigend. Kurz darauf traf eine Erstausgabe von Charles Bells Buch über das Gesicht von 1824 ein. Da er meine Liebe zu Bell, zu Büchern und zum Schreiben kannte, sollte mich dieses Geschenk ermuntern, das Thema weiterzuverfolgen. Daher gilt meine letzte Danksagung Oliver Sacks, und auch ihm ist dieses Buch teilweise gewidmet.

ÜBER DAS GESICHT

»ERZÄHLEN SIE BITTE«

Mary

Der zweite neurologische Demonstrationsfall wurde in den Hörsaal geschoben. Im Rollstuhl saß eine teilnahmslose Frau. Sie sah uns an, die teils gespannte, teils gelangweilte Gruppe von Neurologen, Studierenden und Krankenschwestern. Wir sahen eine ältere Dame vor uns; wir musterten sie, konnten aber nicht sagen, wie sie sich fühlte. Sie wirkte verängstigt und erschrocken, das war klar, aber wir wußten nicht, *wie* es uns klargeworden war, denn ihr Gesicht war völlig ausdruckslos. Auch ihre Zungen- und Schluckbewegungen kamen spärlich; sie hielt ein Taschentuch in der Hand, um sich den Mund abzuwischen. Am auffälligsten waren jedoch ihre starren Gesichtszüge. Das verunsicherte uns, weil wir nicht beurteilen konnten, ob unsere Fragen so mitfühlend ankamen, wie sie gemeint waren, und ob die Frau sie beantworten konnte oder überhaupt verstand.

Mary bot an, ihre Antworten aufzuschreiben, aber dafür reichte die Zeit nicht. Wir untersuchten sie und stellten in neurologischem Fachchinesisch fest: beidseitige Fazialislähmung, Atrophie der Schlund- und Rachenmuskeln, Ausfall des Schluckreflexes, leichte allgemeine Muskelschwäche. Dann dankten wir ihr, daß sie sich zur Verfügung gestellt hatte, und machten uns daran, ihren Fall zu diskutieren. Es war schwierig, den genauen Sitz der Läsion zu bestimmen, aber nach ihrem Gesamtzustand zu urteilen, hatte sie eine beidseitige Hirnischämie erlitten. Einige Anwesende meinten, es könne eine leichte Demenz vorliegen, da sie solche Probleme hatte, uns zu verstehen und zu antworten. Ihre Gesten der Hilflosigkeit führten diese Ansicht ad absurdum, fand ich, aber in der Gruppe hielt man es für möglich. Eine konkrete Therapie hatte niemand parat; eine gewisse Genesung wurde nicht ausgeschlossen. Nächster Fall.

Ich verließ das Treffen und machte mich wieder an meine eigene Arbeit, aber Mary ging mir nicht aus dem Kopf. Während ich durch die Stationen lief, wurde mir allmählich klar, warum. Ich hatte einen Gutteil meines Lebens damit verbracht, Menschen zu beurteilen und mir aufgrund ihres Auftretens, ihrer Redeweise und ihrer Handlungen ein Bild von ihrem Charakter zu machen. Wie jeder Mensch hielt ich mich für einen Experten auf diesem Gebiet. Aber Mary war so verschlossen gewesen, daß ich kaum etwas über sie sagen konnte. Einem Menschen ohne Mienenspiel und damit gewissermaßen ohne Gesicht gegenüberzustehen, beraubte mich eines wichtigen Schlüssels. Marys Gesichtslähmung hatte ihr keinen festen oder erkennbaren Ausdruck gelassen – was irritierend genug war –, aber darüber hinaus konnte sie auf die Menschen in ihrer Umgebung auch nicht sichtbar reagieren. Dies warf für mich die Frage nach dem Verhältnis zwischen dem Gesicht und der Persönlichkeit oder dem Selbst eines Menschen auf, ein Verhältnis, das ich für so fundamental und »natürlich« gehalten hatte, daß mir nie in den Sinn gekommen war, es anzuzweifeln oder auch nur darüber nachzudenken.

Die Ärzte hatten sie nicht deshalb für schwachsinnig gehalten, weil sie nicht reagieren konnte – sie hatte ja Körpersprache eingesetzt und angeboten, ihre Antworten aufzuschreiben –, sondern weil wir erwartet hatten, einen Großteil der Antwort in ihrem Gesicht zu finden. Ohne seine Mimik hatten wir durch dieses einfach hindurchgesehen und das Fehlen als Demenz gedeutet. Ohne Gesicht war ihre Person so gut wie nicht vorhanden. Ihre Krankheit hatte eine Naht zwischen Gesicht und Selbst aufgetrennt, deren Existenz ich nicht geahnt hatte.

Wie die meisten Menschen musterte ich im Zug und allgemein in der Öffentlichkeit meine Umgebung, nicht nur, um hübschen Mädchen nachzugaffen, sondern auch, um Physiognomien zu studieren. Ich wollte sie mit einem Charakter und einer Lebensgeschichte koppeln, einer Stimmung und einem Typ. Ob ich je ins Schwarze traf, weiß ich nicht, denn die meisten lernte ich ja nie näher kennen. Es war ein Spiel, geschah aber auch fast unwillkürlich – so bin ich nun einmal, so sind wir nun einmal.

Da ich noch nie einen Menschen ohne Mimik gesehen und nie über dessen medizinische Probleme nachgedacht hatte, erkundigte ich mich jetzt bei befreundeten Ärzten und Kollegen: Allen ging es genauso – im Studium und in der Praxis kamen solche Dinge kaum zur Sprache. Also besorgte ich mir Handbücher der Medizin, später speziell der Neurologie, der Ophtalmologie sowie der Hals-, Nasen-, Ohrenkunde. Die Mimik wurde in ihren langen Indizes nicht erwähnt.

Na gut, dachte ich, die Medizin kümmert sich eben um die großen Dinge, das Schließen von Wolfsrachen und das Schienen von Frakturen; vielleicht sind Gesichtsbewegungen zu vertrackt für die Schulmedizin. Vielleicht werden Funktionsstörungen des Gesichts von Spezialisten der plastischen Chirurgie behandelt. Das schien plausibel und wünschenswert. Aber hätte ich darauf geachtet, wäre ich überall auf mimische Veränderungen gestoßen, ob das nun in der Neurologie der gleichgültige Habitus eines Parkinsonkranken war oder die verschiedenen Ausprägungen bei Psychotikern.[1] Wie kam es, daß sich niemand näher damit beschäftigte? Vielleicht war die Antwort dieselbe wie im Fall Marys vor den Ärzten: Der Zustand blieb verborgen, weil er so offensichtlich war.

Ich befaßte mich mit psychologischen Darstellungen des Gesichts, Arbeiten aus der Soziologie und der Verhaltensforschung. Je mehr ich las, desto mehr machte ich mir Gedanken zum Mienenspiel. Ich fühlte mich immer stärker von Menschen angezogen, deren Gesichter ihrem Leben einen anderen Verlauf gegeben hatten. Ich hielt ihre Erfahrungen für ein wichtiges Mittel der Auseinandersetzung mit dem Gesicht und seiner Bedeutung; mit ihrer Hilfe mußte sich das Verhältnis von Gesicht und Persönlichkeit erforschen lassen. Goldstein hatte geschrieben: »In der Krankheit offenbart ein Individuum sein wahres Wesen.«[2] Nicht nur *sein* Wesen, dachte ich, unser aller Wesen ist so eng mit unseren Gesichtern verknüpft, daß uns diese Menschen auch viel über uns erzählen können.

Dieses Buch schildert meine Versuche, die Folgen verschiedener Formen des Gesichtsverlusts zu begreifen. Wie bei einer Reise wird der Weg zum Verstehen erst im nachhinein klar. Wittgenstein hat gesagt: »Denk nicht, sondern schau!« Gewiß wollte ich schauen, nachvollziehen und so verstehen, was es heißt, »gesichtslos« zu sein. Aber das Thema faszinierte mich noch in manch anderer Hinsicht, und so enthält dieses Buch auch eine Naturgeschichte und eine Theorie des Gesichts, die sich ebenso aus wissenschaftlichen Quellen speisen wie aus den Erzählungen von Menschen mit ungewöhnlichen Gesichtern. Es verrät hoffentlich einiges über unser Wesen und wie dieses unter anderem vom Gesicht bestimmt wird.

Im Kapitel »Vom Knochen zum Hirn« skizziere ich die Evolution des Gesichts von seinem Ursprung als Träger der Sinnesorgane (Sehen, Riechen und Schmecken) und als Körperöffnung zu Verdauungstrakt und Lunge von den Amphibien über die äußerst beweglichen und ausdrucksvollen Gesichter der Primaten bis hin zu uns. Das Kapitel gibt einen Überblick über die Mechanik des Gesichts und seine Wahrnehmung. In unseren Gesichtern drückt sich unsere Individualität aus, unser Alter, unser Geschlecht, unsere Stimmung, und zwar in viel stärkerem Ausmaß, als sich Kopf und Schnauze niederer Tierarten entnehmen läßt. Die Entwicklung des Gesichts verläuft vielleicht parallel zur Evolution von Primaten und Menschen und erklärt einen Teil der evolutionären Zwänge, die zu unserer Entstehung beigetragen haben. Diese Evolution des Gesichts untersuche ich im Kapitel »Schimpansenträume«, ausgehend von den Erkenntnissen der Verhaltensforschung über verschiedene Tierarten. Diese Studien regen dazu an, das Gesicht als Indikator von Verhalten zu betrachten.

Diese Rolle des Gesichts läßt jedoch keinen ausreichenden Raum für Gefühle. Die Beobachtung von Primaten zeigt, daß Gesichter weit mehr sind als sogenannte Displays von Verhalten. Zu meinen Gesprächspartnern gehörte eine Frau, die ihren Beruf als Verhaltensforscherin an den Nagel gehängt hatte und Psychoanalytikerin geworden war. Frustriert davon, bei ihrer Erforschung des Verhaltens von Schimpansen nicht weitergekommen zu sein, die Denkprozesse einer anderen Art nicht nachvollziehen zu können, war sie zur Psychoanalyse übergewechselt, um sich das Bewußtsein anderer Menschen anzusehen – genauer gesagt, ihm zuzuhören –, und verzichtete auf das Ideal objektiver Distanz. Für mich liegt eine gewisse Ironie darin, daß Freud sich ein Bild von den Motiven und dem Befinden anderer Menschen machen wollte, indem er ihnen zuhörte, ohne ihnen je ins Gesicht zu sehen.

Obwohl ich Freud deswegen aus dem Spiel lassen konnte, machte mir die Psychoanalyse doch die Bedeutung individueller Erfahrungsberichte klar; die distanzierte Außenbetrachtung schien für mein Projekt nicht auszureichen. Aber wenn das Gesicht nicht wie bei Tieren nur Signale und Verhalten zum Ausdruck bringt, was macht es dann? Es gilt bekanntlich als Spiegel der Seele und erlaubt Einblicke in die Gedanken und Motive anderer. Die Theorien darüber, wie es dazu gekommen ist, diskutiere ich im Kapitel »Freigeboren« und stelle dabei die Erkenntnisse der Entwicklungspsychologie denen der Psychotherapie gegenüber. Beider »Theorien des Geistes« bzw. unsere Verfahren, das Denken und Fühlen anderer zu ermitteln, sind eingebettet in eine Untersuchung der Probleme, die Autisten mit den Gesichtern anderer haben.

Menschen mit Autismus und Asperger-Syndrom haben vielfältige Probleme bei der Sinneswahrnehmung, bei sozialer Interaktion, Sprache und anderen Formen der Kommunikation sowie schließlich dem Verstehen allgemein. Es heißt auch, sie ignorierten die Gesichter anderer Menschen. Ich zeige dagegen, daß sie von Gesichtern bewußt *wegsehen*, um komplexe Informationen über die Stimmung ihres Gegenüber auszublenden, die sie einerseits kaum zu entziffern vermögen, von denen sie andererseits schier erdrückt werden. Das wird im Kapitel »Wie ein Ball beim Abprall« in einem Interview mit Donna Williams ausgeführt, einer autistischen Wissenschaftlerin, die ihren Zustand und seine Auswirkungen auf ihre Beziehungen und Interaktionen mit anderen auf einzigartige und ergreifende Weise erforscht hat. Was sie den Gesichtern anderer entnehmen kann und was nicht, sagt sowohl etwas über das Wesen des Autismus aus als auch darüber, wie wir das Gesicht erleben.

Nun ist Autismus primär keine Sache des Gesichtsausdrucks. Es gibt jedoch eine Krankheit, das nach dem deutschen Neurologen Paul Möbius (1853–1907) benannte Möbiussyndrom, bei der Menschen mit Gesichtslähmungen zur Welt kommen und sich daher mimisch nicht ausdrücken können. In den Kapiteln »Der Zuschauer« und »Eine große Familie« werden ihre Erfahrungen experimentellen Arbeiten über die Bedeutung des Gesichts und der Mimik für die Entwicklung sozialer Kompetenz und Interaktion bei Kindern gegenübergestellt. Durch Fallbeispiele von Möbiuspatienten erkennt man, was es heißt, ohne Mienenspiel aufzuwachsen; nicht nur, wie sich das auf das Sozialleben auswirkt, sondern auch umgekehrt, wie ein unbewegliches Gesicht die Erfahrbarkeit von Gefühlen beeinträchtigt.

Die extrem unterschiedliche Erfahrungswelt von Menschen mit angeborenen Fazialislähmungen und solchen, die erst später daran erkranken, veranschaulicht indirekt das Problematische einer Entwicklung ohne mimische Ausdrucksfähigkeit. Im Kapitel »Beschränkt und langweilig?« kommen Menschen zu Wort, die ihre Mimik als Erwachsene verloren haben und oft als beschränkt und langweilig gelten. Ihnen kann zum Glück geholfen werden, und mit der mimischen Erholung kehrt oft auch die Lebensfreude zurück. Ein Programm wird näher vorgestellt, das bei Parkinsonpatienten einige Erfolge erzielt hat.

Schließlich suchte ich Menschen mit Gesichtsentstellungen auf. Seit einigen Jahren hat eine britische Organisation namens »Changing Faces« ihnen helfen und Mut machen können. Ihre Klienten schämen sich oft ihres Gesichts – also ihrer selbst – und leben daher zurückgezogen, sozial isoliert und ohne Selbstachtung. Bei Changing Faces lernen sie als erstes, sich selbst anzusehen und sich dann zu überwinden, andere anzusehen, denn das Ansehen und das Erwidern von Blicken ermöglichten Reziprozität und Beziehungen.

Im Mittelpunkt des Buchs stehen also Erfahrungsberichte von Menschen mit verschiedenen Formen des Gesichtsverlusts. Der damit einhergehende Funktionsausfall zeigt etwas, das all unsere Gesichter widerspiegeln. Die Lebensgeschichten dieser Menschen tragen zusammen mit wissenschaftlichen Erkenntnissen zu einem Modell der Bedeutung mimischer Evolution für die Entwicklung sozialer Interaktion und sozialer Intelligenz bei, die uns erst zu Menschen im eigentlichen Wortsinn machen.

Ein ausdifferenziertes Mienenspiel kommt nur in unserer Spezies vor. Im Tierreich gibt es ein allmähliches Fortschreiten vom mimischen Zeigen und Deuten von Verhalten bis zum Ausdruck von Affekten bei höheren Primaten und schließlich den Menschen. Die Entwicklung des Gesichts verlief also parallel zur Evolution eines komplexen Innenlebens. Tatsächlich kann eine lebendige Physiognomie entscheidend zur intellektuellen Entwicklung beigetragen haben. Ein Grund für den Erfolg der Primaten war ihre Entwicklung komplexer Sozialverbände. Diese erfordern Regeln, die auf gegenseitiger Achtung und Hierarchie beruhen, und meiner Meinung nach hat die Mimik zu deren Entstehung beigetragen. Bei den Menschen kam es zu weiteren Entwicklungen, dank derer wir uns im »Hin-Blick« auf andere in diese hineinversetzen können.

Diese Möglichkeit beschränkt sich nicht auf kognitive Prozesse, auf das Lesen von Gedanken und das Vorhersagen von Handlungen. Ich glaube, diese Fähigkeit, in andere hineinzu»blicken«, hat ihren Ursprung im Bereich der Gefühle und Empfindungen. Die Intelligenz war möglicherweise eine soziale Entwicklung, um komplexe Sozialverbände zu regulieren, und weniger, um Wissen über die Außenwelt zu speichern. Wenn soziale Intelligenz erforderlich war, um ein Verständnis für die Gefühle anderer zu entwickeln, dann kann man sich ihre Entwicklung ohne äußere Anzeichen von Gemütszuständen kaum vorstellen. Meines Erachtens hat das Gesicht hierbei eine entscheidende Rolle gespielt, auch wenn andere Kommunikationskanäle wie Stimme und Körpersprache mitgewirkt haben. Diese Dinge haben nicht nur evolutionäre Bedeutung. Säuglinge und Kinder erfassen die Welt zunächst nicht über abstrakte Gedanken, sondern durch Kontaktaufnahme über emotionale Bedürfnisse, und diese Kontakte werden großenteils mimisch hergestellt. Das Gesicht spielt also eine entscheidende Rolle bei der Sozialisierung des Kindes und seiner Kontaktaufnahme mit anderen Menschen.[3]

Im letzten Kapitel bringe ich die verschiedenen Krankheitsbilder Blindheit, Autismus, Möbiussyndrom, Parkinsonkrankheit und Gesichtsentstellung zusammen, um ihre Gemeinsamkeiten zu verdeutlichen und zu zeigen, daß wir etwas darüber erfahren, wie unsere Gesichter uns definieren. Anhand wissenschaftlicher Studien möchte ich eine Naturgeschichte des Gesichts entwerfen und seine Bedeutung für die Entwicklung des Bewußtseins hervorheben. Parallel dazu diskutiere ich die Bedeutung der Mimik für unser Wohlergehen, und wie sehr dieses von einer emotionalen Sensibilität abhängt, die sich anderen über das Gesicht mitteilt. Diese Entwicklung endet – zumindest bisher – bei kognitiven Prozessen und Abstraktionen, die dank der Entwicklung der Sprache über die Leistungsfähigkeit des Gesichts hinausreichen. Zum Schluß möchte ich vor allem jedoch die Bedeutung emotionaler und sozialer Aspekte unseres Wesens hervorheben, die unter anderem durch mimische Handlungen verkörpert und miteinander verknüpft werden.

»Erzählen Sie bitte«

All diese Gedanken kamen mir jedoch erst, nachdem Marys Fall mich berührt hatte. Nach der Fallbesprechung beendete ich meine Arbeit, ging auf ihre Station, stellte mich vor und setzte mich zu ihr. Ihre Familie kam zu Besuch, und durch ihre Tochter Kate erfuhr ich nach und nach Marys Geschichte.

Acht Jahre bevor ich sie kennenlernte, hatte Kate den Eindruck, ihre Mutter nuschle am Telephon. Die Veränderung war jedoch fast unmerklich, und sie beachtete sie nicht weiter. Mary selbst machte dagegen ihrem Mann George Vorwürfe, weil er nie zuhöre; sie dachte, er werde langsam taub. Sie schickte ihn sogar zum Hörtest. Zwei Jahre später zogen sie in die Nähe ihrer Tochter in Hampshire, und zu diesem Zeitpunkt hatte sich Marys Aussprache deutlich verschlechtert. Mutter und Tochter hatten sich immer nahe gestanden und miteinander gelacht, und so gingen sie auch über diese Schwierigkeiten lachend hinweg. Wenn ihre Eltern zum Essen kamen, erinnert Kate diese Zeit, aß ihre Mutter nur sehr wenig. Mary behauptete dann, sie hätte keinen Hunger oder zu Hause zuviel gegessen. Aber auch wenn Kate ihre Mutter besuchte, fiel ihr auf, daß Mary wenig aß und langsam abnahm.

Kate kam sie jetzt öfter besuchen. Wenn der Fernseher lief, schien Mary ihn bloß anzustarren, richtete ab und zu einige Worte an ihre Tochter, aber das ganze lebhafte Mienenspiel und die raschen Wortwechsel normaler Gespräche fehlten. Früher hatten sie ununterbrochen Klatsch und Tratsch ausgetauscht, jetzt war dieses Zusammenspiel von Wort und Mimik verschwunden. Kate vermißte ihre Mutter förmlich, denn sie hatte wirklich das Gefühl, als wäre sie verschwunden.

Ihre Mutter magerte von 76 auf 57 Kilo ab, und Kate machte sich Sorgen, aber Mary nahm ihre Vorhaltungen auf die leichte Schulter, und lange Zeit geschah nichts. Schließlich schickte Kate sie zu Dr. Fawkes ins städtische Krankenhaus. Kate übernahm das Reden, was sich als unerwartet schwierig erwies. Mary und George hatten ihr allerlei verschwiegen, und Kate hatte keine Ahnung, wie schlimm es wirklich um ihre Mutter stand. Mary sprach inzwischen praktisch gar nicht mehr und hatte sich angewöhnt, die meisten Dinge aufzuschreiben. Sie hatte sich bei einem Hilfsdienst für Behinderte einen Lightwriter besorgt, eine kleine elektrische Schreibmaschine, und verzichtete seitdem fast völlig auf mündliche Äußerungen. Dr. Fawkes erkundigte sich, wann Mary ihr Mienenspiel verloren hätte, was Kate bis zu diesem Zeitpunkt noch gar nicht aufgefallen war. Niemand hatte es gemerkt. Alle hatten gedacht, ihre Krankheit bedrückte sie einfach, und deswegen hätte sie ihren Sinn für Humor verloren. Auch George war nichts aufgefallen.

Als Dr. Fawkes Mary ins Krankenhaus einwies, fiel es Kate wie Schuppen von den Augen. George und sie mußten die Fragen beantworten; Mary kam in ein Nebenzimmer ohne Fernsehgerät. Sie saß einfach nur da, ohne jede Möglichkeit zu kommunizieren, außer über ihren Lightwriter. Manchmal lief sie über die Stationen, aber weder die Schwestern noch die anderen Patienten konnten etwas mit ihr anfangen. Sie konnte kaum noch sprechen oder die Miene verziehen, und kaum jemand hatte Zeit und Lust, sich zu ihr zu setzen und zu warten, bis sie auf dem Gerät ihr »Hallo, wie geht es Ihnen?« getippt hatte.

Die Untersuchungen kamen zu keiner eindeutigen Diagnose (man hatte Krebs befürchtet). Über eine kleine Magensonde wurde sie mit flüssiger Nahrung versorgt. Nach ihrer Entlassung kochte sie für George, konnte aber selber nichts essen. George war es peinlich, wenn er es sich vor ihr schmecken ließ, und er aß von da an in einem anderen Zimmer. Mary tat das weh, aber das sah man ihr nur an, wenn ihr die Tränen über die ausdruckslosen Wangen liefen.

Vor der Krankheit war sie ein aktives Mitglied des örtlichen Women's Institute gewesen. Danach war es ihr schwergefallen, eine ganze Sitzung auszuhalten, weil sie so oft husten mußte. Außerdem hatte sie das Gefühl, die anderen ließen sie im Gespräch links liegen, als wäre sie begriffsstutzig. Sie war eine sehr begabte Blumenbinderin, und als sie sich noch in Form fühlte, hatte sie einen Demonstrationsabend angeboten. Da sie die Vorführung nicht selber kommentieren konnte, hatte sie den Vortrag in stundenlanger Arbeit für ihre Tochter aufgeschrieben. Kate sagte ihr jedoch, sie traue sich nicht, und bat jemand anderen um den Gefallen. In Wahrheit war Kate vom Mut ihrer Mutter so ergriffen, daß sie es nicht über sich gebracht hätte. Mary mußte weinen, als man ihr am Ende applaudierte, aber sie konnte weder Fragen beantworten noch Ratschläge erteilen, und bald darauf trat sie aus der Gruppe aus.

Kate kam vorbei und scherzte wie gewöhnlich mit ihrer Mutter, aber ihr fehlten die früher unvermeidlichen Meinungsverschiedenheiten und das Wortgeplänkel zwischen ihnen beiden. Die emotionalen Höhen und Tiefen ihrer Mutter waren verschwunden. Kate führte es darauf zurück, daß sich Mary wegen ihrer Krankheit Sorgen machte.

Trotz der Magensonde und Kates und Georges aufopfernder Fürsorge wurde Mary immer dünner und brauchte immer mehr Hilfe. Sie hatte den Ausdruck »heimkehren« immer als Euphemismus für das Sterben benutzt. Eines Tages tippte sie, sie würde gern in das Dorf heimkehren, in dem sie aufgewachsen war. Die Familie machte einen Tagesausflug, und Mary sah das Cottage, in dem sie zur Welt gekommen war. Die Besitzerin bat sie hinein und führte sie herum. Eine wunderschöne Ruhepause von der Krankheit, aber wenn sie von da an das Wort »heimkehren« tippte, konnte nur noch eins gemeint sein. Sie fing an, im Haus hinzufallen. Einmal half Kate ihr hoch und fragte im Spaß, was um Himmels willen bloß aus ihr werden solle. Mary tippte nur »heimkehren«.

Ich besuchte sie ein paarmal. Wegen der Schreibmaschine verlief das Gespräch stockend, aber bald hatte ich mich an ihr Tempo gewöhnt und wartete auf die Wörter und kurzen Sätze. Eines Nachmittags tippte sie »habs satt« und »einsam«.

»Aber George ist doch für Sie da.« Kurz darauf erschien: »Benji will Gassi.«

George ließ den Hund hinaus. An Marys Sessel stand eine Schachtel mit Kleenextüchern; sie sabberte immer etwas und schaffte es kaum, sich den Speichel vom starr herabhängenden Mund zu wischen. »Ich kann nicht husten.«

Wenn sie zu husten versuchte, hatte sie mehr Fältchen in den Augenwinkeln, aber der Mund und die untere Gesichtshälfte verzogen sich nicht. Auch ihre Stirn zuckte etwas, aber so wenig, daß man es nur sah, wenn man darauf achtete. Das war alles. Von den normalen, vollständigen, lebhaften und temperamentvollen Gesichtsbewegungen, die für unsereinen selbstverständlich sind, war kaum etwas geblieben. Bei den langsamen Konversationen in ihrer neuen Zeit schien die mimische Steifheit ihre Selbstachtung zu fesseln und zu bedrohen. Obwohl genährt (wenn man das so nennen konnte) und gepflegt, fehlte ihr der Kontakt mit anderen, auch mit ihrer Familie, den sie zusammen mit ihrer Mimik eingebüßt hatte. Ich wollte wissen, worauf sie sich freute.

»Jane.«

Ihre Freundin kam einmal pro Woche, wenn George einkaufen war. Sie unterhielten sich per Maschine. Sonst kam niemand, außer Kate natürlich. Niemand vom Women's Institute. Als könnte sie meine Gedanken lesen, tippte sie: »Ich kann keine Miene verziehen.«

Ihr fehlte vielerlei. Die Schluckbeschwerden machten Essen und Trinken fast unmöglich. Diese großen Probleme waren jedoch in gewisser Hinsicht ihre Privatangelegenheit. Der Sprachverlust verbot das Lästern über Dritte, aber die Neuigkeiten hörte sie von Kate und ihrer Freundin. Der Verlust ihrer mimischen Ausdrucksfähigkeit, den am Anfang niemand bemerkt hatte, war jedoch der Hauptgrund dafür, warum sie sich isoliert fühlte und ihre Freundinnen und Bekannten verloren hatte. Ohne die Fähigkeit, mit dem und durch das Gesicht mit anderen Menschen Fühlung aufzunehmen, wurde sie in ihren eigenen Augen und denen anderer ihres Charakters und ihrer Persönlichkeit beraubt.

Das Gespräch war zwar nicht unmöglich geworden, aber nur wenige Menschen nahmen sich die Zeit dafür. Ohne das Feedback und die Bestätigung durch die Mimik gab es kaum noch Nähe und Anteilnahme. Der Verlust der mimischen Reaktionsfähigkeit hatte sie im Kern ihres Wesens beschädigt.

Sie zwinkerte, um ihre Augen zeigten sich kleine Fältchen, und in der Brust ertönte ein Geräusch. Kein Lachen, aber eine halbe Grimasse huschte über ihr Gesicht.

»Ich lache Benji. Machst du Tasse?«

Sie kommandierte George herum. Wir lachten, und sie lachte mit, so gut sie konnte. George meinte, bei meinem letzten Besuch hätte sie soviel sagen wollen, aber nicht genug Zeit gehabt; sie schriebe so langsam auf der Maschine. Sie hätte soviel zu sagen.

»Ich glaube ich denke sehr gut wie wir nein.« Pause. »Ich denke so gut wie früher. Kein Tee.«

Sie hatte George gebeten, mir einen Tee zu machen, aber sie selbst wollte keinen. Sie schrieb langsam, und es machte sie rasend, wenn man die Sätze für sie beendete. Es machte sie auch rasend, wenn man annahm, sie hätte geistig abgebaut, eine weitverbreitete Annahme, denn viele Leute glaubten, ihr Verlust an Mimik deute auf eine Demenz. Sie haßte es, unterbrochen zu werden, also saß ich da und hörte zu, saß da und sah zu. Wir kamen langsam voran, aber das fiel bald nicht mehr auf, wurde unwichtig. Der Lightwriter war ein Rettungsanker.

»Ich brauche die Maschine. Danke für den Besuch.«

Es war mir ein Vergnügen. Ich fragte, ob ich eines Tages über ihre Geschichte schreiben dürfte.

»Schreiben Sie. Erzählen Sie bitte.«

Zwei Monate später starb sie nach einem weiteren Schlaganfall, zu dem noch eine Lungenentzündung kam. Jahrelang hatte sie ihrer Tochter getippt: »Schau nach mir.« Kate wußte, daß der Satz eine zweite Bedeutung hatte, schließlich sah sie jeden Tag nach ihr. Mary bat sie, vorbeizukommen und nachzuschauen, daß sie nach ihrem

Tod gut aussah. Nach dem zweiten Schlaganfall tippte sie: »Ich möchte tot sein.« Seit Jahren hatte es kein Alltagsgespräch mehr gegeben, keinen Klatsch und Tratsch, und die Sachlichkeit des Wunschs trieb Kate die Tränen in die Augen. Sie bekam kein Wort heraus, konnte Mary nur in den Arm nehmen.

Sie kam wieder ins Krankenhaus. Eine gemütliche Station, aber niemand hatte die Zeit oder das Einfühlungsvermögen, auf ihren Lightwriter zu schauen. Niemand kam sie besuchen, weil sie nichts erwidern konnte. In dieser Zeit rief Kates Halbschwester Liz an, von der Mary seit Jahren nichts mehr gehört hatte. Als Kate zu ihrer Mutter kam, tippte diese »liebe dich«. Sie schrieb es mehrere Male, schließlich drückte sie einfach die Wiederholungstaste: »liebe dich«, »liebe dich«, »liebe dich«. Erst dachte Kate, ihre Mutter wollte ihr etwas von der lange verschollenen Schwester ausrichten. Erst nach längerer Zeit verstand sie, daß Mary sich nicht auf Liz' Anruf bezog, sondern sagen wollte, daß sie Kate liebte, und weil sie es nicht anders ausdrücken konnte, tippte sie es immer und immer wieder auf den Bildschirm.

Am Montag darauf konnte Kate nicht kommen, es war der einzige Tag ohne ihren Besuch. An diesem Tag starb Mary. Danach kam Kate nachschauen, und Mary sah wieder wie ihre Mutter aus, sie hatte ihren Frieden gefunden. Im Tode hatte sie wieder das Gesicht, das das Leben ihr versagt hatte.

Durch den Spiegel sehen

Mary hatte nicht mehr schlucken und sprechen und sich kaum noch bewegen können.[4] Also sollte man meinen, ihr Gesichtsproblem wäre neben den anderen Schwierigkeiten unerheblich gewesen. Seit unseren Begegnungen sehe ich das anders. Ihre geschwundenen Möglichkeiten der Selbstdarstellung und die anschließende soziale Isolierung waren ein fast unvorstellbarer Verlust, ein so tiefgreifender Verlust, daß er genauso erdrückend wirkte wie die anderen Krankheitszeichen. Er war so schwer, daß sie sich sogar um ihr Aussehen nach dem Tode Sorgen machte. Das Gesicht, *ihr* Gesicht war ihrem

Selbst, ihrer *Seele* gleichsam näher als das Schlucken oder der geschwächte Arm.

Die Metapher, das Gesicht oder die Augen sind der Spiegel der Seele, trifft weit mehr zu, als wir meist wahrhaben wollen. Als Mary ihr Mienenspiel verlor, fiel es zunächst niemandem auf – alle Welt nahm an, sie wäre deprimiert oder frustriert. Ähnlich wie taube Menschen für beschränkt gehalten werden, weil sie nicht mehr über die Sprache verfügen, galt sie nicht mehr als vollwertige Persönlichkeit, weil sie ihr lebendiges Selbst nicht mehr zeigen konnte. Statt das Gesicht so zu nehmen, wie es war, blickte jeder sofort durch den Spiegel und glaubte, dort ihre Stimmung und Persönlichkeit ausfindig zu machen.

Obwohl ich als Wissenschaftler eher theoretisch an Probleme herangehe, wurde mir in Marys Beisein klar, daß ich mich unbedingt mit Menschen beschäftigen mußte, die an seltenen Erkrankungen des Gesichts litten. Nur sie waren zu den Erfahrungen mit dem Gesicht verurteilt, die mich interessierten und faszinierten. Daher traf ich mich zunächst mit einigen Blinden, denn wenn das Gesicht für Menschen mit angeborener Blindheit wichtig war, dann konnte das verdeutlichen, wie sehr wir das Konzept des Gesichts verinnerlicht haben. Obwohl später erblindete Menschen den blind Geborenen äußerlich gleichen, bewohnen sie faktisch eine andere Welt, die sie ebenso optisch konstruieren wie ihre Selbstwahrnehmung und die Wahrnehmung derer, die ihnen am nächsten stehen. Was hieß es, den Anblick seiner selbst und seiner Familie zu *verlieren*, und welche Rolle spielte dabei der Verlust des Gesichts? Ich stelle daher die Erfahrungen von vier Blinden an den Anfang. Um die Frage zu beantworten, wie das Gesicht einerseits, sein Verlust andererseits unser Leben beeinflussen, scheinen sie der beste Ausgangspunkt zu sein.

IN STIMMEN ZU HAUSE SEIN

Das Gesicht entwickelte sich, um gesehen zu werden. Unsere Selbstentwürfe und unsere Bilder anderer sind überwiegend optischer Natur. Wenn wir an einen Menschen denken, stellen wir uns besonders sein Gesicht vor. Aber wie konstruieren dann Menschen, die nie gesehen haben, ihr Bild eines Charakters? Ich wandte mich an Menschen mit angeborener Blindheit.

Man sollte meinen, sehende Menschen könnten sich ohne weiteres vorstellen, was es heißt, blind zu sein. Schließlich muß man dafür nur die Augen schließen. Aber halt, das ist eine enorme Vereinfachung, denn wenn sehende Menschen die Augen schließen, *konstruieren* sie die Welt immer noch optisch. Sie finden sich in einem Zimmer immer noch zurecht und wissen, wie ihre Partner aussehen. Das Sehen beherrscht nicht nur unsere Weltsicht, sondern auch unser Menschenbild, das zum großen Teil vom Aussehen und am meisten von den Gesichtern der Menschen geprägt ist.

»Anders als eine Hand«

Peter White ist Mitte Vierzig und arbeitet als Radio- und Fernsehmoderator bei der BBC. Er erblindete als Kleinkind, und seine optischen Erinnerungen beschränken sich auf diffuse Lichtflecken. Seit vielen Jahren moderiert er *In Touch*, eine britische Radiosendung für Sehbehinderte. Seine warme und freundliche Stimme zieht auch viele sehende Zuhörer in ihren Bann. Vor einiger Zeit konnte er sich den Wunsch erfüllen, als Moderator im Mainstreamfernsehen zu arbeiten. Wir trafen uns zum Lunch bei der BBC. Ich fragte ihn, ob er den Eindruck hätte, daß ihm in den Gesichtern anderer etwas entgehe, ihr Mienenspiel und ihre Individualität.

»Darüber habe ich noch nie nachgedacht. Ich glaube, ich stelle mich hauptsächlich in meiner Stimme dar. Darin bin ich zu Hause. Wenn Sie fragen, was mich nach außen hin am meisten verkörpert, würde ich sagen, meine Stimme. Teilweise in dem, was ich sage, aber hauptsächlich in den Untertönen, also dem, wie ich es sage.«

»Aber es gibt doch Unterschiede zwischen dem Sagbaren, was oft einfach Fakten sind, und den emotionalen oder affektiven Inhalten der Kommunikation, die sich in der Stimme vielleicht nur unvollständig niederschlagen. Springt an dieser Stelle der Gesichtsausdruck ein, oder kann die Stimme auch diese Bedeutungsnuancen vermitteln?«

Er antwortete indirekt und bezog sich auf eigene Erlebnisse: »Die Stimmung meiner Frau höre ich sofort heraus – das geht wohl jedem so. Am Telephon frage ich sie manchmal: ›Stimmt was nicht?‹, und dann ist sie sauer, weil sie sich so leicht in die Karten gucken läßt. Aber es gibt natürlich Menschen, die nicht so schnell zu durchschauen sind oder bei denen es mir nicht so wichtig ist, ihre Stimmung mitzubekommen, oder die mir sowieso egal sind.«

Das ließ darauf schließen, daß Blindheit eine Intimität erlaubt, eine Kenntnis, die sich aber auf sehr vertraute Menschen beschränkt. Ein sehender Mensch kennt viele Menschen verschieden gut. Vielleicht können Blinde im Vergleich dazu wenige Menschen sehr gut kennen, woraus zu schließen wäre, daß das physiognomische Ausdrucksspektrum umfassendere Gültigkeit hat als die Stimme. Um so bemerkenswerter, daß Peter sein Leben damit verbringt, Menschen zu interviewen, die er nie gesehen hat.

Ich fragte ihn, ob er an der Stimme Gefühle ablesen könne, die sehende Menschen eher im Gesicht fänden.

»Ja, bestimmt. Und nicht nur in der Stimme, es gibt auch verschiedene Arten des Schweigens. Ein zufriedenes Schweigen, wenn man weiß, daß sie gerade mit einem geredet hat und jetzt mit etwas anderem beschäftigt ist, und ein Schweigen, bei dem man weiß, daß sie nichts sagt, weil jedes Wort fatale Folgen hätte.«

»Man kann sich nur schwer vorstellen, daß all die Stimmungen und Gefühle, die über ein Gesicht huschen können wie Wolkenschatten über ein Feld, Entsprechungen in der Stimme haben sollen.

Als Außenseiter habe ich den Eindruck, daß das Gefühlsspektrum der Stimme anders und, ehrlich gesagt, beschränkter ist als das des Gesichts.«

»Das kann ich schlecht beurteilen. Ich weiß nur, daß ich in meiner Familie und in unserem Freundeskreis oft schneller und genauer urteile als meine Frau. Ich höre mehr Nuancen in der Konversation. Ich frage sie beispielsweise: ›Findest du nicht, daß der und der das und das gemeint hat?‹, und sie sagt dann: ›Ach ja? Ist mir gar nicht aufgefallen.‹ Meistens liege ich richtig. Mir würde nicht im Traum einfallen, daß Stimme und Gesicht dasselbe ausdrücken, aber sie können sehr wohl verschiedene Aspekte derselben Sache transportieren.«

»In welchem Ausmaß ist Ihnen die Ausdruckskraft des Gesichts, *Ihres* Gesichts bewußt?«

»Na, ich weiß natürlich, daß mein Mund Ausdruckskraft hat, oder?«

Wenn man Peter gegenübersitzt und mit ihm redet, vergißt man leicht seine Blindheit. Sein Gesicht ist quicklebendig, interessiert und ins Gespräch vertieft. Ich mache ihm deswegen ein schüchternes Kompliment.

»Vielleicht war deswegen auch niemand dagegen, daß ich ins Fernsehen komme. Meine Frau meint, ich hätte ein sehr ausdrucksvolles Gesicht, das immer interessiert wirkt. Wenn ich Menschen interviewe, werde ich manchmal dreist, und wenn ich mit jemandem streite, beuge ich mich vor und bringe mein Gesicht näher an seins. Das finde ich ganz normal.«

Wir beugen uns beide über den Tisch, je mehr wir uns aufeinander einlassen. »Muß man sein Gesicht dem Menschen zeigen, mit dem man sich unterhält?« möchte ich wissen.

»Was mein Gesicht macht, das macht es nicht besonders bewußt. Es tut nichts, was ich zum Leben brauche, aber es tut etwas, das ich rüberbringen möchte. Auf einer gewissen Ebene ist einem ja immer klar, daß man sein Gesicht den Menschen zeigt, mit denen man redet und interagiert. Es ist mehr als bloß die Stelle, an der die Stimme rauskommt. Vielleicht ist das ein Reflex des Wunsches, Kontakt aufzunehmen.«

»Kann ich auf eine Frage von vorhin zurückkommen? Gibt es Gefühle, die besser der Stimme anzuhören sind, so wie sich andere besser dem Gesicht ablesen lassen?«

»Ich glaube, das kann ich guten Gewissens bejahen. Mir war das Lächeln immer sehr bewußt. Ein Lächeln wird einem Blinden körperlich bewußt, weil es bestimmte Empfindungen in ihm auslöst. Es steckt gewissermaßen in der Kehle, als wollte es losblubbern. Man muß nicht unbedingt auflachen. Man spürt, wie sich das Gesicht verzieht und bestimmte Muskeln sich entspannen, und es wird einem bewußt, daß sich die Gesichtsform ändert.«

»Nun könnte man einem Gesichtsausdruck vielleicht höhere Genauigkeit und mehr Feedback über eine Stimmung entnehmen. Diese Abstufungen fehlen für Blinde vermutlich.«

»Das kann sein. Komischerweise bekomme ich bei meiner Arbeit immer wieder zu hören, ich hätte ein Lächeln in der Stimme. Ich frage mich, ob ich es bewußt oder unbewußt aus dem Gesicht dorthin verlagere, um positiven Eindruck auf die Menschen zu machen.

Als Blinder braucht man mehr Hilfe, und man bekommt sie definitiv leichter, wenn man ein offenes Gesicht hat. Ich glaube, dem Gesichtsausdruck ist so etwas sehr genau abzulesen. Ich kenne Blinde, die sich beklagen, daß niemand ihnen hilft, aber wahrscheinlich sehen sie einfach nicht so aus, als ob sie Hilfe nötig hätten.

Ich weiß nicht, wieviel ich von mir preisgebe, wenn ich traurig bin. Ich merke, daß ich dann dichtmache, mein Gesicht wird starr und blockt ab. Da müßten Sie jemand anderen fragen, wieviel mein Gesicht noch durchläßt, wenn ich traurig bin, weil es mir nicht so bewußt ist wie beim Lächeln. Aber vielleicht geht es sehenden Menschen auch nicht anders.«

»Lächeln und Lachen können laut sein, Kummer ist meistens leise. Wir geben selten ein Geräusch von uns, wenn wir traurig oder verzweifelt sind, werden aber schnell laut, wenn wir uns freuen. Ist es möglich, daß Blinde die Emotionen ihres Gegenüber anders wahrnehmen?«

»Ich glaube, ich lächle bewußt, wenn ich möchte, daß man mir hilft, und ich weiß, wie Lächeln geht. Ich weiß nicht, was zuerst kam, ob ich glücklicherweise von vornherein lächeln konnte, oder ob ich beschlossen habe, daß es mich weiterbringt, wenn ich lächle.«

Für Darwin war die Tatsache, daß Kinder, die blind zur Welt gekommen sind, eine ganz normale Mimik entwickeln, der Beweis dafür, daß diese angeboren ist.[1] Peters Mienenspiel ist normal, das steht fest. Ich nahm den Faden wieder auf. »Wenn jemand Sie anspricht, wissen Sie dann, ob er Sie anblickt, und können Sie seinen Blick erwidern?«

»Ja. Damit bekunde ich ja Interesse an ihm. An *Sie* wende ich mich. Ich glaube nicht, daß mir das beigebracht werden mußte. Der Kopf ist doch nicht nur zum Lächeln da. Es ist ganz natürlich, ihn dahin zu drehen, wo jemand spricht.«

»Kann ich Ihnen eine unvermeidliche Frage stellen, auch wenn ich mir die Antwort inzwischen denken kann? Verschont Ihre Blindheit Sie vor manchen Ablenkungen der Welt?«

»Ich mag die Vorstellung nicht, die Blindheit hätte ihre eigenen Kompensationsmöglichkeiten. Wenn man eine Stimme hört und ein Gesicht sieht, hat man zwei Informationsquellen, und zwei sind besser als eine. Als Kind mußte ich Mittel und Wege finden, die Zeit totzuschlagen, um nicht immerzu so intensiv denken zu müssen. Ich muß immer grinsen, wenn ich höre, Blinde wären so gute Arbeitnehmer, weil sie nicht so leicht abgelenkt würden. Das ist dummes Zeug – mich lenken alle möglichen Sachen ab: andere Menschen, Leute, mit denen ich mich unterhalten will, Witze in vollen Räumen, bei denen ich die Pointe verpaßt habe. Mein Gehirn ist ständig am Rotieren, um mich abzulenken, und ich frage mich, ob das nicht eine Funktion oder besser eine Reaktion darauf ist, daß ich so früh mein Sehvermögen verloren habe. Wenn das Wegfallen der optischen Informationen eine Lücke hinterlassen hat, dann habe ich diese Lücke als Kind irgendwie aufgefüllt.[2] Ich wollte von Klängen abgelenkt werden. Ich mag Witze, und ich belausche die Leute gern. Ich kann meine Ohren zwar nicht abschalten, aber die Signale etwas ausblenden. Ich kann mich in Geräusche ebensosehr vertiefen wie jeder andere, genauso wie ich mich in ein Braillebuch vertiefen kann.«

Der Lunch war vorbei; wir waren die einzigen, die noch in der

Kantine saßen. Peter machte sich an die Vorbereitung seiner abendlichen Nachrichtensendung, vielleicht auch an eine Talkshow im Lokalradio oder eine weitere Folge seiner Sendung für blinde Hörer. Egal was es war, er ging voller Erwartung und Optimismus an die Arbeit und freute sich auf die Diskussionen und Debatten mit neuen Gesprächspartnern.

Peter hatte seine ersten Erfolge im Radio gehabt, einem Medium also, das Blinden vielleicht entgegenkommt. Als nächstes unterhielt ich mich mit einem Mann, dessen ganzes Berufsleben sich in der sichtbaren Welt abspielt, in den Schlammschlachten der Tagespolitik nämlich.

Ein Politiker, dem das Lächeln schwerfällt

David Blunkett sitzt als Abgeordneter für Sheffield Brightside im Parlament und ist heute Arbeits- und Bildungsminister, eine Berufung, mit der Premierminister Tony Blair in der Labour-Regierung Zeichen gesetzt hat. Vor seinem Amtsantritt war Blunkett Gesundheitsminister im Schattenkabinett. Auch er ist von Geburt an blind. Ich entschuldigte mich als erstes dafür, daß ich über die Folgen seiner spezifischen Unfähigkeit mit ihm sprechen wollte statt über seine Fähigkeiten, aber das störte ihn überhaupt nicht. Dann brachte ich das Gespräch auf eine berühmte Gegenspielerin Blunketts und seiner Partei.

»Wenn mich jemand fragen würde, ›Wie ist Margaret Thatcher eigentlich?‹, würde ich sie beschreiben. Mitterand sagte, sie hätte die Lippen der Monroe und das Lächeln von Caligula. Ich würde ihr Äußeres, ihre Gesichtszüge beschreiben.

Mein Bild geht natürlich nicht von der äußeren Erscheinung aus, doch beeinflußt mich, was ich so höre. Ich weiß daher, daß Neil Kinnock (der ehemalige Vorsitzende der Labour-Partei) kahl geworden ist und neuerdings Anzüge trägt, als müßte er zu einer Beerdigung. Ich weiß das, weil ich den Leuten zuhöre und mir ein Bild mache. Es ist schwer zu beschreiben, wie sich jemand ein Bild machen kann, obwohl er den Betreffenden nicht körperlich sehen kann, aber es geht. Ich kann mir einen Menschen vorstellen, nicht in den Einzelheiten, nicht die Nase oder die Augen, aber den Menschen kann ich mir vorstellen und zusammensetzen.

Die Stimme eines Menschen vermittelt mir ein Bild von ihm. Margaret Thatcher war das klassische Beispiel eines von Natur aus herrischen Menschen: Ich kann mir das Gesicht und die blitzenden Augen vorstellen, dieses Funkeln. Übrigens muß ich selber aufpassen, nicht zu funkeln, wenn ich nicht funkeln will. Man lächelt nicht, wenn man nicht lächeln will, oder nur ein guter Schauspieler kann das, aber man kann unbewußt herrisch dreinschauen und mit den Augen blitzen. Auch bei meiner Stimme muß ich aufpassen; ich kann sehr schroff klingen, ohne es zu wollen. Wenn ich schon mit der Stimme zurückweisend sein kann, dann kann ich das mit einem verächtlichen oder gelangweilten Blick erst recht; nicht weil ich mich so fühle, sondern einfach, weil ich einen Augenblick lang nicht aufgepaßt habe.«

Blunkett ist sich offenbar sehr bewußt, daß das Gesicht Gefühle und Affekte spiegelt. Entsprechend weiß er auch, daß er es kontrollieren muß, wenn das nonverbale Feedback der anderen, das ihm den Effekt seines Gesichtsausdrucks in Erinnerung ruft, einmal wegfällt. Aber er beschreibt noch etwas anderes. Weil er mehr in der Stimme zu Hause ist als im Gesicht, zeigt dieses seine Gefühle nicht genau genug und erlaubt Fehldeutungen, die Blunkett nicht immer bewußt werden. Anscheinend muß er deswegen ständig auf der Hut sein.

»Im Fernsehen darf ich nie vergessen, daß das Äußere die Menschen stärker beeindruckt – oder bedrückt – als das, was man sagt. Das fällt mir sehr schwer, und ich muß mich sehr konzentrieren. In der Politik hängt heutzutage unheimlich viel vom Bild und von der Atmosphäre ab, und daran muß ich mich ständig erinnern.

Als ich noch ein blutiger Anfänger in der Politik war und zum erstenmal im Fernsehen interviewt wurde, fiel mir das sehr schwer. Meine Augen bewegen sich hin und her, nicht sehr, und eigentlich ist es egal, aber einigen Zuschauern war es eben nicht egal. Ein paar Leute, die nicht wußten, daß ich blind bin, schrieben Briefe und fanden, ich wirkte verschlagen, weil ich nicht in die Kamera sah. Ein

Mitglied der Diskussionsrunde schlug eine Sonnenbrille vor, aber ich weigerte mich: ›Kommt nicht in Frage, ich setze keine Sonnenbrille auf, ich bleibe ich selber, und wenn die Leute dafür kein Verständnis haben, müssen sie es lernen.‹ Den nächsten Moderator habe ich dann gebeten, mich als ›David Blunkett mit seinem Blindenhund Ruby‹ vorzustellen. Heute habe ich das nicht mehr nötig, weil mich fast jeder kennt. Es ging nicht darum, blind zu sein und eine Sonnenbrille zu tragen, sondern ich mußte psychologisch mein Selbstvertrauen stärken.

Mimik ist im House of Commons sehr wichtig. Klar, die anderen Abgeordneten wissen, daß ich blind bin. Wenn wir uns im Flur über den Weg laufen und ich sie nicht grüße, dann wissen sie zwar rational, daß ich sie nicht sehen kann, und sind nicht gekränkt, aber der Instinkt ist stärker als sie. Ich weiß das, weil man es mir wiederholt zu spüren gegeben hat.«

»Charles Bell schrieb, der Gedanke stehe zum Wort im selben Verhältnis wie das Gefühl zum Gesichtsausdruck.«

»Genau das muß ich mir immer wieder sagen. Man erwartet es. Ich muß es immer wieder versuchen. Ich sollte viel mehr verbal und durch Berührungen kommunizieren. Ich darf auch nicht vergessen – und das ist die andere Seite der Medaille –, daß man die Dinge auch zerreden kann. Zu Hause habe ich von guten Freunden zu hören bekommen, ›Quatsch nicht so viel‹, und die Alternative war immer das Sehen. Schweigen macht mir nichts aus, solange ich seinen Kontext kenne. Wenn ich mit einem meiner Söhne Krach hatte, will ich wissen, ob sie gegangen sind oder nicht, aber normalerweise weiß ich, wie es zum Schweigen gekommen ist.«

»Der Grand-Prix-Fahrer Alain Prost hat mal gesagt, er hätte Autorennen satt, weil sie wie die Politik wären – die Leute sollten nur noch an Dinge wie fahrerisches Können glauben, die Höchstgeschwindigkeit des Wagens, Reifenabnutzung und so weiter, ohne noch auf das Wesentliche zu achten. Diese zweite Bedeutungsebene kommt nicht in Worten zum Ausdruck, sondern in einer Reihe anderer Kommunikationsformen, der Miene wie der Körpersprache.«

»Ich habe neulich zu hören bekommen, die anderen Abgeordneten im House of Commons hätten unter anderem Schwierigkeiten mit mir, weil meine Körpersprache manchmal so abweisend sei. Das gibt mir zu denken. Heißt es, mein Gesicht ist abweisend? Sind meine Gebärden, mein Gesicht und andere Verhaltensweisen abweisend, und sollte ich mir das zu Herzen nehmen, noch dazu in meinem Alter? Ich bin siebenundvierzig. Es ist interessant, darüber nachzudenken.«

Anscheinend beschäftigte ihn wieder die fehlende Übereinstimmung zwischen Gedanke, Gefühl und Gesichtsausdruck. Ich fand es schrecklich, an einem Ort wie dem Parlament zu arbeiten und sich etwas vorwerfen lassen zu müssen, das einerseits so wichtig ist, worüber man andererseits jedoch keine Kontrolle hat. Die Asymmetrie der Blindheit ist vielleicht einzigartig – Blinde befinden sich ständig auf dem Präsentierteller, können aber keine entsprechenden Signale von anderen aufnehmen oder ein Feedback über ihre Wirkung auf andere bekommen. Ich knüpfte an mein erstes Interview an.

»Peter White hat eine wunderbar freundliche Stimme, und er weiß, daß er als Kommunikator den Menschen die Befangenheit nehmen muß. Er meinte allerdings auch, das Lächeln in seiner Stimme sei immer da. Glauben Sie, daß Sie durch Ihre Sehbehinderung eine gewisse Strenge bekommen haben?«

»Ja, meine Freunde finden, mein Problem im Fernsehen sei, daß ich immer viel zu ernst wirke. ›Verschon uns um Himmels willen mit deinem zuckersüßen Grinsen‹ – was ich auch gar nicht könnte –, ›aber versuch doch mal, wenigstens ein bißchen zu lächeln.‹ Ihrer Meinung nach sollte ich nicht vergessen, daß die Zuschauer nicht sehen wollen, was für schwere Gedanken ich gerade wälze. Das ist ein guter Tip. Er läßt sich aber nur schwer umsetzen, weil ich mich immer sehr auf die Fragen und meine Antworten konzentriere, und dann vergesse ich den Gesichtsausdruck. Man vergißt, daß die Leute einen ganz automatisch ansehen, und da man das nicht von klein auf kennt, muß man es sich ständig bewußt machen und das eigentliche Denken auch noch mimisch begleiten.«

»Aber in einer gemütlichen Gesprächsrunde unter Freunden kommt das doch von allein. Fällt es Ihnen in der Öffentlichkeit also schwerer?«

»Ja. Ich bin ein Politiker, dem das Lächeln auf Befehl schwerfällt, aber das geht nicht allen Politikern so. (Inzwischen hatte ich ein Gespür für Davids ironische Understatements.) Radio fällt mir leichter.«

Ich hatte den Eindruck, er hätte seinen großen Erfolg als Politiker reiner Knochenarbeit zu verdanken, ohne daß seine Kollegen das zu schätzen wüßten. »Auch in meiner eigenen Partei können viele Leute das Thema Blindheit mir gegenüber kaum anschneiden. Sie haben soviel Angst davor, daß sie den Kern der Sache übersehen. Ich habe überhaupt keine Probleme, über meine Blindheit zu sprechen, deswegen rede ich schließlich mit Ihnen, aber das wissen sie nicht, also reden sie um den heißen Brei herum. Ich war beispielsweise über zwei Jahre lang Gesundheitsminister im Schattenkabinett und bin heute Bildungsminister. In dieser Zeit bin ich kein einziges Mal gebeten worden, bei einer parteipolitischen Podiumsdiskussion mitzumachen. Da frage ich mich schon manchmal, ob man mir keine Selbstdarstellung und Lockerheit zutraut.«

Ich konnte das Problem der Parteimanager nachvollziehen, ohne ihnen zuzustimmen; David war schließlich der bekannteste Blinde von ganz England, aber nicht nur das, man kannte ihn auch als den Labour-Politiker, der blind war, und nicht umgekehrt. »Sehende Menschen setzen auf das Gesicht. Peter White meinte, wenn er Menschen charakterisiert, setzt er auf die Stimme.«

»Offen gesagt, halte ich die Stimme für sehr wichtig, aber für mich spielen auch die Argumente der Leute eine große Rolle, selbst wenn ich ihre Meinung nicht teile. Man kann das nicht verallgemeinern, aber ich finde, Menschen mit besonders angenehmen Stimmen haben in der Regel auch angenehme Gesichter. Nicht unbedingt schön, aber angenehm und anziehend. Das ist natürlich bedauerlich für Menschen, die nur eins von beidem haben eine attraktive Stimme oder ein attraktives Gesicht. Jemand mit einer rauhen Stimme stellt sich vielleicht als ganz wunderbarer Mensch heraus. Zum Glück sieht jeder von uns etwas anderes, sowohl in der Wahrnehmung der Stimme als auch in unserer optischen Einschätzung anderer Menschen. Sonst wäre es auf der Welt nicht auszuhalten, weil bestimmte Menschen ohne jeden Grund ausgegrenzt würden.

Das müssen wir uns unbedingt klarmachen, und es ist auch wichtig bei der Wahrnehmung eines Gesichtsausdrucks. Viele Blinde machen sich einfach nicht bewußt, wie wichtig unser Gesicht, unsere Gestik und unsere Körpersprache für unsere Gesprächspartner sind. Wir denken einfach nicht daran. Wir müßten das schon in der Schule lernen. Blinde Kinder lächeln spontan, wenn sie glücklich sind oder sich über etwas freuen, aber sie lächeln andere nicht einfach an, wenn diese es von ihnen erwarten, und das muß ihnen beigebracht werden. Es muß Teil unserer sozialen Entwicklung werden, und das ist es einfach nicht, oder jedenfalls war es das zu meiner Zeit nicht. Zweitens müssen wir etwas über die Mimik anderer lernen und auch, daß Veränderungen des Gesichtsausdrucks und der Stimmung durch Veränderungen der Stimme angezeigt werden. Das *kann* man nämlich lernen. Es ist unentbehrlich, blinde Menschen in die Welt der Sehenden zu integrieren. Das geht unter anderem, indem man ihnen soziale Aspekte anschaulich macht, und für mich steht fest, daß ›sozial‹ für die meisten Menschen bei der Mimik anfängt.

Ich habe mein halbes Leben hinter mir und muß von vorn anfangen. Mir fallen immer noch neue Stimmnuancen auf, ohne daß ich behaupten wollte, ich hätte die Kunst gemeistert, der Stimme ein Augenzwinkern zu entnehmen. Mir fällt Verschiedenes auf: Wenn bei einem Vortrag immer mehr Leute zu husten anfangen, weiß ich, daß sie mir entgleiten, obwohl das täuschen kann. Auch das richtig intime Lächeln verstehe ich noch nicht, und daran arbeite ich.«

»Das fällt im Parlament wahrscheinlich noch stärker ins Gewicht, wenn Ihnen etwas entgeht, weil Sie es nur gehört haben.«

»Ja, natürlich, und dann kann ich nur nachfragen. Ich suche verzweifelt nach anderen Mitteln, Dinge aufzuschnappen. Wenn ich mir einen Film ansehe, setze ich zum Beispiel meine Phantasie ein. Ich zähle zwei und zwei zusammen, und manchmal kommt fünf raus, aber manchmal ist mein Plot auch besser als der des Originals. Außerdem reicht Ihr Gesicht nicht – wenn man eine Anekdote oder einen Witz erzählt, muß man selber durch einen bestimmten Ausdruck vermitteln, was man sagen will. Ich fuchtle nicht viel mit den Armen herum, aber manchmal hilft es, die verbale Aussage gestisch zu unterstützen. Manchmal vergesse ich das, und dann wirke ich steif.«

»Noch mal zum Aspekt der Strenge – Sie sind sich nicht bewußt, daß Ihre Körpersprache und Ihr Mienenspiel an Ihre stimmliche Ausdrucksfähigkeit heranreichen?«

»Nein, ganz bestimmt nicht. ›Streng‹ ist das richtige Wort, und mein Auftreten wird falsch verstanden, erst recht angesichts der Sensibilität mancher Politiker, die allenfalls von der von Schauspielern übertroffen wird.«

»Weil Sie ständig auf der Bühne stehen und Ihr Erfolg und Ihre Selbsteinschätzung von anderen abhängen, und deren Wahrnehmung wiederum davon abhängt, wie Sie aussehen und wie Sie sich geben.«

»Ja, das ist ganz spannend. Das Wichtigste für Blinde ist, nicht introvertiert oder paranoid zu werden. Es gibt bestimmte Lehren, die man schon Jugendlichen vermitteln kann, aber irgendwann sollte man es gut sein lassen und einfach leben.«

Das war ein gutes Schlußwort. Big Ben schlug, und David wurde in einem Ausschuß erwartet. Er entschuldigte sich und erinnerte mich daran, daß ich seine Mitarbeiter noch interviewen wollte. Ich verließ das House of Commons und ging durch die Sonne zu seinen Büros mit Blick auf die Themse. In seinem Sekretariat erfuhr ich, daß sich Blunkett manchmal tagelang nicht sehen ließ. Ihm sei es egal, ob er Dinge am Telephon oder von Angesicht zu Angesicht bespreche. Sonst fiel seinem Mitarbeiterstab nur wenig ein. David war einfach David – für sie war seine Blindheit unerheblich.

Dasselbe Bild bekam ich im Gespräch mit Peter Whites Frau und Sohn. Peter war Peter und wurde behandelt wie jeder andere, sein fehlendes Augenlicht beeinflußte nicht, wie er als Mensch wahrgenommen wurde. Es fiel seiner Familie schwer, einen Schritt zurückzutreten und sich nur auf seine Mimik zu konzentrieren, weil diese für sie Teil des Ganzen war, ein Teil *seines* Ganzen. Bei Blinden wie bei anderen Behinderten wird die Behinderung immer unwichtiger, je näher man sie kennt. Ein Stigma ist sie eher für diejenigen, die den Betroffenen nicht besonders gut kennen und für die der erste, oft flüchtige Eindruck noch der wichtigste ist (vgl. das nächste Kapitel).

David Blunkett kann sich nicht wie andere Politiker in Foyers oder Cafés zeigen, in die Runde lächeln und Bekannte grüßen, weil er nie weiß, wer gerade da ist. Er muß darauf warten, daß man ihn anspricht, was automatisch eine für Politiker problematische Distanz schafft. Er sieht sich zwei zusätzlichen Schwierigkeiten gegenüber: Zum einen muß er akustisch wahnsinnig viel aufnehmen und verarbeiten, um beruflich mithalten zu können, zum anderen fällt ihm Geselligkeit schwer, die für Politiker doch lebenswichtig ist. Unter 659 Parlamentariern der einzige Blinde zu sein, muß einen enormen Abstand herstellen. Es muß weit schwieriger sein, sechshundert bis tausend Stimmen zu unterscheiden, als sich dieselbe Anzahl Gesichter zu merken, denn Gesichter prägen sich uns viel leichter ein. In *Die Unsterblichkeit* schreibt Milan Kundera: »Du erkennst mich an meinem Gesicht, du kennst mich als Gesicht und hast mich nie anders gekannt. Also konntest du gar nicht auf den Gedanken kommen, daß ich nicht mein Gesicht bin.«[3]

Da Peter und David nie ein anderes Leben kannten, sind ihr Bewußtsein und ihre Welt von Geräuschen erfüllt. Ihre Erfahrungen anderer Menschen, deren Persönlichkeit und Stimmung konstruieren sie anhand von Stimmen und mit Hilfe ihrer akustischen Phantasie. Man könnte sagen, sie bilden das ›Gesicht‹ anderer auf ihre eigene Weise. Für sie ist das ›Gesicht‹ eines Menschen sein Charakter, seine Stimmung und vielleicht sogar sein Selbst. Es umfaßt nicht sein oder ihr konkretes Gesicht oder äußeres Erscheinungsbild, sondern eine Art ›virtuelles Gesicht‹ – die Repräsentation einer Individualität, wie sie sich in einer Stimme niederschlägt.[4] Bei beiden hatte ich im Gespräch jedoch den Eindruck, daß das konkrete Gesicht für sie seine Bedeutung behielt, sowohl als Kommunikationsmedium als auch als Mittel, Aufmerksamkeit zu erregen und festzuhalten, um auf andere Menschen zugehen zu können.

Ich hatte überlegt, ob Mimik und Stimme verschiedene Facetten emotionaler Information weitergeben. Es gibt Arbeiten, die diese These stützen. Klaus Scherer ist der Ansicht, die Mimik würde eher die angenehmen oder unangenehmen *Elemente* von Stimmungsschwankungen festhalten, während die Stimme eher den *Grad* der Erregung vom Entsetzen am einen Ende des Spektrums bis zur

Zufriedenheit am anderen festhält. Auf jeden Fall erlaubt die Stimme Aussagen über den Gemütszustand des Sprechers, so sprechen traurige Menschen langsam und relativ monoton. Vivien Tartter hat Material vorgelegt, nach dem normale Hörer das »fröhliche Reden« eines lächelnden Sprechers an der Stimme erkennen können.[5] Im Gespräch mit Peter und David, die von Geburt an blind sind, hatte ich jedoch den Eindruck, beide hätten das trotz ihrer verschiedenen Fähigkeiten auf diesem Gebiet zu kompensieren gelernt. Bei Menschen, die im Erwachsenenalter erblindet sind, mag die Sache anders aussehen.

Ich hatte mit zwei außerordentlichen Menschen gesprochen, deren Welten mit Wörtern, Daten und Aktivitäten vollgestopft sind. Sie hatten nie ein anderes Leben gekannt. Beim Abschied hatte sich David noch einmal umgedreht und gesagt: »Das Leben als Blinder hat nur wenige Nachteile, wenn man immer so gelebt hat. Für einen Menschen, der das Sehvermögen verloren hat, ist das jedoch etwas ganz anderes.« Ich war neugierig, warum. Wie verarbeiteten erblindete Erwachsene den Übergang vom Vertrauen auf optische Kommunikation zwischen sich und anderen und einer sozialen Existenz im Sehen zu einem Leben in dem Bewußtsein, nie wieder sehen zu können? Diese Menschen mußten in der Lage sein, andere Erfahrungen zu reflektieren, als es von Geburt an Blinden möglich ist.

WIR LEBEN NICHT
IN DERSELBEN WELT

Wir haben gesehen, daß für blind geborene Menschen eindeutig die Stimme die Quelle für Identifikation und Charakter ist. Für Peter White ist die Stimme alles – ein uneingeschränkt adäquater Kanal für Kommunikation und Gefühle. Was ist dagegen mit Menschen, die als Erwachsene erblindet sind? Ihre ganze Weltsicht und Phantasie ist optisch geprägt. Wie erleben sie den Verlust des Sehens im allgemeinen und den der Gesichter anderer und ihres eigenen im besonderen? Diese Fragen erörterte ich mit zwei Menschen, die als Erwachsene blind wurden; bei dem einen lag es zwei Jahre zurück, bei dem anderen über zehn.

Fluten von Gesichtern

Mit einundzwanzig Jahren sah Jeremy noch klar und deutlich, mit dreiundzwanzig sah er trotz mehrerer Operationen nichts mehr. Zunächst fühlte er sich trotz der Unannehmlichkeiten im Alltag erstaunlich stark, erst danach wurde in seinem Leben alles immer schwieriger. Wenn er am Anfang Menschen, die er neu kennenlernte und mit denen er sich anfreundete, kein Gesicht zuordnen konnte, erklärte er ihnen sein Problem und bat darum, ihr Gesicht abtasten zu dürfen. Er verzweifelte fast, als er feststellte, daß er die ertasteten Eindrücke im Kopf zu keinem Bild zusammensetzen konnte. Da er wußte, daß jedes Gesicht einmalig ist, schrieb er, er wünschte, er hätte niemals sehen können. Glücklich, wer blind zur Welt gekommen war!

Ein Gegensatz war mir natürlich klar: Peter White hatte nie optische Bilder gekannt, während es in Jeremys Innenleben von ihnen nur so wimmelte, was ihn manchmal zu überwältigen drohte. In der U-Bahn, auf dem Weg zur Arbeit oder zurück, erschien ihm manchmal ein Gesicht, das ihn völlig vereinnahmte. Mal war es das einer Geliebten, mal das eines früheren Mitschülers, den er seit Jahren nicht gesehen, aber auch nicht vergessen hatte. Er sah nie ein diffuses Gesicht, sondern immer ein konkretes. Unter der Unmenge optischer Erinnerungen, die in dem rund einen Jahr seit der Erblindung sein Bewußtsein überflutet hatten, waren die an Gesichter die wichtigsten. Die Gesichter von Kindern aus seiner Schulzeit, die er lange nicht mehr gesehen hatte, wurde er praktisch nicht mehr los. Als er noch sehen konnte, hatte er sich kaum an sie erinnert, aber jetzt überrannten sie seine Vorstellung, verstörten und beunruhigten ihn mit ihrer Intensität und weil er wußte, daß er sie nie wieder sehen würde.

Jeremy geriet in ein Dilemma zwischen dem Wunsch, sich an einer optischen Welt festzuklammern, auch wenn er ihre Bilderfülle nicht kontrollieren konnte, und dem Gedanken, daß sich diese Existenz nie wieder mit neuen Bildern füllen würde, also immer in der Vergangenheit verwurzelt bliebe. Blind zu sein hieß, daß es nur den Rückblick in eine vergangene Welt gab, eine Innenwelt, die er mit niemandem teilen konnte. Je mehr Gesichter er behalten konnte, desto mehr Zugriff hatte er auf die Welt und desto mehr Sinn hatte sie für ihn. Jeremy hörte sich an, als hätte er mit seiner Erblindung nicht nur die Orientierung in der geographischen Welt verloren, sondern auch die Verbindungen zu anderen, die Gesichter und Blickkontakte früher ganz automatisch hergestellt hatten.

Als er sehen konnte, war es ihm schwergefallen, sich Gesichter zu merken; seit er blind war, fand er es paradoxerweise kinderleicht; die Gesichter, die ihm einfielen, waren unschätzbar geworden, und er hielt sie fest, wollte die Liebe und Freundschaft nicht loslassen, die sie für ihn verkörperten. Bei neuen Bekanntschaften dachte er sich ein Spiel aus. Da er sich ihre Gesichter nicht vorstellen konnte, erfand er ihnen neue. Er dachte an Menschen, an die sie ihn erinnerten, und benutzte deren Gesichter für die neuen Personen. Das erleichterte es ihm, mit den Neuen klarzukommen, erschwerte den Umgang jedoch, sobald sie sich anders verhielten als die, deren Gesichter er ihnen gegeben hatte. Die kreative Verwendung optischer Erinnerungen, um neue Freundschaften zu schließen und zu erhalten, war eine raffinierte Idee, aber zwangsläufig vergangenheitsbezogen. Das war ihm klar, und er wußte auch, daß es auf Dauer keine Lösung war.

In den ersten Jahren nach seiner Erblindung fühlte er sich stark, aber dann schwand sein Selbstvertrauen allmählich. Seine Depression fiel in die Zeit, als seine kostbare optische Vorstellungskraft nachließ. Man könnte sagen, er verließ die optische Welt nicht, als er blind wurde, sondern als sein optisches Gedächtnis verkümmerte, und zu dieser Zeit verließ ihn aller Mut. Mit dem Vorstellungsvermögen verlor er den größten Teil der mit ihm verbundenen affektiven Qualitäten und konnte sie auf anderem Wege nicht zurückerobern oder ersetzen. Er würde keine sonnigen Tage und schönen Mädchen mehr erblicken, Speisen würden nicht mehr lecker aussehen, und keine Farben würden mehr Abwechslung in den Tag bringen. Aber das schlimmste war: keine Gesichter und Mienen mehr, keine verstohlenen Blicke, kein unverschämtes Grinsen, keine Verständigung mehr durch bloße Blicke. Dieser Verlust bedeutete für ihn die eigentliche Isolation. Seine Freunde versuchten ihn mit dem Hinweis aufzubauen, für ihn würden die Menschen immer jung bleiben. Im Zusammenhang mit seiner Arbeit war er vor einiger Zeit einer Schauspielerin begegnet, einem Altstar des britischen Films, die er als attraktive, sinnliche Frau Anfang zwanzig in Erinnerung hatte. Er war ganz aus dem Häuschen, als er sie kennenlernte, und sie freundeten sich an. Er behandelte sie wie eine junge Frau, und sie ließ sich das nur zu gern gefallen, denn heute ist sie achtzig.

Nach einer Zeit der Depression entdeckte Jeremy zum Glück den Zusammenhang zwischen Stimme und Stimmung ohne den Umweg über die Mimik. Während Peter White schon als Kind unbewußt und mühelos »die Lücke füllte«, erkannte Jeremy, was für ein Problem es war, sich mit den Leuten ›nur‹ zu unterhalten. Wenn sie zum Beispiel plötzlich verstummten, konnte er sich nicht zusammenreimen, was sie gerade dachten oder machten. Er wußte nicht, ob sie überlegten oder schief grinsten. Er war in einem Niemandsland und mußte auf das nächste Geräusch warten, einen Kontext, um das Gespräch fortzusetzen.

Zwei oder drei Jahre nach seiner Erblindung erschloß sich Jeremy allmählich andere Methoden, etwas über die Welt und andere Menschen zu erfahren. Als wir uns trafen, kam er gerade von einem Wochenende auf dem Lande und schwärmte noch von den Klängen, den Gerüchen, dem gesamten Erlebnis. Nach unserem Essen nahm ich ihn beim Arm und brachte ihn zur Wohnung seiner Freundin. Vor dem Haus erwähnte er, daß er leidenschaftlich gern musizierte. Er übt täglich, spielt aus dem Gedächtnis und tritt ein paarmal im Jahr auf. Beim Geigen vergißt er seine Blindheit.

Alle Hände voll zu tun haben

John Hull ist Professor für Religionswissenschaft und Dekan der Fakultät für Erziehung und Erwachsenenbildung an der Universität Birmingham. Er veröffentlicht seit Jahren weithin beachtete Aufsätze und Bücher zu Fragen der Bibelexegese und Theologie. Sein 1990 erschienenes Buch *Im Dunkeln sehen* machte jedoch in ganz anderen Kreisen Furore. Es war ein erstaunlicher Erfahrungsbericht über die ersten Jahre nach seiner Erblindung.[1] Es zeigte auch, wie roh und phantasielos wir Sehenden für gewöhnlich der Welt der Blinden begegnen.

John wurde im australischen North East Victoria geboren und bekam mit dreizehn Jahren erste Sehschwierigkeiten. Man diagnostizierte einen grauen Star, und bald darauf erblindete er auf dem rechten Auge. Wenige Monate später wiederholte sich dasselbe auf dem linken Auge. Mehrere Star-Operationen verliefen erfolgreich, auch wenn er danach dicke Brillengläser tragen mußte. Vier oder fünf Jahre später fiel ihm ein runder dunkler Fleck im Gesichtsfeld auf. Es war das erste Anzeichen eines weit gravierenderen Problems: Netzhautablösung. In mehreren Operationen konnte die Funktionsfähigkeit zum Glück wiederhergestellt werden. John beendete erfolgreich die Schule und immatrikulierte sich als Theologiestudent in Cambridge. Er nahm alles mit, was Cambridge zu bieten hatte, gondelte in den Semesterferien mit einem Motorroller kreuz und quer durch England und trampte durch Europa und den Nahen Osten.

Er war Lehrer in London, bevor er als Dozent für Theologie nach Birmingham ging. Zwei Jahre danach tauchte der Schatten erneut auf. 1973 brauchte er trotz hervorragender medizinischer Betreuung eine Lupe zum Lesen; 1977 war klar, daß er seinen letzten Roman gelesen hatte. Beruflich konnte er noch drei Jahre weiterlesen, aber 1980, mit fünfundvierzig Jahren, wußte er, daß sich die Netzhautablösungen nicht mehr wie nun schon dreißig Jahre lang bekämpfen oder ignorieren ließen. Weitere drei Jahre später schwand auch die letzte Lichtwahrnehmung, und da begann er schließlich, seine Gefühle dem Tagebuch anzuvertrauen, aus dem dann sein Buch wurde.

In diesem Tagebuch beschreibt John in vieler Hinsicht dieselben Erfahrungen wie Jeremy, sein Bericht deckt jedoch einen weit größeren Zeitraum ab. Vor seinem inneren Auge erschienen z. B. eine Zeitlang Gesichter mit der Intensität von Halluzinationen, die er kaum kontrollieren konnte. Wenn er jemandem zuhörte, schossen so lebhafte Bilder in ihm hoch, als ob er auf einen Fernsehschirm schaute. Sie fesselten ihn so sehr, daß er den Faden verlor. Während seiner vorübergehenden Blindheiten hatte er sich im Krankenhaus seine eigenen Bilder von den Menschen gemacht, mit denen er zu tun hatte, nur um sie dann zerstört zu sehen, wenn die Verbände entfernt wurden und er wieder sehen konnte. Er beschreibt, wie die Menschen in den ersten Jahren seiner Blindheit für ihn in zwei Gruppen zerfielen: die mit Gesicht und die ohne. Es war, als spazierte man in der National Portrait Gallery an den Gemälden vorbei und entdeckte immer wieder Lücken an der Wand. Er wußte, wo ein Portrait hingehörte, weil es auf der Tapete einen Umriß hinterlassen hatte. Er stellte fest, daß Menschen, die er von früher kannte, im Gegensatz zu denen, die er erst nach seiner Erblindung kennengelernt hatte, Gesichter besaßen, und es fiel ihm schwer, die beiden Gruppen miteinander in Verbindung zu bringen. Je mehr Zeit verstrich, desto kahler wurde die Galerie. In den ersten drei Jahren hingen die Bilder von Menschen, die er schon früher gekannt, aber lange nicht getroffen hatte, immer noch an den Wänden, nicht jedoch die Bilder der Menschen, mit denen er täglich zu tun hatte. Ihr optisches Bild wurde in seinem Gedächtnis durch etwas ersetzt, das mehr mit seinen späteren Erlebnissen mit ihnen zu tun hatte.

Am schrecklichsten war, daß er allmählich vergaß, wie seine Frau und seine Kinder aussahen. Er hatte sich geschworen, daß er ihre Gesichter für immer und ewig behalten würde, selbst wenn der Rest der Galerie vollständig leer sein würde. Er versuchte sie festzuhalten, indem er sich eine Photographie vorstellte, ein gerahmtes, statisches Bild. Aber so sehr er sich auch bemühte, selbst diese Bilder verblaßten. Wie sein Tagebuch festhält, wußte er schließlich auch nicht mehr, wie er selber aussah: »In welchem Ausmaß führt der Verlust des Bilds vom eigenen Gesicht auch zum Verlust des Selbstbilds?« (25. Juni 1983).[2] Manchmal bat er Freunde, ihm eine neue Bekanntschaft zu beschreiben, besonders wenn es eine Frau war. War sie hübsch? Was hatte sie an? Das konnte er nicht lassen, obwohl er wußte, wie irrational es war, und sich fragte, warum er seine Gefühle auf optische Äußerlichkeiten stützen sollte.

In den ersten drei Jahren seiner Blindheit erforschte er eingehend die Stimme und stellte ähnlich wie Peter White verblüfft fest, daß die ganze Emotionalität des Gesichts auch in der Stimme zu finden ist. Intelligenz, Farbe, Licht und Schatten, Melodie, Humor, Anmut, Präzision, Faulheit, Oberflächlichkeit, Monotonie – all das wurde wichtiger, genau wie Fragen des Vokabulars und der sprachlichen Genauigkeit. Leider mußte er feststellen, daß er passiver war und zunehmend darauf angewiesen, daß sich Menschen durch ihre Redeweise offenbarten. Zum Beispiel konnte er andere nicht mehr nebenbei durch einen verstohlenen Blick abschätzen. Minutiös erforschte er weiterhin die Folgen des Gesichtsverlusts. Sein Eintrag vom 17. September 1983 lautet:

Fast jedes Mal ist mir, wenn ich lächle, das auch bewußt. Ich nehme die Muskelbewegungen wahr; nicht daß ich mich etwa zum Lächeln zwänge [...], trotzdem ist es zu einer mehr oder weniger bewußten Anstrengung geworden. [...] Es hat wohl damit zu tun, daß mein Lächeln nicht bekräftigt wird. Es kommt kein antwortendes Lächeln zurück. [...] Für mich ist es wie das Absenden unzustellbarer Briefe. [...] Weil Lächeln irrelevant geworden ist, habe ich das Gefühl, damit aufzuhören. [...] Ich muß jemanden, der mir nahesteht, fragen, ob das stimmt oder nicht. (S. 50)

Er beschreibt, wie seine Kinder nach und nach die Sinnlosigkeit ein-
sahen, Daddy Fratzen zu schneiden, und daß es nicht mehr dieselbe
Bedeutung hatte, ob man einander das Gesicht zuwandte, wenn
man miteinander schlief. Aber wichtiger als all das war die zentrale
Rolle des Gesichts als Inbegriff der Identität.

> Ein weiterer Aspekt dabei ist die grauenhafte Vorstellung, ge-
> sichtslos zu sein, das eigene Aussehen zu vergessen, kein Gesicht
> zu haben. Das Gesicht ist das Spiegelbild des Ichs. (11. Januar
> 1984, S. 71)

Diese Erfahrung hatte natürlich weder Peter noch David machen
können. Daraus erwuchs der Drang, das eigene Gesicht zu verbergen, aus dem verzweifelten Wunsch nach Gleichheit, denn wenn er
die Gesichter der anderen nicht sehen konnte, warum sollten sie
dann seines sehen? Er hielt sich die Hand vors Gesicht – zu dieser
Zeit verfiel er in Depressionen – und notierte, daß Blindheit in der
bildenden Kunst immer mit Dummheit, Verwirrung oder Bewußt-
seinstrübung assoziiert werde. Er verkroch sich stundenlang unter
einer Decke und suchte nach einem Ort, wo er Trost finden konnte.
Träume wurden wichtig – sowohl solche, in denen er sehen
konnte, als auch die, in denen er blind war; am bestürzendsten
waren Träume, in denen beides auftrat, Träume von allem möglichen, aber hauptsächlich von seiner Familie.

> Ich träumte, daß ich aus dem Bett gestiegen war [...]. Unser klei-
> nes Mädchen kam ins Zimmer getappt. Ich konnte sie in dem
> schwachen Licht ganz deutlich erkennen. [...] Jetzt konnte ich
> sie zum ersten Mal sehen. Voller Verwunderung schaute ich sie an
> und prägte mir jede Einzelheit ihres Gesichts ein, während sie
> strahlend dastand und die Hände nach mir ausstreckte. [...] Ich
> dachte: ›Das ist sie also. Das ist das Lächeln, von dem alle spre-
> chen. [...]‹ Ich hatte das wunderbare Gefühl, daß wir einander
> neu begegneten [...]. Dann verblaßte der Traum. (21. August
> 1984, S. 145)

Im Lauf der Zeit ließ er die optische Bildwelt hinter sich. Das beschrieb er als eine konkrete Reise:

> Die sich entfernenden Gesichter von Imogen und Marilyn [Hulls Tochter und seiner Frau] bilden eine Art konstantes Licht am anderen Ende, hinter mir. Dadurch habe ich einen Bezugspunkt, von dem aus ich meine fortwährende Weiterreise durch den Tunnel beurteilen kann. In gewisser Weise zeigt er mir auch überdeutlich, wieviel Zeit ich bereits in dem Tunnel verbracht habe [...]. Es ist, als seien sich die Reisenden während des ersten Teils einer Fahrt durch den Weltraum noch der Geschwindigkeit bewußt, mit der sie sich von der weiterhin sichtbaren Erde entfernen, in der schwarzen Weite des Raums aber haben sie kein vergleichbares Gefühl für die Geschwindigkeit oder die Zeit mehr. Solange es ein immer kleiner werdendes Bild gibt, solange weiß man zumindest, daß man sich davon entfernt. [...]
> [Ich weiß], daß vor dieser visuellen Erinnerung, die zwischen uns und meinem aktuellen, jetzigen Leben vermittelt, ein tiefer, schwarzer Strom der Zeit liegt, der die Ufer meines Bewußtseins überflutet, der [...] uns voneinander fortträgt. [...]
> Nun kann ich versuchen, meine Beziehung zu dir [...] auf einer völlig neuen Grundlage wiederaufzubauen. Oder aber es reizt mich, an der Vergangenheit festzuhalten, in der Betrachtung deines Bilds, wie ich es im Gedächtnis trage, zu schwelgen (13. Oktober 1984, S. 163 ff.).

Seine gesehene Welt war Geschichte geworden, was einerseits tröstlich war, ihn andererseits jedoch ähnlich wie Jeremy der Gegenwart zu entfremden drohte. Er versuchte gleichzeitig, die Vergangenheit abzuschütteln und Zuflucht in ihr zu finden. Rational wußte er, daß es das beste war, sein ehemaliges sehendes Selbst zu vergessen und sich auf der Grundlage nichtoptischer Eindrücke neu zu definieren. Die Frage war, wie er das anstellen sollte, ob er überhaupt eine Wahl hatte. Zum Glück kannte er die Lösung nicht nur, sondern konnte sie in den folgenden Jahren auch umsetzen, sich eine ganz neue, von der Blindheit diktierte Welt erfinden und nach vier oder fünf Jahren neue Zufriedenheit und neues Selbstvertrauen gewinnen. Was er als langes und quälendes Sterben beschreibt, eine Zeit schmerzhafter Trauer um sein altes Selbst, war endlich vorbei. In seinen eigenen Worten war er auf einer außerordentlichen Selbsterfahrungsreise vom Zufall zum Sinn gelangt.

Sich mit der Blindheit abzufinden, muß in einem sehr konkreten Sinn eine Reise gewesen sein, die sich die meisten Sehenden nicht vorstellen und die sie vielleicht nicht einmal nachvollziehen können. John Hulls Buch wurde eine unschätzbare Trost- und Inspirationsquelle für blinde Menschen. Seine Genialität besteht darin, auch Sehenden einen Eindruck von dieser Reise zu ermöglichen. Das Buch behandelt die ersten Jahre nach seiner vollständigen Erblindung. Was aber war in den zehn Jahren danach geschehen, in denen er Zeit gehabt hatte, sich mit seiner neuen Welt zu arrangieren und sie besser kennenzulernen? Ich reiste nach Birmingham, und weil ich zu früh dran war, lief ich über den Campus und sah mir die Studierenden an. Ich besuchte das Barber Institute mit seinen herrlichen Gemälden und vertiefte mich mehrere Stunden in optische Bilder, bevor ich zu Johns Institut ging.

Als erstes fragte ich ihn, ob er optische Bilder zu speichern versucht hätte, wenn er von seiner bevorstehenden Erblindung gewußt hätte.

»Ich habe mein Sehvermögen sehr langsam verloren. Ich kann mich an nur eine solche Gelegenheit erinnern, da war ich siebzehn und konnte auf dem linken Auge schon nichts mehr sehen. Da merkte ich in einem komischen Augenblick, daß ich meine linke Schulter nicht wiedersehen würde. Ich habe mich dann quasi von ihr verabschiedet. Ich kann mich nicht erinnern, daß ich als Erwachsener einen letzten Blick auf das Gesicht meiner Frau oder ihr Photo geworfen hätte, wahrscheinlich eben weil die Verschlechterung meines Sehvermögens so unendlich langsam verlief. Es gab eine Zeit, da habe ich mir gesagt, ich würde das Gesicht von Soundso nie vergessen, aber ich habe schnell gemerkt, daß das Quatsch war.«

»Was bedeutet Ihnen der Verlust des Gesichts angesichts der Unmöglichkeit, Ihren Eindruck von Gesichtern und Mienen um Sie her immer wieder aufzufrischen?«

»Ich weiß noch, wie mein Großvater und meine Eltern aussahen. Es fällt mir auch heute noch leichter, mich an die Gesichter von Menschen zu erinnern, die ich seit meiner Erblindung nicht mehr getroffen habe. Bei Leuten, mit denen ich auch danach ständig Kontakt hatte, ist das alte optische Gedächtnis von neuen Eindrücken überlagert worden. Mein altes Gesichtergedächtnis hat etwas von dem eines Historikers, und ich kann es nicht loswerden.«

»Das heißt also, wenn das optische Gedächtnis kein neues Material mehr erhält, wird es von neuen, verbal erworbenen Erinnerungen überlagert.«

»Natürlich kann ich mich erinnern, wie Marilyns Gesicht aussah, aber nur, wenn ich an bestimmte Situationen denke, wo ich sie vom Zug abgeholt habe oder ähnliches, dann sehe ich sie heute noch vor mir, wie sie lächelnd auf mich zukommt.«

»Können Sie Gesichter mit dem Tastsinn wahrnehmen und beurteilen?«

»Schwer zu sagen. Ich finde die Unvergleichbarkeit zwischen dem, wie etwas aussieht, und dem, wie es sich anfühlt, immer wieder erstaunlich. Wissen Sie, mein Sohn hat mit seinen fünf Jahren ein wunderschönes Gesicht, und ich berühre es oft. Der Kleine ist ein sehr nüchterner Bursche und würde mir jetzt bestimmt über den Mund fahren, aber er hat eine ganz eigentümliche Schönheit. Nachts lege ich ihm manchmal die Hand auf die Stirn oder streiche leicht über sein Gesicht, die Grübchen seiner Kinderwangen, die Nase und Lippen, und die Tatsache, daß dieses Gesicht noch so klein ist, daß man es in einer Hand spüren kann, das erinnert an eine Rose. Es ist weich und nachgiebig, all die Huckel und das ganze kleine Drum und Dran bekommen merkwürdige Bedeutung. Diese seltsame Taktilität habe ich als sehender Mensch nie so gespürt.

Das hat sich nach und nach so entwickelt. Im Buch steht davon noch nichts. Ich bin feinfühliger geworden für das Blindsein und Dinge, die das Gesicht betreffen. Natürlich kann man nie verallgemeinern, denn als Blinder kennt man Gesichter so konkret und intim. Man bekommt nicht viele Gesichter zu spüren und will das auch gar nicht. Ich werde manchmal gefragt, ob ich ein Gesicht betasten möchte, und meistens habe ich keine Lust. Bei Frauen ist das anders, ihre Gesichter sind oft eigentümlich oval, besonders der Kiefer scheint in einen Punkt auszulaufen, während Männer viel kantigere Kiefer haben, finde ich jedenfalls. Diese schmale Gesichtsform hat vom Gefühl her etwas ausgeprägt und spezifisch Weibliches, verstehen Sie, was ich meine?[3] Mich erregt das. Das Gesicht hat so viele erotische Aspekte.«

»Wie kompensiert man den Verlust des Blickkontakts mit der Partnerin?«

»Das beunruhigt mich auch noch immer, aber nach jahrelanger Anpassung glaube ich, wenn ich diese spezifisch weibliche Knochenstruktur spüre oder auch nur mit dem Finger über eine buschige Augenbraue fahre oder ein Ohrläppchen ertaste, dann kann ich ein Ausmaß an erotischer Energie in taktile Gesichtsbilder übertragen, das ich früher nie für möglich gehalten hätte.

Lange Zeit war ich todtraurig, weil mich kein Frauengesicht mehr erotisch erregen konnte. Ich habe noch nie darüber gesprochen, weil mir nicht klar war, was dahintersteckte, aber ich glaube, ich habe diese Fähigkeit zurückgewonnen. Sie reicht nicht sehr weit, und es ist interessant, daß ich nur Kinder- und Frauengesichter erwähnt habe. Was ist mit den Gesichtern meiner männlichen Freunde? Ich glaube nicht, daß ich dasselbe Wissen über Männergesichter bekommen könnte oder wollte. Berührung hat etwas mit Lust zu tun – ob das an der Taktilität selbst liegt, kulturell bedingt ist, oder ob Berührungen nur für mich starke sinnliche Qualität haben, weiß ich nicht. Ich habe lange gebraucht, bis ich die Lust vom Sehen auf das Tasten übertragen konnte. Es ist eine mühselige und oft provisorische Rekonstruktionsarbeit, aber ich glaube, daran liegt es. Der Genuß bezieht sich auf das Gesicht, nicht auf den Kopf.«

»Wie konstruieren Sie bei Freunden, die Sie erst nach Ihrer Erblindung kennengelernt haben, ohne Gesicht eine Persönlichkeit?«

»Ich versuche nicht mehr, sie mir optisch vorzustellen. Ich weiß nicht mehr und will auch nicht mehr wissen, ob sie groß oder klein sind, dick oder dünn, bärtig oder sonstwas, es ist mir piepegal. Es fällt mir nicht ein, anhand der Stimme eine Statur zu konstruieren. Es braucht Zeit, viel mehr Zeit. Alles hängt von der Stimme ab.«

Was Peter White zur zweiten Natur geworden war, nein, was

eigentlich seine erste war, das hatte John erst lernen müssen: die Konstruktion einer Persönlichkeit nach dem Gehör.

»Schreiben Sie jemandem eine Eigenschaft zu, weil seine Stimme sie Ihnen verrät, etwa Ärger oder Verletzlichkeit?«

»Und ob. Ich weiß sofort, was meine engsten Freunde denken oder fühlen, weil alles in der Stimme liegt – aber sie müssen sprechen. Bei Kindern gibt es ein großes Problem. Bei ihnen bekomme ich keine Gemütsverfassung mit. Wenn mein Dreizehnjähriger schweigt, würde mir ein kurzer Blick auf sein Gesicht verraten, wie es ihm geht. Wissen Sie, welchen Alptraum ich immer wieder habe? Ich habe Angst, mein Kind könnte tot oder bewußtlos sein, ich würde ins Krankenhaus oder in die Leichenhalle gerufen, um es zu identifizieren, *und könnte es nicht.* Ich würde meine Hand ausstrecken und nicht wissen, ob es mein Kind wäre oder nicht. Oder ich säße an der Leiche meines Kindes oder bei meinem bewußtlosen oder sterbenden Kind und wüßte nicht, wie das Gesicht unter diesen Umständen aussähe, weil man dafür Augen braucht. Ich könnte seine Hand halten, aber wegen der Entfremdung vom Gesicht wüßte ich nicht, was los wäre. Wenn eines meiner Kinder sich nicht wohl fühlt, dann kann ich es berühren und sagen: ›Na ja, dir ist heiß, dir ist kalt, du bist klamm, du schwitzt.‹ Das könnte ich, aber die ganzen Feinheiten, die Beurteilung seines Gefühlszustands, die Feststellung, ob es matt oder blaß ist, das alles ist mir versagt, genau wie bei Marilyn. Ich muß mich immer an die Stimme halten.«

»Würden Sie dann sagen, daß Sie Gefühle anders oder schwächer erfahren?«

»Gefühle wie Ärger und Ungeduld schlagen sich leichter in der Stimme nieder als Nachdenklichkeit oder Kummer. Traurigkeit ist sehr schwer zu entdecken. Natürlich schrumpft das Spektrum von Gefühlen. Am meisten fällt mir das auf, wenn ich meinen Kindern Geschichten erzähle, und noch schlimmer ist es, wenn wir zusammen Musik hören. Das ist richtig frustrierend. Geschichtenerzählen ist schon schlimm genug, aber kein Vergleich mit Musikhören.«

»Ich kann einen Witz oder eine Anekdote verschiedenen Leuten immer wieder erzählen und jedes Mal witzig finden, weil ihre Reaktion die Wirkung erneuert.«

»Ein solches Feedback der Auffrischung oder Verjüngung fehlt mir. Ich kann mir nichts Schöneres vorstellen, als daß sich mein Sohn Tom zu mir setzt und das Violinkonzert von Beethoven mithört, aber dann sitzt er neben mir, und ich kann nicht feststellen, was es ihm bedeutet. Hinterher kann ich ihn fragen: ›Und? Wie findest du es?‹ Dann sagt er ›klasse‹, geht weg, und ich bin genauso ratlos wie vorher.«

»Heißt das, daß für Sie das Gesicht Gefühle am besten ausdrückt?«

»Ja. Bei Musik geht es nicht um das nachträgliche Urteil, sondern um die Seitenblicke, wenn die Komposition einen Höhepunkt erreicht und beide wissen, sie fühlen dasselbe, aber ohne Gesicht fällt diese Gemeinsamkeit weg.

Das Problem habe ich auch, wenn ich meinen Kindern z.B. Gespenstergeschichten erzähle. Für mich ist es wahnsinnig schwer zu entscheiden, wann ich zu weit gegangen bin, weil ich die zuckende Lippe nicht sehen kann, die einem verrät, daß man in ein paar Augenblicken ein Kind hat, das sich vor Angst fast in die Hose macht. Dasselbe gilt für Komik. Wenn man die kleinen Fältchen in den Augenwinkeln sehen kann, dann weiß man, noch ein Satz, und das Kind kugelt sich vor Lachen. Als Blinder weiß man das nicht.«

»Dann muß Ihre Welt sehr viel rationaler sein.«

»Das können Sie laut sagen. Wenn ich in einem Gremium sitze, zählt für mich nur die Tagesordnung. Die Sehenden schauen sich um, betrachten die Beine einer Frau gegenüber oder eine Fliege, die an der Kaffeekanne hochkrabbelt, lesen eine Notiz in ihren Unterlagen oder starren aus dem Fenster, und ich sitze da und hake gnadenlos einen Punkt nach dem anderen ab. Ich bin ein hervorragender Sitzungsleiter, sobald sich die Leute an meine Technik gewöhnt haben. Mein Nachteil ist, daß ich nie weiß, wann ich den Bogen überspannt habe. Ein sehender Vorsitzender merkt, wann er einen wunden Punkt berührt. Mir fällt das bestenfalls auf, wenn sich eine gewisse Spannung im Raum verbreitet.«

»Normalerweise entstehen das Bild der Persönlichkeit seines Gegenüber und die eigene Einstellung zu ihm unbewußt, fast automatisch. Bei einer so rationalen Herangehensweise müssen solche

Konstruktionen doch Überlegung und Anstrengung kosten und dadurch ganz anders wirken. Ich kann mir keinen Charakter ohne ein Gesicht vorstellen.«

»Damit hatten Marilyn und ich auch heftig zu tun, weil es einem sehenden Menschen schwerfällt, sich in die Welt eines Blinden hineinzuversetzen. Vor ein paar Jahren besuchte uns eine Frau, da muß Joshua etwa drei gewesen sein. Als sie gegangen war, fragte Marilyn aus heiterem Himmel: ›Was fällt dir als erstes ein, wenn ich Joshua erwähne?‹ – ›Na, Joshua‹, meinte ich. ›Gut, aber was verbindest du damit?‹ wollte sie wissen. ›Also, meine Hand weiß, wie er sich anfühlt, wie er strampelt und lacht, wenn ich ihn über die Schulter werfe. Ich denke daran, wie sich sein Bauch anfühlt, wenn wir zusammen in der Badewanne sitzen, und was wir alles zusammen gemacht haben.‹ – ›Okay, aber was ist mit Joshua selbst?‹ – ›Meinst du, wie er aussieht? Keine Ahnung.‹ – ›Das halt' ich nicht aus; ich halte es nicht aus, wenn du so etwas sagst, weil ich das Gefühl habe, unsere Freundin, die gerade weg ist, und ich sind uns vertrauter, weil wir denselben Joshua kennen.‹ Das verstand ich nicht ganz. ›Aber Schatz, wenn wir uns fragen, ob wir denselben Joshua kennen, können wir uns auch gleich fragen, ob wir in derselben Welt leben. In einem ganz wesentlichen Punkt tun wir das nämlich nicht. Wir leben nicht in derselben Welt.‹

Ich habe oft das Gefühl, als lebte ich in einer anderen Welt. In gewisser Weise stimmt das auch, aber das liegt auch an meiner Subjektivität. Im Endeffekt ist Joshua jedenfalls ein Mensch, und Marilyn und ich kennen und lieben denselben Menschen, nur kennen und lieben wir verschiedene Seiten an ihm.«

»Wie sehen Sie sich selbst?«

»Gute Frage. Mein Äußeres ist mir ziemlich egal geworden.«

»Wissen Sie denn, wie Sie aussehen?«

»Ich weiß nicht, was Sie mit ›aussehen‹ meinen. Die Kategorie ›aussehen‹ hat für mich keine Bedeutung mehr. Ich erinnere mich an Paßphotos und so, aber sie sind gleichgültig geworden. Dasselbe gilt für Marilyns Äußeres. Sie bekommt manchmal zu hören: ›Du hast eigentlich Glück, daß John nicht mitbekommt, wie du älter wirst; er wird nie ein graues Haar an dir sehen.‹«

»Mich ärgert der Gedanke, daß man nur in einem bestimmten Alter schön sein soll.«

»Mich auch. Und es ist ein fürchterlicher Gedanke, daß sie durch eine Täuschung einen Vorteil mir gegenüber haben soll. Manche Leute glauben, was Marilyn angeht, würde ich permanent in Erinnerungen daran schwelgen, wie ihr Gesicht vor zehn Jahren aussah. Wenn ich denen erkläre, daß ich mit der Frau, die ich liebe, nicht über nostalgische Umwege verkehren will, die mir nichts mehr bedeuten und die mit unserer heutigen Beziehung nichts zu tun haben, dann sind sie ganz verdattert.«

»Andererseits sehe ich das Photo auf dem Umschlag Ihres Buchs, und Ihre Frau ist schön, und dann denke ich automatisch, eine so schöne Frau muß auch gut sein; das steckt einfach tief in uns drin. Wir sehenden Menschen stellen unweigerlich eine Beziehung her zwischen dem Äußeren der Leute und ihrem Naturell.«

»Die Blindheit ist ein großer Gleichmacher. Ich habe ab und zu Besuch aus der Republik Südafrika, der regelmäßig ins Schleudern kommt, wenn ich nach einer Weile frage: ›Sind Sie eigentlich schwarz oder weiß?‹ Ihr Akzent verrät es mir meistens ganz gut, aber es bringt sie aus der Fassung, daß es mir weder bekannt noch wichtig ist.«

Ich dachte an David Blunketts Schwierigkeiten, sein nachdenkliches, strenges Wesen äußerlich zu kaschieren, und fragte: »Denken Sie manchmal ›Ich muß jetzt lächeln, weil das von mir erwartet wird‹? Geht Ihnen manchmal etwas Witziges durch den Kopf, und denken Sie dann ›Ah, jetzt lächle ich‹?«

»Das ist eine wichtige Frage. Ich habe manchmal Angst, daß mein Gesicht seine Ausdruckskraft verliert. Marilyn versichert mir zwar, das wäre Blödsinn und ich sollte mir keine Sorgen machen, aber ich fühle mich trotzdem so. Ich habe oft das Gefühl, daß ich viel zu ernsthaft wirke. Es ist schwer für einen Blinden, sich zu amüsieren, weil soviel Komik vom Sehen abhängt, besonders in der Familie. Die anderen ziehen Grimassen, veräppeln sich, und ich bin ausgeschlossen. Es kommt spontan, läßt sich kaum in Worte fassen, und manchmal merke ich selbst, daß ich schwer von Kapee bin. Ich versuche das durch genaues Hinhören wettzumachen. Gemeinsames Lachen ist unheimlich wichtig.«

Normalerweise sind freudiges Lächeln, soziales Lächeln und Familienlächeln kaum zu trennen, verstärken sich gegenseitig und erzeugen neues Lächeln. John fand es schwierig, diese Facette stimmlich zu ersetzen. »Lächeln Sie, wenn Sie allein sind, wie Sie es früher vielleicht getan haben?«

»Das weiß ich nicht genau. Tränen nicht wahrzunehmen ist schlimmer als ein Lächeln nicht zu sehen. Tränen sind stumm. Es ist vermutlich wichtiger, Tränen zu bemerken als ein Lächeln. Tränen brauchen länger, ein Lächeln ist sehr kurzlebig. Ich glaube jedenfalls, daß der Gesichtsverlust ein tiefgreifender Verlust ist. Ein zutiefst entmenschlichender Verlust. Andererseits stellt die Erfahrung eines Lebens ohne Gesicht einen anderen Aspekt menschlicher Beziehungen mit seinen eigenen Anpassungs- und Kompensationsmöglichkeiten dar.«

»Im Gespräch mit Ihnen fühle ich mich genauso zu Ihrem Gesicht hingezogen wie zu denen anderer.«

»Das ist merkwürdig. Es ist mir ungeheuer wichtig, ob mich die Menschen beim Sprechen ansehen oder nicht. Ich spüre das, weil ich dafür sensibilisiert worden bin. Es hat mit dem Klang der Stimme zu tun. Ich sage oft zu einem meiner Kinder, ›Schau mich an‹, wenn ich mit ihm rede.«

»Ich schaue Sie wahrscheinlich sogar besonders aufmerksam an, weil ich alle Nuancen mitbekommen möchte.«

»Finden Sie es denn nicht unheimlich, einem Menschen ins Gesicht zu sehen, der Sie nicht sehen kann?«

»Im Gegenteil. Eher könnte ich Sie übervorteilen, weil ich weiß, daß ich die Augen nicht niederschlagen muß, wenn Sie mir widersprechen; unheimlich ist mir das nicht. Ich möchte von Ihrem Gesicht soviel wie möglich ablesen, und genauso begegne ich einem Sehenden. Vielleicht kann ich Ihrem sogar mehr entnehmen, weil Sie meine Blicke ja nicht erwidern und wir uns daher nicht in Grund und Boden starren können.«

»Und der Mangel an Gegenseitigkeit stört Sie nicht?«

»Das fällt mir eigentlich kaum auf, weil Sie so lebhaft und dynamisch sind. Ihre geschlossenen Augen geben einem Teil Ihres Gesichts natürlich etwas Lebloses. [Seit seinen Operationen sind Johns

Augen eingesunken und wirken teilnahmslos.] Dafür ist Ihre Stirn ausdrucksvoller, und hinzu kommt der buschige Vollbart.«

»Das ist interessant. Darauf bin ich noch nie gekommen. Sie finden meine Stirn ausdrucksvoll. Ich will natürlich durchschaubar sein, weil ich weiß, daß einen die Blindheit unnahbar macht; deswegen habe ich mir absolute Offenheit angewöhnt. Die Blindheit potenziert alles. Sie macht einen zugleich körperlicher und vergeistigter, aber man steht auch ständig im Rampenlicht. Man sieht das Publikum nicht, wird aber ständig von ihm angestarrt.«

»Beunruhigt Sie das, oder verletzt es Sie?«

»Eine Zeitlang hat es mich gestört. Von meinem Publikum kein visuelles Feedback zu bekommen, hat mich sogar sehr gestört. Heute ist es mir Wurst. Ich sage meine Meinung, und ich sage sie professionell und so gut ich kann – mehr kann ich nicht tun. Irgendwann ist man so abgeklärt, daß einem Lob und Tadel egal werden. Die Blindheit verschafft einem Abstand davon. Es macht mir schon noch was aus, aber auf andere Weise.«

»Sie erzählen mit solchem Überschwang, solcher Liebe und soviel Verständnis von Ihren Kindern. Macht die Blindheit dieses Zusammensein lebhafter und kostbarer?«

»Ja. Die Blindheit sorgt für Genauigkeit, man paßt auf wie ein Luchs. Kein Gesicht zu haben wird zum Teil wegen der Phantasielosigkeit der Sehenden problematisch, weil sie einfach nicht zwischen Joshua und seinem Gesicht unterscheiden können. ›Joshua‹ zu sagen und nicht an sein Gesicht zu denken …«

»Ich bin süchtig nach Gesichtern. Als ich über den Campus hergekommen bin, mußte ich alle Leute anschauen. Die Menschen sind wißbegierig, und besonders viel möchten sie über das Gesicht wissen. Unsere Wahrnehmung eines Charakters hängt vom Gesicht des oder der Betreffenden ab – wir können gar nicht anders. Für uns hat der Mond ein Gesicht, und wir entdecken auch sonst überall Gesichter. Wie gehen Sie damit um? Ist es auch eine Befreiung oder nur ein Verlust, ein schrecklicher Verlust?«

»In gewisser Hinsicht sorgt die Blindheit für eine Klärung des Lebens. Ob das auch für andere Behinderungen zutrifft, kann ich nicht sagen.[4] Wahrscheinlich weniger als für die Blindheit – schauen

Sie sich nur an, welchen Stellenwert die Blindheit in mystischen Schriften hat. Man könnte sagen, daß ich von der Welt des Shoppings und des Fernsehens verschont bleibe. Manchmal habe ich den Eindruck, ich würde die Sehenden durch ein Teleskop anschauen, weil sie so riesig, mächtig und wunderbar wirken und Sachen machen, die ich nicht machen kann – die ich mir auch nicht vorstellen kann –, so daß ich das Gefühl habe, zu kurz zu kommen. Die Sehenden regieren die Welt und sind ständig aktiv. Selbst bei uns zu Hause erledigt Marilyn manchmal etwas, und ich frage dann: ›Wie hast du das denn gemacht?‹ – ›Kinderleicht, ich kann sehen.‹ Manchmal habe ich auch den Eindruck, ich sähe die Sehenden durch ein umgedrehtes Fernrohr. Dann wirken sie wie Ameisen mit ihrem Gewusel, das niemandem etwas bringt und nur Zeit vergeudet.«

»Trotzdem zitieren Sie in Ihrem Buch Winnicott: ›Sein heißt gesehen werden‹.«

»Ja, er spricht an der Stelle davon, in der Präsenz des Gesichts zu leben. Er führt das Kind an, das sich in seiner Mutter gespiegelt findet. Auch in der Liturgie gibt es das. ›Der Herr segne dich und behüte dich. Der Herr lasse leuchten sein Angesicht über dir …‹ Da habe ich einen theologischen Glauben. Es gibt eine berühmte Passage in einem Paulusbrief, wo es heißt, Moses hätte sein Gesicht mit einem Schleier verhüllt, weil er den Glanz Gottes nicht ertragen konnte. Man weiß von diesem Glanz Gottes im Gesicht Jesu Christi, aber es existiert keine Beschreibung. Es heißt immer, niemand könne das Antlitz Gottes ertragen.«

»Warum nicht?«

»Gute Frage. Man kann Gottes Stimme hören. Aber niemand weiß, wie sein Gesicht aussieht. Es wird nie beschrieben, vielleicht weil das Gesicht ein Indikator des Geheimsten eines Individuums, einer Persönlichkeit ist. Es wäre profan, so etwas von Gott zu wissen.«

»In einigen dogmatischen Richtungen des Islam gibt es keine Portraits, nicht nur kein Gottesbild, sondern niemand darf dargestellt werden.«

»Ja, richtig. Was verrät uns dieses absolute Verbot visueller Repräsentation in der Kunst über den Stellenwert des Gesichts in islamischen Ländern? Ich weiß es nicht. Ich glaube, der Begriff der Präsenz ist hier ganz wichtig, weil man sich eben *in der Präsenz des Gesichts* befindet. Wenn ich engen Kontakt zu jemandem habe oder ins Gespräch mit ihm vertieft bin, möchte ich ihn fast immer berühren. Irgendwo, das muß nicht im Gesicht sein. Auch einen Mann möchte ich dann anfassen. Seine Hand reicht schon (da spielt ja auch ein sexuelles Tabu hinein), ich möchte nicht Händchen halten, sondern bloß mit den Fingern seine Hand berühren. Marilyn und ich sitzen uns am Eßtisch nicht gegenüber, sondern nebeneinander. Oft lege ich einfach die Hand auf den Tisch, sie berührt sie, und das ist dann eine kleine Entschädigung dafür, nicht *in der Präsenz des Gesichts* zu sein.«

Johns Blindheit hat ihm eine Intensität aufgenötigt, aber seine Familie hat ihn eine Offenheit und Menschlichkeit bewahren helfen, mit denen er die Umwelt ansteckt. Seinem Leben ist gewissermaßen die mittlere Ebene der Banalitäten genommen worden. Beim Treffen mit ihm lernte ich das Sehen – nicht unbedingt das richtige, aber ein anderes Sehen. Ich verabschiedete mich von ihm und trat wieder in die Welt der Sehenden hinaus, wodurch mir erst klar wurde, daß ich die letzten Stunden in einer Welt des Denkens und Fühlens verbracht hatte, die mit der des Sehens nichts gemein hat. Als mich das Licht wieder ablenkte, kam mir plötzlich alles seicht, gedankenlos, platt und oberflächlich vor.

John Hull und Peter White waren sich des potentiell isolierenden Effekts der Blindheit schmerzlich bewußt. Beide erwähnten im Gespräch immer wieder ihre engsten Familienangehörigen. Bei ihnen spürten sie Stimmungen und konnten vieles ertasten, was ihnen bei anderen entging. Die Blindheit hatte sie zur Nähe verurteilt. Sie konnten über andere Kommunikationskanäle ein reiches und erfülltes Gefühlsleben führen, aber ihre Blindheit und vor allem die Unmöglichkeit, die Gesichter anderer zu sehen, hatten auch ihr Gefühlsspektrum tangiert. Besonders im Gespräch mit John hatten sich diese Verluste gezeigt, denn seine Erblindung hatte ihn gezwungen, Dinge zu beachten, die Peter sich kaum bewußt machen mußte.

John und ich hatten zwei Themen umkreist: die rationale und die emotionale Welt, und in der zweiten drehte sich auf sehr direkte, reichhaltige und tiefe Weise alles um seine Frau und seine Kinder. »Bei meinem kleinen Jungen liebe ich es einfach, ihn mir über die Schulter zu legen. Dann ist mir der ganze Körper präsent. Ich kenne kaum etwas Schöneres. Er ist schon fünf, aber nachts will er immer noch hochgehoben werden. Ich gehe wahnsinnig gern um halb elf oder elf zu seinem Etagenbett, hebe ihn heraus und lege ihn mir auf die Schulter, halte seine Hand, und dann ist er mir ganz nah.

Auch ein Frauenkörper hat für mich etwas ungeheuer Ausdrucksstarkes, viel mehr als früher, als ich noch sehen konnte. Ein Blinder weiß meistens gar nicht, was der Körper seines Gegenübers gerade macht. Wenn man miteinander schläft, besteht das Besondere darin, daß man den ganzen Körper der Partnerin spürt und sie einem damit ganz gegenwärtig ist, was man als Blinder sonst kaum fühlen kann.«

Peter White drückte es ganz ähnlich aus. »Das Faszinierende an Kindern ist, daß man ihre Gesichter berühren kann. Bei meiner Frau habe ich das Gefühl, daß ich auf allen Ebenen ganz eins mit ihr bin. Das Licht ist aus, also gibt es auch für sie keine Ablenkung. Meine Familie ist mir ungeheuer wichtig. Wir haben zwei Jungen und ein Mädchen; die Jungen sind älter, und ich erinnere mich an ihre frühe Kindheit; an die ganze Zeit von ihrem zweiten bis zu ihrem sechsten oder siebten Lebensjahr, als ich sie praktisch noch ungeteilt wahrnahm, erinnere ich mich als an eine sehr glückliche Zeit. Es war eine Art Ganzheit, wie sie wahrscheinlich alle Eltern kennen. Es hat auch mit dem Körper zu tun – sie sind noch klein genug, um hochgehoben zu werden. Wir haben mit ihnen gespielt, und irgendwie kannten wir ihr ganzes Leben oder hatten doch das Gefühl, es zu kennen.«

Ich hatte ihn gefragt, ob es nicht schrecklich gewesen sei, als sie heranwuchsen und nicht mehr angefaßt werden wollten.

»Doch, klar, obwohl das nur bei dem einen der Fall war, bei dem anderen nicht. Der heute Zwanzigjährige, ein ungeheuer lebhafter Mann, springt mir immer noch auf den Rücken. Selbst wenn seine Freunde dabei sind, wickelt er sich fast um mich. Mein älterer Sohn ist zurückhaltender, aber das gehört so sehr zu ihm, daß ich es ihm nicht übelnehmen kann. Zu ihm habe ich eine sehr gesprächsorientierte Beziehung.«

Beim Heranwachsen mußten sie sich ja auch körperlich verändert haben, meinte ich.

»Das kann mir egal sein. Das heißt ja nicht, daß ich sie immer noch als Kinder vor mir sehe. Ich sehe sie gar nicht vor mir.«

Für Jeremy war die Kategorie des Gesichts als Repräsentation des Selbst und anderer noch drei Jahre nach seiner Erblindung von Bedeutung, gab noch immer einen Angelpunkt ab, auch wenn es ihm zunehmend schwerfiel, sich daran zu orientieren. John war schon viel länger blind und viel weiter gekommen, aber vergessen konnte er trotzdem nicht.

»Ein Mensch, der sein Gesicht nicht bewegen kann, bekommt etwas Priesterliches – er suggeriert wie ein Zelebrant bei der Messe, daß viele Dinge nicht lebenswichtig sind. Aber man muß schon ein außerordentlich gesichtsloser Mensch sein, um das akzeptieren zu können. Nicht *in der Präsenz des Gesichts* leben zu können ist ein tiefgreifender Verlust.«

Obwohl Menschen mit angeborener und erworbener Blindheit dieselben Probleme zu haben scheinen, zeichnete sich in den Gesprächen schnell ab, daß es große Unterschiede gibt, wie sie der Welt in bezug auf zwischenmenschliche Kommunikation und die Einschätzung anderer gegenübertreten. Peter White und David Blunkett hatten nie den Eindruck gehabt, ihnen könnte darin etwas fehlen. Die meisten Facetten und Feinheiten von Stimmung und Charakter konnten sie der Stimme entnehmen – mit ihrer Hilfe konstruierten sie Vorstellungen von Menschen, die sie ebenso einnahmen und faszinierten wie uns Sehende unsere Entwürfe und Vorstellungen anhand des Gesichts. Beide sind vielleicht keine typischen Fälle – sie hatten schließlich ein ›öffentliches‹ Leben gewählt –, aber man gewann den Eindruck, den Peter auf den Punkt brachte: Bestimmte, normalerweise dem Sehsinn zugeordnete Gehirnregionen werden bei Menschen mit angeborener Blindheit gewissermaßen von anderen Sinnen besetzt und entwickeln zusätzliche Wahrnehmungsmöglichkeiten.

Im Gegensatz dazu hatte John Hull nach seinem endgültigen und dauernden Sehverlust noch einen zweiten immensen und fast überwältigenden Verlust erlitten. Seine Depression – ebenso wie die Jeremys – war nicht gleich nach der Erblindung am tiefsten, sondern erst als das optische Vorstellungsvermögen nachließ. Über den Verlust der Gesichter anderer und vor allem der geliebten Familie war am schwersten hinwegzukommen. Der Sehverlust entfremdete ihn seinen Angehörigen; als er ihre Gesichter nicht mehr sehen konnte, hatte er das Gefühl, nicht mehr mit ihnen interagieren zu können, nicht mehr bei ihnen zu sein. Hull stellte sogar die eigene Existenz in Frage: »Sein heißt wahrgenommen werden.«

Ohne Augenlicht gelangen wir aus der Überfülle der Gesichter, die wir täglich sehen, in eine kleinere, deswegen aber nicht ärmere Welt. Menschen mit angeborener Blindheit stellen sich eine Person problemlos und unbewußt aus der Stimme vor. Bei später auftretender Blindheit ist das grundsätzlich genauso möglich, aber es ist schwieriger, ebenso wie sich selbst als Mensch zu begreifen, der ›in der Stimme zu Hause ist‹. Wenn Hulls Bericht die lange Reise aus der sichtbaren Gemeinschaftswelt in die unsichtbare schilderte und die zentrale Rolle des Gesichts und der Mimik in der ersten herausstellte, dann wurde bei Peter und David klar, daß das Gesicht auch für Menschen mit angeborener Blindheit eine wichtige Rolle spielte. Für sie war es eine Art bevorzugter Körperteil, die Stelle, mit der man Interesse am Gegenüber zeigte. In gewisser Weise ist das Gesicht tief in uns verankert und umfaßt weit mehr als Sehen und Erleben. Nachdem mir dies klar geworden war, suchte ich Menschen auf, die zwar sehen konnten, bei denen es aber zu diversen anderen Brüchen zwischen dem, was sie Gesichtern entnehmen konnten, und der Fähigkeit zur Charakterisierung gekommen war. Vorher mußte ich jedoch noch versuchen, die Evolution des Gesichts nachzuvollziehen.

VOM KNOCHEN ZUM GEHIRN

Es ist alles andere als eine Selbstverständlichkeit, daß wir eine so kleine Fläche unserer Körper zu so beweglicher und sichtbarer Ausdruckskraft gebracht haben. Ich wollte wissen, wie und warum es dazu gekommen war. Sich den evolutionären Druck näher anzuschauen, erforderte einen vergleichenden Blick auf die Tierwelt, besonders auf unsere nächsten Verwandten, die Menschenaffen.

Da ich mir Aufklärung von nichtmenschlichen Primaten erhoffte, durchforschte ich, was die Gesichter von Menschenaffen zeigen können. Ethologen, die sich mit der Handlungs- und Verhaltensforschung bei Tieren beschäftigen, betrachten das Gesicht als Indikator und Signal für das Verhalten eines Tiers. Aber beschränken sich Tiergesichter auf das Verhalten, oder deuten sie auch auf ein Innenleben? Wenn wir aus dem Studium der Primaten den Ursprung unserer Mimik herleiten könnten, würden wir vielleicht etwas über uns selbst erfahren.[1] Wäre unsere Mimik nur ein angeborener Indikator unseres Verhaltens, sähen wir unser Selbst vielleicht anders, als wenn sie auch unser Innenleben widerspiegelte. Andererseits: Parallelen zu den Primaten mögen gewisse Aufschlüsse bieten, aber vielleicht haben wir unsere evolutionären Ursprünge längst hinter uns gelassen und durch ein neues und komplexeres Mienenspiel ersetzt.

Fischgesicht

Wenn der menschliche Fötus fünfeinhalb Wochen alt ist und Bohnenform hat, erscheinen an seiner Unterseite drei Ausbuchtungen. Diese sogenannten Kiemenbögen werden bei Fischen zu Kiemen. Bei Säugetieren verschmelzen sie zu Stirn, Gesicht und Kehle, wobei sich der erste Bogen hochwölbt und zum Gesicht wird. Die Bögen wachsen und schieben sich vor, verschmelzen an der Mittellinie und bilden einen Schlauch, aus dem Därme und Lungen hervorgehen.[2] Bei kaltblütigen, ›primitiven‹ Wirbeltieren innerviert der siebte Hirnnerv eine große Muskelschicht, die einen Großteil des Schädels bedeckt, den oberflächlichen Ringmuskel, der den unteren Teil von Kopf und Hals umgibt. Im Atmungssystem hat er die vergleichsweise einfache Funktion, Mund, Augen und Nase zu öffnen und zu schließen. Bei diesen Spezies beschränken sich Gesichts- und Kopfbewegungen neben dem Atmen im wesentlichen auf das Beißen, das auch rituelle Funktionen übernimmt und als Drohgebärde genutzt wird.

Bei Amphibien teilt sich dieser eine Muskel in zwei auf, die untere Schicht betätigt den Kiefer, die andere umhüllt die untere Gesichtshälfte. Bei Säugetieren teilt sich der zweite Muskel erneut und bildet einen flachen, breiten Hautmuskel namens Platysma und den tiefergelegenen Halsmuskel. Im Verlauf der Evolution der Mundpartie und später des Gesichts wanderten diese Muskeln von Hals und Kehle zu Kopf und Gesicht hoch.

Der nächste Evolutionsschritt auf dem Weg zu einem Gesicht, das Regungen zeigen kann, erforderte vielleicht Warmblütigkeit.[3] Dafür mußte sich der Körper von seiner unmittelbaren Umgebung unabhängig machen; seine Haut wurde weicher und elastischer; Haare, Muskeln und Nerven entwickelten sich, um Spannung und Temperatur der Haut regulieren zu können. Zwei weitere Entwicklungsschritte ermöglichten flexible Lippen, Wangen und damit Gesichter. Schlangen fressen ihre Beute in einem Stück auf; Krokodile töten sie, reißen Stücke heraus und verschlingen sie. Im Gegensatz dazu zerkauen Säugetiere ihre Nahrung vor dem Schlucken, Primaten zerteilen sie sogar vor dem Verzehr mit Armen und Greifgliedern in mundgerechte Stücke. Kauen erfordert beweglichere Kieferknochen, Lippen und Wangen. Auch Säuglinge brauchen zum Trinken Lippen und Wangen. Münder werden mehr als Eingänge.

Parallel zu diesen Veränderungen wird die Wahrnehmung der Umwelt früher Säugetiere zunehmend von einem neuen Sinnesorgan bestimmt. Die ersten Säugetiere wie Wühl- und Feldmäuse orientier-

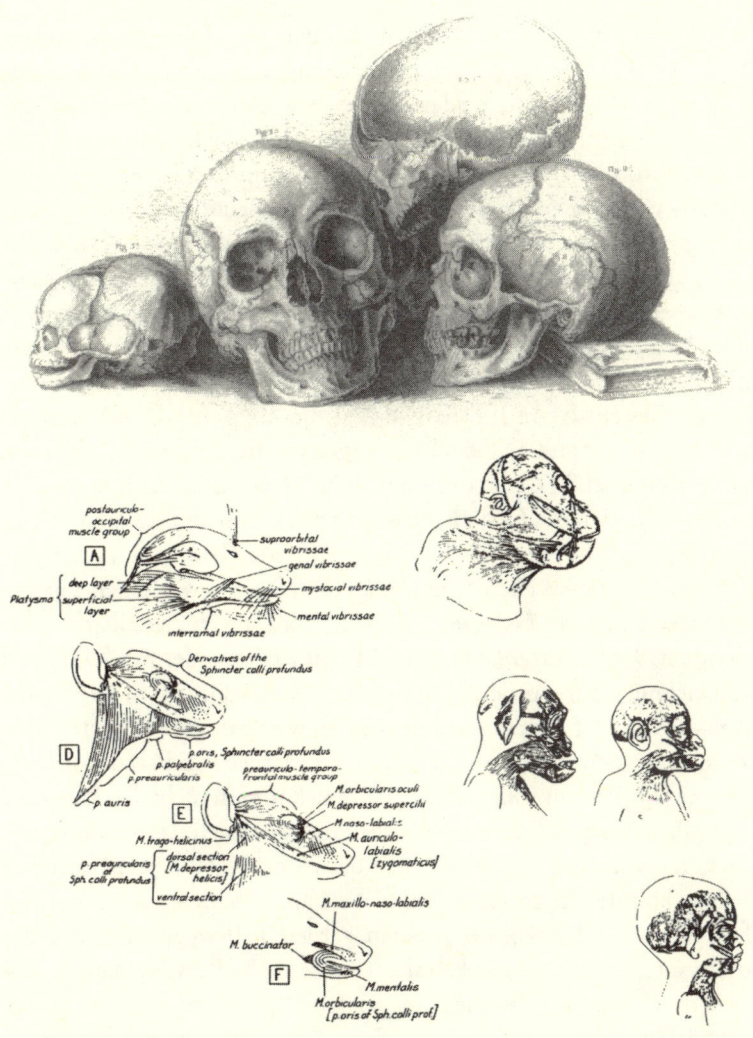

Oben: Schädel eines ausgewachsenen Mannes in Vorderansicht und Profil, ein Quer-
schnitt durch das Cranium sowie der Schädel eines Kindes. (Aus: Charles Bell, *Essays
on the Anatomy and Physiology of Expression*)
Unten: Grundriß der Gesichtsmuskulatur bei Primaten. *(links)* A. Der Platysmamuskel
und die ihm verwandten Muskeln bei ›primitiven Primaten‹. *(rechts)* Die Gesichtsmuskulatur der drei großen Menschenaffen Orang-Utan, Schimpanse und Gorilla sowie
eines neugeborenen Kindes. (Aus: Ernst Huber, *The Evolution of Facial Expression: Two
Accounts*, New York: Arno Press 1972)

ten sich noch größtenteils durch Riechen und Fühlen. Sie hatten lange bewegliche Haare an den Schnauzen, die von fein abgestimmten Muskeln an beiden Seiten von Schnauze und Nase gesteuert wurden. Bei einigen Säugetierarten (den Fleischfressern und Baumbewohnern) wurde das zunächst dominierende Riechen und Fühlen vom Sehen abgelöst, entweder um Beute aufzuspüren und anzugreifen, oder um sich in einem Gewandtheit fordernden Lebensraum gezielter bewegen zu können. Im Zuge dieser Anpassung wanderten die Augen nach vorn (unter anderem, um das Sehen mit beiden Augen zugleich zu verbessern). Nachdem Riechen und Fühlen nicht mehr die dominanten Sinnesorgane waren, wurden auch die langen Gesichtshaare entbehrlich und die Muskeln, die sie kontrolliert hatten, für andere Gesichtsbewegungen frei. Sie wurden kleiner, feiner und noch besser koordinierbar. Nun, da das Sehen dominierte, präsentierte sich das Gesicht auch dem Blick anderer. Auf diese Weise mag sich ein flacheres, nach vorn orientiertes Gesicht mit kürzeren Haaren, einer beweglichen unteren Hälfte und beweglichen Lippen entwickelt haben, das essen, saugen, Töne produzieren und eine sichtbare Welt erforschen konnte. Mit diesen Veränderungen ging die Entwicklung der Vorderglieder einher. Seit Nahrung in die Hand genommen und zerteilt werden konnte, war kein großer Kiefer zum Zuschnappen und Zermalmen mehr erforderlich, und als die Vorderglieder die Feinmotorik erlernt hatten, konnten sich die Primaten von allen vieren auf die Hinterbeine erheben. Auch das erlaubte eine Weiterentwicklung der Augen, weil das Gesicht jetzt besser Ausschau halten konnte. Es zeigte sich der Welt auch mehr – dieses Gesicht konnte von anderen besser gesehen werden. Je beweglicher es wurde, desto mehr wuchs sein Vokabular. Es gibt auch Hinweise darauf, daß sich durch die Rückbildung der Kieferstruktur und -masse mit der Entwicklung des Gesichts ein größeres Gehirn herausgebildet hat.

Die Kommunikation zwischen Tieren und Menschen dehnte sich auf Stimmgebrauch und Körperhaltung aus. Im weiteren Evolutionsverlauf war es von Vorteil, sich auf die Mimik zu konzentrieren und nicht mehr den ganzen Körper einzusetzen. Das Gesicht war intimer und erlaubte die Kommunikation mit Gruppen und sogar einzelnen. Es mag auch eloquenter gewesen sein und die Entwicklung einer neuen und raffinierteren Gebärdensprache zugelassen haben. Die Entwicklung des Gesichts zur einzigartigen Kennzeichnung von Mitgliedern einer Spezies hat vielleicht auch die Entwicklung eines feineren Gespürs für Individualität als vorher erlaubt.

Darwins Nase

Unsere Gesichtsknochen und Schädelform kennen wir alle von Piratenflaggen, aus dem *Hamlet* und von unzähligen Photographien und Zeichnungen. Neben ihren Funktionen bei Kieferbewegung und Atmung schützen die Gesichtsknochen auch Augen und Geruchsorgane. Sie gestalten das Gesicht darüber hinaus durch Festlegung des Kieferwinkels, definieren die Höhe der Stirn, den Augenabstand und die Gesichtskonturen. Man könnte meinen, an der Schädelform ließen sich Persönlichkeitsmerkmale ablesen, auch wenn sie als weit weniger individuell gilt als das Gesicht. Dieser Ansicht war, allerdings ohne Bestätigung durch die Wissenschaft, die Physiognomik, die aus der Gesichtsform und der darunterliegenden Skelettstruktur Charakterzüge ableitete. Engstehende Augen etwa sollten Unzuverlässigkeit signalisieren und ein ausgeprägter Kiefer Stärke.[4] Darwin wäre von Fitzroy, dem Kapitän der *Beagle,* fast nicht an Bord gelassen worden, weil er die falsche Nase mitbrachte.

Während sich dem Gesicht *per se* also keine Charakterzüge ablesen lassen, wie die Physiognomen meinten, gibt es Material zuhauf über die Effekte chirurgischer Korrekturen abnormer Knochenbildungen an Gesicht und Schädel. Oft änderte sich nach einem solchen Eingriff das ganze Leben eines Patienten.[5]

Die Anatomie eines Lächelns

Die Herkunft der Gesichtsmuskeln aus den Kieferbögen läßt sich an ihrer Funktion und Innervation nachweisen. Der Schläfenmuskel und der Kaumuskel, die seitlich am Kopf liegen, stabilisieren den Kiefer und schließen ihn: Sie entstammen dem ersten Kiemenbogen und werden vom fünften Hirnnerv innerviert, dem Trigeminus, der auch die Sinnesreize des Gesichts weiterleitet. Alle anderen Gesichtsmuskeln werden vom siebten Hirnnerv kontrolliert, dem Fazialis, was auf ihren gemeinsamen Ursprung hinweist.

In der Anatomie erkannte man schon früh, daß das Sezieren, dem man die meisten Kenntnisse über den menschlichen Körper verdankte, zum Verständnis der Gesichtsmuskulatur wenig beitrug. Die Muskeln waren so fein in die Haut eingebettet, daß deren Ablösung die darunterliegenden Muskeln verzerrte und vergröberte. Die Gesichtsmuskulatur als Ganzes war nur am voll funktionsfähigen Gesicht zu studieren, was der Neurologe Guillaume Benjamin Duchenne im 19. Jahrhundert mit elektrischen Stimulationen unternahm. In jüngerer Zeit hat die Kernspintomographie die dreidimensionale Rekonstruktion der lebenden und beweglichen Anatomie ermöglicht. Gus McGrowther, Professor für plastische Chirurgie am Londoner University College, der auf diesem Gebiet tätig ist, führte mir einen Film vor, in dem die Schauspielerin Billie Whitelaw Samuel Becketts Stück *Not I* spricht, wobei nur der Mund der Sprecherin beleuchtet wird. Ihr Mund und ihre Lippen vollführen ständig hochkomplexe Bewegungen, lächeln oder schmollen nicht nur, sondern intonieren die Sätze auch auf spezifische Weise. Diese kleinen und geschmeidigen Bewegungen, die Rede und Atmung modulieren, bewegen sichtbar das Gesicht und erlauben verschiedene Ausdrücke.

Die Funktion der meisten Muskeln ist aus der Anatomie gut bekannt. Der Bizeps verbindet Ober- und Unterarmknochen; zieht er sich zusammen, wird der Arm angewinkelt; niemand hat den Nobelpreis erhalten, weil ihm das aufgefallen wäre. Die Analyse des vielfältig innervierten und vernetzten Gesichtsgewebes läßt jedoch kompliziertere Funktionen erahnen, ohne daß man sie ergründen könnte. Die meisten Muskeln im Körper beginnen und enden an Knochen und bewegen durch Gelenke verbundene Körperteile. Auch viele Gesichtsmuskeln enden an Knochen, etwa am äußeren Augenwinkel, andere beginnen und enden jedoch an- bzw. ineinander und bilden eine Gewebematrix, die sich unabhängig von den darunterliegenden Knochen bewegt und komplexe Wechselspiele zwischen Muskelkontraktionen und Gesichtsbewegungen bewirkt.

Dies vorausgeschickt, lassen sich die Gesichtsmuskeln in mehrere Gruppen einteilen: solche, die zur Kopfhaut gehören und Augenhebungen bewirken solche der Nase und des Mundes und solche, die mit anderen Muskeln verknüpft sind und deren Funktionen nicht eindeutig zu beschreiben sind. Der Stirnmuskel hebt die Augenbrauen, wenn wir hochsehen oder staunen. Der Augenringmuskel, der die Augenhöhle umfaßt und ein kreisförmiges Band mit abnehmendem Radius bildet, sorgt für den bewußten Lidschluß und das reflexhafte Zusammenkneifen der Lider. Er erweitert auch den Tränensack zum Weinen und hebt oder senkt die Augenwinkel. Sein oberer Teil ist für das automatische Zusammenziehen der Augenbrauen in der Sonne und beim Stirnrunzeln verantwortlich. Diese Beschreibung aus einem Anatomiehandbuch vermittelt jedoch nur einen Bruchteil der Tätigkeiten dieses Faserbündels.

Im Augenringmuskel werden die lateralen und medianen Fasern unabhängig voneinander aktiviert, ebenso die Fasern, die dem Auge am nächsten und am fernsten liegen. In einem Sandsturm ziehen die äußeren Fasern das Lid zusammen, wie man einen Turnbeutel zuzieht. Beim Blinzeln kontrahieren die Medialfasern und ziehen die Lider ganz leicht nach innen zur Nase. Das Lid kann zur Nase oder von ihr weg, die Wangenhaut hoch oder zur Seite gezogen werden. Manche dieser koordinierten Bewegungen derselben Muskelfasern in verschiedenen Kombinationen können willentlich gesteuert werden; andere laufen unwillkürlich ab. »Die Augen sind der Spiegel der Seele.« Den Satz kennen wir alle. Aber ein Glasauge kann genauso ausdrucksvoll wie ein echtes sein – es sind die Muskeln um das Auge herum, die soviel oder sowenig preisgeben. Wie das in verschiedenen Schutz- und Kommunikationskontexten erreicht und koordiniert wird, ist bislang nur unzureichend bekannt.

Nasenbewegungen sind im Vergleich dazu ausgesprochen einfach. Drei Muskeln sind dafür verantwortlich: der Procerus, der bei greller Sonne, Stirnrunzeln oder großer Konzentration den Nasensattel rümpft, sowie der Nasalis und der Depressor septi, die die Nasenlöcher weiten und verengen. Selbst die letzteren dienen jedoch nicht nur der Atmung: Duchenne hielt sie für die Muskeln der Wollust. Weiter unten im Gesicht befinden sich Muskeln auf kreisförmigen

Bahnen um den Mund herum: der Ringmuskel und andere, die vom Mund zum Unterkiefer, zu den Wangen, Ohren und Augen führen. Gemeinsam ziehen sie Ober- und Unterlippen vor und zurück. Der Modiolus, ein kleiner Muskelstrang am Mundwinkel, verkompliziert die Sache weiter. Er bildet den Knotenpunkt von neun Einzelmuskeln und verhindert größere Bewegungen in der unteren Gesichtshälfte, die am beweglichsten ist und den losesten Teil der Gesichtsmuskulatur darstellt. Er stimmt die Aktivitäten von Mund und Wange aufeinander ab, wenn wir beißen, kauen, trinken, saugen, schlucken, sprechen (und zwar sowohl Klang wie Artikulation), rufen, weinen und küssen sowie natürlich bei den fast unbegrenzten Spielarten mimischen Ausdrucks. Der Lachmuskel verbindet die Mundwinkel mit dem oberen Gesichtsknochen. Wenn er sich zusammenzieht, hebt sich die untere Gesichtspartie, und wir lächeln, zeigen Vergnügen, Befriedigung, Liebe, Zuneigung oder Erkennen, je nach Kontext und Veranlagung. Platysma und Depressor, die unter den Lippen ihren Ausgangspunkt haben, ziehen die Mundwinkel abwärts und zeigen auf genauso kontextabhängige Weise Trauer. Teils wurde versucht, die Mimik auf der Grundlage der Bewegung einzelner Muskeln zu erklären, teils wurden gewaltige Techniken entwickelt, um Gesichtsbewegungen als Ganzes zu analysieren. Paul Ekman und Wallace Friesen haben in San Francisco ein System fazialer Aktionskodierung entwickelt, das die Beschreibung von Gesichtsbewegungen anhand der jeweils involvierten Muskulatur erlaubt. Es ist überraschend komplex, da einzelne Handlungseinheiten zu den verschiedensten Ausdrucksweisen beitragen können.[6] Solche Forschungen erlauben zwar Einblicke in die Funktionsweise des Gesichts, aber selbst die Autoren sehen ihre Arbeit als »bloße Annäherungsversuche an das Gesamtrepertoire«.

Die Eitelkeit der Astronauten

Die Gesichtshaut ist nicht bloß abhängig von den in sie eingelagerten Muskeln. Sie erzählt ihre eigenen Geschichten, vom errötenden Backfisch bis zum pickeligen Halbwüchsigen (warum wird in der

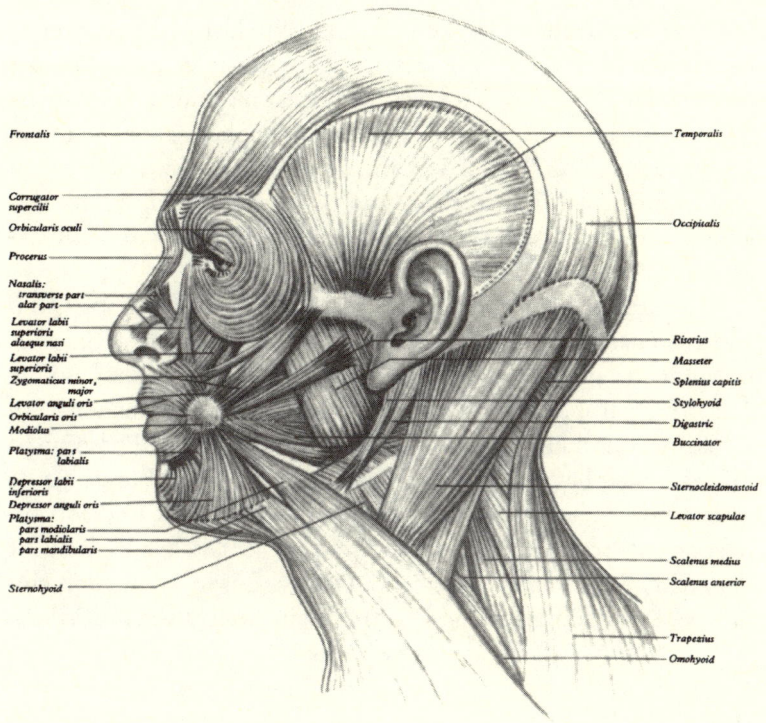

Anatomie eines Gesichts. Auffällig ist die markante Zeichnung des Modiolus, der in früheren anatomischen Zeichnungen oft ignoriert wurde. Die Präparation demonstriert die darunterliegende Muskulatur, illustriert ihre Anatomie und Funktion jedoch nur unzureichend, da viele für die Mimik verantwortliche Muskeln in die Haut eingebettet sind. Ihre Struktur läßt sich daher nicht veranschaulichen. (Aus: *Grays Anatomy,* [34]1995. Abdruck mit freundlicher Genehmigung des Verlags Churchill Livingstone).

Pubertät ausgerechnet das Gesicht so in Mitleidenschaft gezogen?).
Die langsame Erschlaffung des Gesichts durch den Einfluß der
Schwerkraft verrät das Alter weit deutlicher als andere körperliche
Veränderungen. Am Anfang ihrer Mission photographieren sich
Astronauten oft im Weltall, weil mit der Schwerkraft auch die Falten
verschwinden; ein kostspieliges und befristetes Facelifting, da Ver-
änderungen im Flüssigkeitshaushalt den Körper noch vor der Rück-
kehr aufschwemmen.

Die Gesichtshaut könnte sich geradezu entwickelt haben, um
anderen unser Alter und unsere Vergangenheit zu verraten. Sie zeigt
Gesundheit oder Krankheit an: Eine graublaue Verfärbung um die
Augen erzählt anderen von unserem Schlafmangel. Die Haut hat ein
Gedächtnis und lügt so gut wie nie, denn ihre Falten rühren nicht
nur vom Alter her, sondern auch vom Gebrauch. Eine Blinde wurde
gefragt, wie sie herausfände, ob ein Mann attraktiv sei, und antwortete, sie taste seine Augenpartie ab; habe er Lachfältchen, verriete ihr
das mehr als ein kurzes Gespräch. Oder wie Edwin M. Stanton einmal sagte, mit fünfzig ist ein Mann für sein Gesicht verantwortlich.

Bells Nerv

Der Fazialisnerv versorgt alle für die Mimik erforderlichen Muskeln,
seine Verästelungen erreichen beide Gesichtshälften. Seine Verletzung führt zur vollständigen Lähmung einer Gesichtsseite. Zum
Glück erholen sich die meisten Menschen davon, entweder weil der
Nerv einen nur vorübergehenden Funktionsausfall hatte, oder weil
er nachwächst. Beim Nachwachsen finden die Neuriten oder Ner-
venfasern jedoch nicht immer zu den richtigen Muskelfasern zurück. Manchmal innervieren sie Muskeln an Augen und Mund.
Dann zieht man bei unwillkürlichem Blinzeln plötzlich den Mund
hoch oder zwinkert beim Essen, eine unfreiwillige Reaktion, die
Synkinese oder Mitbewegung heißt.[7]

Um Bewegungen präzis und kontrolliert durchzuführen, braucht
man ein Feedback des betreffenden Körperteils. In Armen und Beinen gibt es Nervenrezeptoren, ebenso in Muskeln (Muskelspin-

deln), Sehnen und Gelenken, die dem Gehirn Daten über Lage, Bewegung, Drehmoment und Geschwindigkeit des betreffenden Körperteils durchgeben. Bewegungen des Gesichts sind genauso präzis und kontrolliert wie die der Hände, aber in der Gesichtsmuskulatur sind keine Muskelspindeln gefunden worden. Das Feedback liefert vielmehr die Haut, in der empfindliche Streck- und Bewegungsrezeptoren liegen, denn im Gesicht geht es nicht um die Länge einer Muskelfaser oder den Winkel eines Gelenks. Da Hautbewegung und -lage für das Zeigen von Gefühlen wichtig sind, sorgt die Haut auch für das Feedback.

Freude und Kummer

Der Fazialisnerv ist direkt mit der Gesichtsmuskulatur verbunden; wenn er feuert, gerät sie in Bewegung. Der Ursprungskern des Fazialis im Rautengrubenboden (Formatio reticularis) am oberen Ende der Wirbelsäule wird seinerseits vom Gehirn gesteuert und erhält seine Bewegungsanweisungen je nach Situation von verschiedenen Gehirnregionen.

Zur vollständigen Lähmung einer Gesichtsseite kann es durch Schädigungen des Fazialisnervs kommen sowie als Folge eines Schlaganfalls in der Großhirnrinde der gegenüberliegenden Gehirnhälfte. Eine verkümmerte Mimik sieht man bei Menschen mit der Parkinsonkrankheit, die eine Gehirnregion namens Basalganglien befällt. Bei Parkinsonkranken sind oft beide Gesichtshälften in ihrer Ausdrucksfähigkeit eingeschränkt, obwohl sie relativ normale Reaktionen zeigen, wenn man sie erschreckt oder bittet, das Gesicht bewußt zu verziehen. Nur die unwillkürlichen, spontanen Gesichtsbewegungen sind beeinträchtigt. Im Gegensatz dazu sind Menschen mit der seltenen Hirnrindenatrophie nicht imstande, bewußt das Gesicht zu verziehen, reagieren mimisch jedoch mühelos entsprechend ihrer Stimmung – der umgekehrte Fall der Parkinsonkranken.

Während einige mimische Muster sowohl unter bewußter als auch unbewußter Kontrolle stehen, tauchen andere nur als Begleiterscheinungen echter Gefühle auf. Der Ringmuskel an der Augenhöhle wird anscheinend nur beim fröhlichen Lächeln, aber nicht beim sozialen Lächeln aktiviert.[8] Das erklärt vielleicht den Ursprung dieser Mienen: Bei Affen sind die Lächeltypen ›Beschwichtigung‹ und ›Fröhlichkeit‹ noch eindeutiger differenziert. Das paßt zu dem Gemeinplatz, daß wir in sozialen Situationen Gesichter ›machen‹, unsere Gefühle in der Regel aber nie ganz verbergen können; Pokerspieler und Politiker mögen das anders sehen.

Der motorische Kortex und die Basalganglien stehen in der Befehlshierarchie der Gesichtsbewegungen ziemlich weit unten. Es sind gewissermaßen höhere Zentren, die sich die Entscheidung vorbehalten, wann und wie stark wir die Miene verziehen. Das belegen behutsame Experimente der Gehirnstimulation bei wachen Menschen, die auf operative Eingriffe wegen Epilepsie vorbereitet werden (dabei zeigt sich, welche Gehirnregion welche Bewegung steuert, und der Chirurg kann unter Umständen Operationen an wichtigen Regionen umgehen). Arroyo untersuchte mit einem Kollegen Menschen, die an einer ungewöhnlichen Form der Epilepsie mit krampfartigen Lachanfällen litten, sogenannten Gelasmen.[9] Als sie das Gehirn einer Versuchsperson stimulierten, lachte sie, aber ohne inneres Gefühl der Heiterkeit. Zwei andere Probanden bekamen Anfälle, die von Lachen und Heiterkeit begleitet waren. Die Untersuchungsleiter schlossen daraus, daß die vordere Region im sogenannten Cingulum die Motorik des Lachens auslöst, der basale Temporallappen jedoch für die begleitende Emotion verantwortlich ist. Verschiedene Gehirnregionen können also an der Erzeugung fröhlicher und trauriger Gesichtsausdrücke und deren Wahrnehmung durch das Individuum mitwirken.

Autos und Gesichter

Eine Untersuchung der Wahrnehmung von Gesichtern muß darauf eingehen, wie die Gesichter und das Mienenspiel anderer Menschen sowie das Feedback des eigenen Gesichts verarbeitet werden. Gesichter sollen schließlich gesehen werden: Ein Gesicht ist oft das erste, was wir als Babys zu sehen bekommen, und wir haben ein sehr leistungsfähiges Gesichtergedächtnis.[10]

Eine Grobanalyse optischer Eindrücke findet im Hinterhauptlappen des Großhirns statt, dem Lobus occipitalis. Seine Verletzung hat vollständige Blindheit zur Folge. Uns geht es hier jedoch um spezifischere und subtilere Mängel optischer Wahrnehmung – seltene Syndrome, bei denen der Sehsinn intakt bleibt, aber zum Beispiel keine Gesichter mehr erkannt werden, wie bei den Fällen, die in *Der Mann, der seine Frau mit einem Hut verwechselte* beschrieben werden.[11] Es scheint unglaublich, daß wir die Fähigkeit verlieren können, vertraute Gesichter wiederzuerkennen, eine Funktionsstörung namens Prosopagnosie. Verdeutlicht das, wie wichtig uns Gesichter sind (wenn es Gehirnregionen gibt, die sich ausschließlich mit ihnen beschäftigen), oder haben Menschen mit dieser Krankheit noch andere optische Wahrnehmungsprobleme?

Trotz ihrer traurigen Berühmtheit sind Fälle von Prosopagnosie in der medizinischen Fachliteratur sehr selten. Sergent und Signoret haben vier Fälle untersucht und ihre Wahrnehmungsstörungen mit Gehirn-Scans verglichen.[12] Einer ihrer Patienten hatte jegliche Fähigkeit zur Verarbeitung von Gesichtern verloren und konnte nicht einmal erkennen, daß zwei identische Photographien desselben Gesichts denselben Menschen abbildeten. Automarken, -modelle und -baujahre konnte er jedoch mühelos identifizieren. Ein anderer Patient konnte Gesichter zwar nicht ihren Trägern zuordnen, erkannte aber ihren Ausdruck oder ihre Emotion. Diese Patienten hatten gravierende Hirnverletzungen erlitten, die die räumliche Zuordnung von Funktionen erschwerten. Aber die schwersten und unspezifischsten Fälle gestörter Gesichtswahrnehmung hatten Verletzungen der rechten Gehirnhälfte erlitten, im Okzipitalhirn und dem hinteren Teil des mittleren Schläfenlappens. Der Mann, der Gefühle erkennen konnte, aber keine Physiognomien, hatte Hirnschäden im vorderen Schläfenlappen und im Gyrus parahippocampus.

Die entlegenen Einzelheiten kortikaler Gesichtsverarbeitung brauchen uns nicht weiter zu interessieren, aber die allgemeine Funktionsweise und Lage sind wichtig. Faziale Informationen werden überwiegend in der rechten Gehirnhälfte verarbeitet. Die ›einfacheren‹ Spielarten der Prosopagnosie deuten auf Schäden im hinteren Teil des Gehirns, in der Nähe des primären optischen Kortex; komplexere Mängel bei der Wahrnehmung von Gesichtern und Gefühlen sind vermutlich auf Schädigungen der mittleren und vorderen Schläfenlappen zurückzuführen. Der Frontallappen scheint eher für den *Ausdruck* von Gefühlen verantwortlich, die Schläfenregion, das subkortikale limbische System und der Hippocampus eher für ihre *Erfahrung*.

Wissenschaftlicher Fortschritt hängt oft von der Isolierung von Variablen ab, die dann separat untersucht werden. Gewiß, der Ausdruck und die Erfahrung von Trauer hängen normalerweise untrennbar zusammen. Aber der eine Mangel kann eine andere Funktion tangieren. Manche Parkinsonkranke haben sowohl Schwierigkeiten, ›emotionale‹ Gesichter auszudrücken, als auch, sie bei anderen zu erkennen, außerdem können sie sich, und das ist überraschend, emotionale Gesichter auch nicht vorstellen.[13] Der Verlust oder die Rückbildung der mimischen Feinmotorik führt also nicht nur dazu, die Mienen anderer nicht mehr erkennen zu können, sondern auch zu Problemen, sich solche emotionalen Gesichter vorzustellen, was auf Interaktionen zwischen motorischen Handlungen und ihrem Feedback auf verschiedenen Ebenen hindeutet. Der neurologische Exkurs hat also zumindest gezeigt, in welchem Ausmaß das Gehirn an Aktionen der Gesichtsmuskulatur und ihrer Wahrnehmung beteiligt ist.[14] Danach könnte die Frage, was das Gesicht eigentlich macht, kinderleicht zu beantworten sein, aber wie sich bald zeigen wird, war sie das nur, bevor man anfing, sich darüber Gedanken zu machen.

SCHIMPANSENTRÄUME

Sobald wir ein allgemeines Verständnis für die Evolution des Gesichts in der Tierwelt entwickelt haben, gilt es zu überlegen, was das Mienenspiel bei Menschenaffen und Menschen ausdrückt, denn bei diesen Arten – und besonders bei uns selbst – machen Gesichter etwas Neues, das bei anderen Spezies nicht zu finden ist. Die evolutionären Zwänge, die zu unserem Gesicht führten, verraten uns vielleicht etwas über die Faktoren, die zur Entwicklung menschlicher Wesen führten. Inwieweit könnte unsere Spezies über unser Gesicht zu erklären sein?

Ich ging diesen Fragen nach, indem ich mir die Gesichter und das Mienenspiel von Menschenaffen ansah. In der Forschungsliteratur ist man hier weitgehend einer Meinung, aber ich fand nichts, was sich auf Affen als Individuen bezog, obwohl das Gesicht doch den Ausdruck von Individualität nahezulegen scheint. Zusätzlich zu meiner Lektüre unterhielt ich mich daher mit Tierpflegern über Primaten, schließlich mußten sie ihre Schützlinge am besten kennen. Auf Umwegen landete ich damit wieder bei der Psychoanalyse. Aber zunächst einmal wollte ich wissen, was andere über die Aktivitäten des Gesichts gesagt hatten.

Von Aristoteles zu Darwin

Was das Mienenspiel aussagt, wurde schon den alten Griechen zum Gegenstand der Reflexion. Aristoteles hielt menschliche Gesichtsausdrücke für charakteristische Muster, die sich auf eindeutig identifizierbare Weise auf innere Gefühlszustände bezogen, wodurch andere sie erkennen konnten.

[E]s ist [...] offenbar, daß die Betrübten einen düsteren, die Fröhlichen einen heiteren Blick haben. [...] Der seelische Zustand ist vom Körper abhängig und besteht nicht für sich, unbeeinflußt von den Bewegungen des Körpers. [...] Umgekehrt wird aber offenbar auch der Körper durch seelische Affekte in Mitleidenschaft gezogen: durch Liebe, Angst, Kummer und Freude.[1]

Aristoteles geht implizit davon aus, ein Gesichtsausdruck habe einen intrinsischen Gefühlswert, wenn er von einem »düsteren Blick« spricht. Die Bedeutung von Betrübnis liegt teilweise in einem Gesichtsausdruck. Aristoteles bringt gleichsam eine Regel des gesunden Menschenverstands auf den Begriff: Gesichter drücken ›Affekte‹ oder Gefühle aus. Gewiß hat der Mensch ein weit beweglicheres und ausdrucksstärkeres Gesicht als alle Menschenaffen, da er über ein differenzierteres Gefühlsleben verfügt. Charles Bell führte diesen Gedanken Anfang des 19. Jahrhunderts weiter und stellte die These auf, heftige Leidenschaften kämen auf den Gesichtern von Menschen und Tieren mit Hilfe von Muskeln zum Ausdruck, die der Schöpfer eigens zu diesem Zweck ersonnen hätte. Bell unterschied Geisteszustände – introspektive Gedanken – von Gefühlen oder Leidenschaften und definierte letztere praktisch in mimischen Begriffen.[2]

Wenige Jahre nach Bell studierte Duchenne die Mimik mit vergleichsweise neuen und faszinierenden Techniken: Er stimulierte die Gesichtsmuskulatur mit elektrischen Reizen und hielt die dabei entstehenden ›Ausdrücke‹ photographisch fest.[3] Seine Experimente fesselten ihn, und er produzierte eine ganze Reihe erstaunlicher Aufnahmen, von denen eine heute im Museum of Modern Art in New York City zu sehen ist. Er gelangte zu der Auffassung, daß einige Muskeln aus eigener Kraft vollständige Gesichtsausdrücke hervorbringen, während anderen dies nur im Zusammenspiel gelingt. Er stellte eine Rangfolge von Muskeln nach ihrer Bedeutung für verschiedene Ausdrücke auf. Ganz oben standen die Stirnmuskeln, von denen heute angenommen wird, daß sie am schwierigsten zu ›fälschen‹ sind. Duchenne bezeichnete Muskeln nach ihren Funktionen. Das Folgende schrieb er über den Muskel der Aufmerksamkeit

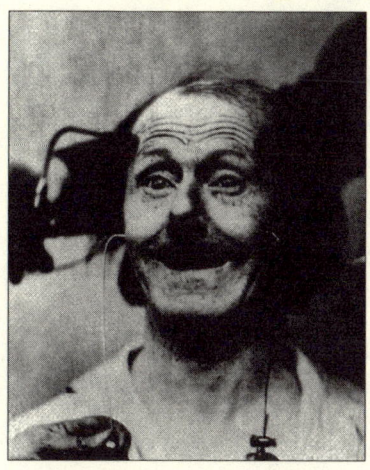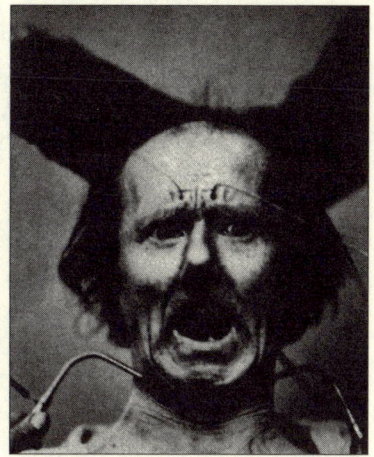

Links: Photoplatte elektrisch induzierten Freudestrahlens. Duchenne arbeitete bei seinen Stimulationsexperimenten mit einer koketten Dirne, einem narzißtischen Schauspieler, einem Opiumsüchtigen, der zwei Tage nach dem Experiment starb, und am häufigsten mit dem hier abgebildeten Mann. Er beschreibt ihn als »alten zahnlosen Mann mit schmalem Gesicht, dessen Züge nicht direkt häßlich waren, aber doch an Gewöhnlichkeit grenzten und dessen Gesichtsausdruck vollkommen zu seinem harmlosen Charakter und bescheidenen Verstande paßten.« Duchenne hatte aufschlußreiche und ›erbauliche‹ Gründe, ihn zu wählen: »Ich habe dieses derbe Gesicht gewählt und keines mit ebenmäßigen, schönen Zügen [...], weil ich beweisen wollte, daß ein menschliches Gesicht seinen plastischen Form- und Schönheitsmängeln zum Trotz durch die genaue Wiedergabe von Emotionen zu vergeistigter Schönheit kommen kann.« Überdies empfing der Mann von seinem Gesicht nur dürftige Nervenreize, was von Vorteil war, da er an einen »Volta-Faradayschen Zweistrom-Apparat« angeschlossen wurde. Duchennes Leser soll glauben, der Mann hätte keine Schmerzen gehabt, wenn seine Gesichtsmuskulatur zum Ausdruck von Freude stimuliert wurde.
(Aus: Duchenne, *Méchanisme de la physiognomie humaine*, a.a.O.)
Rechts: Photoplatte mit dem Ausdruck elektrisch induzierten Schmerzes. (Aus: ebd.)

(den Stirnmuskel) und den Wollustmuskel (den seitlichen Teil des Nasenmuskels). Wir stimmen vielleicht nicht mit all seinen Schlußfolgerungen überein, aber sein Werk bietet erstaunliche Einsichten in das Wesen des Gesichts und des Bewußtseins. Er schrieb:

> Als der HERR die Sprache des Mienenspiels erschaffen hatte, gefiel es Ihm, allen menschlichen Wesen die instinktive Fähigkeit zu geben, ihre Gefühle durch Zusammenziehen derselben Muskeln zum Ausdruck zu bringen. Das machte die Sprache allumfassend und unwandelbar ... Das Mienenspiel ausdrücken und steuern zu können, halte ich für unverzichtbare Fähigkeiten, die der Mensch bereits bei der Geburt besitzt.[4]

Genau wie Bell sah Duchenne also den Schöpfer am Werk und bewunderte sein Geschick. Charles Darwin dagegen, der ja nicht gerade als Kirchgänger verschrien ist, konzentrierte sich zunehmend auf das Gesicht, als er an der *Abstammung des Menschen* schrieb, die den Menschen näher an den Rest der Tierwelt rückte. Während Bell deskriptiv und deduktiv vorgegangen war und Duchenne experimentiert hatte, wollte Darwin mit diesen und anderen Techniken eine große These erhärten: Das Mienenspiel werde genetisch vererbt. Wenn das stimmte, so könnte auch das Gesicht als ausschlaggebendes Merkmal des Menschen in einen evolutionstheoretischen Rahmen gestellt werden. Darwin durchkämmte die Literatur – und die Welt – nach Beweisen. Er zitierte seine Ahnherren Duchenne, Bell, Lavater und viele andere, führte aber auch die zahllosen Menschen an, die auf seine schriftlichen Bitten um Information über Menschen außerhalb des abendländischen Kulturkreises geantwortet hatten.[5] Er berücksichtigte das Verhalten von Tieren und Kindern, Menschen mit angeborener Blindheit, Wahnsinnige und schließlich Material der bildenden Kunst. Er besuchte Zoos und konfrontierte Affen mit einer lebenden Süßwasserschildkröte, um zu sehen, ob sie erstaunt reagierten (ihre Augen weiteten sich, die Brauen hoben und senkten sich, und die Gesichter wurden länger). Darwin wollte auch verstehen, was es mit der Semiotik der Mimik auf sich hatte – warum kommunizieren bestimmte Bewegungen bestimmte Gefühle? Denn während die gesprochene Sprache (mit Ausnahme von Onomatopoetica) in der Regel keine Verbindung zu ihrem Gegenstand hat, mußte es seiner Meinung nach beim Gesicht eine solche Beziehung geben. Er fand mimische Gemeinsamkeiten nicht nur zwischen Menschen und anderen Primaten, sondern bei allen Säugetieren, was darauf schließen ließ, daß sie aus primitiveren Funktionen des Gesichts entstanden waren. Er meinte, unser Mienenspiel gehe auf präadaptive Bewegungen unserer Vorfahren beim Atmen zurück und sei zur Repräsentation von Emotionen geworden, ebenso wie sich die Emotionen selbst und ihre Ausdrucksformen aus primitiveren Funktionen herausgebildet hätten.

Beim Weinen, schrieb er beispielsweise, bliebe das Auge geschlossen und Tränen flössen, ein Reflex, der es ursprünglich vor dem erhöhten Blutdruck und dem Anschwellen der Gefäße beim Schreien beschützt hätte. Das Stirnrunzeln sei entstanden, um einen Weinkrampf zu unterdrücken, wovon nur die Brauenkontraktion geblieben sei. Bei anderen Mienen war er ratlos. Er wußte nicht, warum bei Trübsinn das ganze Gesicht durchhängt und länger wird. Er konnte sich nicht erklären, warum es eine so komplexe Bewegung gab, einzig und allein, um Kummer auszudrücken. Er merkte auch, daß andere Gefühle – »Eifersucht, Neid, Habgier, Rachsucht, Argwohn, Betrug, Gerissenheit, Scham, Eitelkeit, Dünkel, Ehrgeiz, Stolz und Demut« – dem Gesicht nicht abzulesen waren. Er mag sich mit Shakespeare getröstet haben, der das Antlitz des Neids als »hager«, »schwarz« oder »blaß« beschrieb und damit akzeptierte, daß auch er nicht für alle Gefühle Entsprechungen im Gesicht finden konnte. Darwin konnte nicht nur die Semiotik des Ausdrucks – das Verhältnis von Mimik und Bedeutung – nicht vollständig erklären, er kam auch nicht dahinter, wie sich bestimmte Ausdrucksformen entwickelt haben konnten. Bell und Duchenne hatten sich auf den Allmächtigen berufen. Darwins Erklärung klang angesichts seiner Herleitung der Evolution aus der natürlichen Auslese kaum weniger phantastisch:

[J]ede echte oder vererbte Bewegung des Ausdrucks [scheint] irgend einen natürlichen oder unabhängigen Ursprung gehabt zu haben. Sind aber derartige Bewegungen einmal erlangt worden, so können sie willkürlich und bewußterweise als Hülfsmittel der gegenseitigen Mittheilung angewendet werden. [...] Die Neigung zu derartigen Bewegungen wird dadurch verstärkt oder erhöht werden, daß dieselben in der angegebenen Weise willkürlich und wiederholt ausgeführt werden; auch können die Wirkungen vererbt werden.[6]

Erst nach Veröffentlichung seines Hauptwerks über die Evolution berief sich Darwin auf lamarckistische Prinzipien, um die Vererbung mimischer Ausdrucksformen und deren Verhältnis zum Gefühlsausdruck zu untersuchen. Stützte er sich wirklich ausschließlich auf Lamarck? Montgomery hat nahegelegt, Darwin habe sich eher an den Lehren seines Großvaters Erasmus orientiert, einem Anhänger der Assoziationstheorie, die u. a. besagt, daß verschiedene Muskeln eine gewohnheitsmäßige Verbindung eingehen und sich später immer gemeinsam bewegen.[7] Dieser Ansatz und Darwins Wunsch, Bell zu widerlegen, reichen als Erklärung jedoch nicht aus. Montgomery vermutet, Darwin habe die natürliche Auslese auch für morphologische Veränderungen und die Vererbung erworbener Verhaltenscharakteristika verantwortlich gemacht. Dann hätte er sozial erworbene Faktoren unterschätzt und nicht gesehen, wie die beiden Parallelmechanismen der Veränderung, natürliche Auslese und Kultur, zusammengedacht werden könnten.[8]

Universelle Gesichter

Vor einiger Zeit haben Paul Ekman, C. E. Izard und andere neue Untersuchungsergebnisse vorgelegt, die Darwins These stützen.[9] Ihr Konzept war ganz einfach, aber schwierig in die Praxis umzusetzen. Sie zeigten Menschen aus verschiedenen Kulturen Photos mit Gesichtsausdrücken, um herauszufinden, ob eine Miene für Menschen auf der ganzen Welt dasselbe bedeutet. Sie zeigten Menschen in Amerika, Brasilien, Japan, Argentinien und Chile Bilder bestimmter Emotionen (Ärger, Glück, Angst, Ekel, Traurigkeit und Überraschung). Die Probanden wurden gebeten, aus einer Liste mit sechs Begriffen (eben Ärger, Glück, Angst, Ekel, Traurigkeit und Überraschung) die passendste Einwortbeschreibung für die jeweils gezeigte Emotion auszuwählen. Der Versuch ergab für die sechs Emotionen in diesen Kulturen sehr hohe Übereinstimmungen: von über fünfundneunzig Prozent für Glück bis zu etwa fünfundsechzig für Angst. Diese Kulturen waren jedoch alle modernen Massenmedien ausgesetzt, deswegen ging man als nächstes nach Borneo und Neuguinea, um ähnliche Experimente mit Menschen aus schriftlosen Kulturen durchzuführen, die noch keinen Kontakt mit der westlichen Welt gehabt hatten.[10] Auch hier waren die Übereinstimmungen sehr hoch: von über neunzig Prozent für Glück bis zu achtundsechzig Prozent für Überraschung. Aus diesen Experimenten entwickelten die Autoren die neurokulturelle Theorie der Mimik. Manche Ausdrücke betrachtete man als erlernt und kulturell determiniert, andere galten mitsamt den ihnen zugrundeliegenden Gefühlen als universell und daher vermutlich angeboren, wie Darwin gemeint hatte.

Wenn sich manche Gefühle mimisch ausdrücken lassen und andere nicht, dann sind die mimischen vielleicht etwas Besonderes. Gefühle sind gelegentlich nach Maßgabe ihrer mimischen Demonstration definiert worden (ein hübscher Zirkelschluß), und manchmal wurde gar behauptet, Mienen enthüllten etwas Grundlegendes über das Wesen des Menschen.[11]

Kultur und Farben

Zwei menschliche Charakteristika, die nur schwierig auf dem Gesicht zu erkennen sind, sind Skepsis und Kritik. In jüngster Zeit sind sowohl das Konzept selbst als auch die Belege für die Universalität von verschiedenen Seiten in Frage gestellt worden. Manchmal wird auch bezweifelt, ob die Gemütszustände, die sich auf dem Gesicht zeigen, separate Emotionen sind, und gefragt, ob gewisse Emotionen wirklich grundlegender seien als andere. Das wissenschaftliche Für und Wider hat durchaus Bedeutung, denn bei der Analyse dessen, was wir mit unseren Gesichtern machen, geht es nach einhelliger Auffassung um die Frage nach dem Ursprung und der Natur des Menschen.

Ärger, Abscheu, Mut, Niedergeschlagenheit, Verlangen, Verzweiflung, Hoffnung, Haß, Liebe, Trauer, Ekel, Verblüffung, Schuld, Kummer, Erwartung und Scham – Ortony und Taylor bemerkten, daß nur wenig Einigkeit bestehe, welche dieser Emotionen grundlegend seien.[12] Ihrer Meinung nach können manche, wie etwa die Überraschung, kaum als Emotion bezeichnet werden. Eine Emotion erfordere und definiere sich als affektive Wertigkeit, das heißt, man müsse dabei ein positives oder negatives Gefühl empfinden. Überraschung sei wertneutral, solange sie nicht von Glück bei einer angenehmen Überraschung, Angst oder Trauer bei einer unangenehmen überdeckt werde. Der Ausdruck der Angst werde am häufigsten mit dem der Überraschung gleichgesetzt, wahrscheinlich weil die Überraschung (angesichts des Unbekannten) bei unseren prähistorischen Vorfahren am häufigsten mit Angst verschmolzen gewesen sei. Analog dazu sei das Interesse eher ein kognitiver Zustand als eine Emotion, da es auf die Neugier zurückgehe, mehr herauszufinden.

Das Gesicht kann das nicht alles ausdrücken. Vielleicht gibt es statt dessen biologisch fundierte und vererbte grundlegende ›Emotionen‹ oder ›Triebe‹. Panksepp hat drei solche Systeme differenziert, eins für das Erforschen oder Erwarten und Verlangen; eins für Flucht, Angst und Entsetzen; und ein drittes für das Spektrum von Kränkung, Ärger und Zorn, über Trauer bis hin zur Panik.[13] Einige davon sind bei vielen Tieren anzutreffen, andere wohl nur bei Primaten bzw. Menschen. Gray spricht dagegen von einem System des Kampfs und der Flucht (Zorn und Schrecken), positiven Emotionen (Freude, vielleicht sogar Liebe) und einer mit Angst assoziierten Verhaltensblockade.[14] Diese Triebe sind biologischer Natur, da wir Tiere beobachten können, die ähnlich von ihnen beherrscht werden wie wir, und sie haben nichts mit den ›grundlegenden Emotionen‹ zu tun, die wir mit dem Gesicht verbinden.

Ortony und Taylor diskutierten ein prototypisches Gefühl wie den Ärger nicht als grundlegenden Ausdruck, sondern als Mischform mehrerer anderer mimischer Displays. Die gerunzelte Stirn kann Frustration oder Verwirrung begleiten, der halbgeöffnete Mund eine präadaptive Form des Angriffs, die aufeinandergepreßten Lippen Entschlossenheit, die hochgezogenen Augenlider gesteigerte Wachsamkeit und Anspannung. Alle Ausdrucksformen, auch die sogenannten grundlegenden, könnten aus Subkomponenten bestehen. Plutchik hält es daher für möglich, daß sich grundlegende Emotionen wie Kinderfarben in einem Malkasten kombinieren lassen.[15] Manchmal bleiben Rot und Gelb im Orange erkennbar, manchmal werden Blau und Gelb gewählt, um eine vollkommen unerwartete Farbe hervorzubringen.

Ekman und Izard haben diesen Artikeln prompt heftig widersprochen.[16] In manchen Fällen lassen die vorliegenden Daten verschiedene Interpretationen zu. Beide Seiten zeigten Kompromißbereitschaft, schließlich nannte Ekman seine Theorie von Anfang an neurokulturell und räumte ein, daß viele Mienen kulturell determiniert sein können; umgekehrt haben die behavioristischen Kulturtheoretiker nie bestritten, daß manche Mienen von mehr Menschen eindeutig zugeordnet werden, als eine Zufallsverteilung erwarten ließe. Diese Mienen könnten daher Veranlagung sein. Man hat den Eindruck, daß es in der Debatte um mehr als um Versuchsaufbauten und Datenauswertungen geht. Beide Gruppen scheinen einzusehen, daß wir zwangsläufig zu einem ganz anderen Bild des Menschen kämen, wenn wir auf dem Gesicht kulturell erlernte Regeln erkennen müßten und keine universell gültige, seit der Vorgeschichte vererbte Bedeutung. Zumindest reden beide Gruppen im selben Atemzug von Emotionen und Gesichtsausdrücken.

Lächeln glückliche Menschen?

Es gibt jedoch Forschungsansätze, die das Konzept des mimischen Ausdrucks ganz aufgegeben haben und statt dessen von mimischem Display reden. Fridlund hat nachgewiesen, daß mimische Handlungen teils sozialen Ursprungs sind und teils von Reflexen herrühren, Signalschematisierungen, die auch bei primitiveren Tieren zu finden sind.[17] Er beschreibt mimische Displays bei Reptilien (offener Rachen mit oder ohne gefletschte Zähne), Bärenrobben und Walrossen (Grüßen, Hautpflege, Unterwerfung und Drohen). Er leitet daraus ab, daß bestimmte mimische Verhaltensweisen aus zwei Bewegungstypen zu Displays formalisiert werden: zielgerichtete Bewegungen und mimische Reflexe. Die ersten künden oft Handlungen an, das Zurückziehen der Lippen etwa einen Angriff. Das mimische Display wird dann zum Handlungsersatz und ist direkt aus der verkümmerten Bewegung abzuleiten.[18]

Mimische Reflexe sind in der Regel Schutzreflexe, einer Augenreizung folgt beispielsweise ein Zwinkern. Ekel kann vom Würgreflex stammen, der sich einstellt, wenn etwas die Hinterseite der Kehle berührt.[19] Komplexe mimische Displays mögen sowohl primitive Reflexe als auch instrumentelle Gewohnheiten beinhalten. So gehören zum mimischen Drohen das Anstarren (das Verteidigungsfunktion haben kann) und zusammengebissene Kiefer, was eine bewußte, dem Angreifen und Zubeißen vorausgehende Bewegung sein kann. Wenn mimische Displays keine Gefühlszustände oder Emotionen anzeigen, sondern eher soziale Interaktion organisieren sollen, dann folgt daraus, daß sie nicht die ganze Zeit gebraucht werden, sondern nur wenn ein Interaktionspartner beeinflußt werden kann. Kinder lächeln nicht, wenn sie ein Geschenk auspacken, sondern wenn sie sich zu ihren Eltern umwenden; Erwachsene, die beim Kegeln alle neune treffen, zeigen ihre Freude nicht, wenn sie über die Bahn auf die Kegel schauen, sondern wenn sie sich zu ihren Freunden umdrehen. Liebende lächeln, wenn sie sich buchstäblich schöne Augen machen, nicht wenn sie miteinander schlafen. Fridlund schreibt:

> Natürlich erleben Erwachsene Gefühle, aber das Verhältnis zu deren Display ist eine Frage des Zufalls. Mimische Displays haben soziale Motive, und diese sind selten gefühlsabhängig. Wir können höflich, liebevoll, amüsant oder beruhigend sein und entsprechend lächeln, wenn uns der Sinn danach steht – egal ob wir glücklich, traurig, verärgert oder verängstigt sind. Meines Wissens lächeln wir auch nicht stärker, wenn wir glücklich sind ...[20]

Ergo sollten wir wenige Emotionen zur Schau stellen, wenn wir allein sind. Dem ist auch so, aber einige zeigen wir eben doch, und das wird von denen ins Feld geführt, für die mimische Displays Gefühle anzeigen. Fridlund lehnt diese Deutung ab und meint, auch allein würden wir uns eben Gesprächspartner denken, für spätere Treffen proben oder uns Gegenstände und Haustiere als Gesprächspartner vorstellen. Es ist jedoch unwahrscheinlich, daß sich unser gesamtes Mienenspiel, wenn wir allein sind, so erklären läßt. Zumindest starke Gefühle kommen offenbar unabhängig von anderen Menschen zum Ausdruck. Man braucht sich nur vorzustellen, auf einem einsamen Spaziergang etwas Unangenehmes zu sehen oder zu riechen – dann verzieht sich angewidert das Gesicht. Wenn wir bei einsamen Bergbesteigungen ausrutschen, zeigen wir Furcht. Fridlunds These, der Ausdruck von Gefühlen sei ein soziales Display, mag insofern korrekt sein, als wir schwache Ausdrücke vor anderen verstärken, zu den starken kommt es jedoch unabhängig von Kontext und Publikum.[21]

Fridlund reduziert Gesichtsbewegungen zwar auf soziale Displays, gibt aber zu, daß sie für die meisten Leute innere Gefühle ausdrücken. Das kann auf soziale Verhaltensregeln zurückgehen; »Ich bin sauer« ist akzeptabler als »Ich hau dir gleich eine runter«. Ein Gefühl anzudeuten ist taktvoll, eine Drohung auszusprechen unverschämt. Wir finden nur selten heraus, ob sich das Gesicht und die sozialen Motive eines anderen mit den Gefühlen decken, die wir ihm unterstellen; lächelnde Menschen fragt man schließlich nicht, ob sie glücklich sind oder nicht. Fridlund hält die »emotionale« Interpretation des Gesichtsausdrucks für rousseauistische Schwärmerei, die in gefühlvollen Gesichtern Authentizität und persönliche Glaubwürdigkeit erkennt und in »sozialen Gesichtern« einen von der Gesellschaft aufgezwungenen Verlust der Unschuld. Darwin hatte mimische Displays in einen Evolutionskontext stellen wollen, um uns auch mit einem unserer menschlichsten Merkmale an die Spitze des Tierreichs zu stellen. Die Arbeiten Fridlunds und anderer Neodarwinisten haben uns und unsere Gesichter dagegen mehr und mehr in einer Welt mimischer Displays und sozialer Manipulation begraben. Gibt es hier einen Ausweg, einen Rückweg in die aristotelische Welt des Gefühls und Mienenspiels? Wenn wir Gesichter anschauen, erahnen wir doch nicht nur Motive und prophezeien Handlungen. Um Antworten auf diese Fragen zu finden, suchte ich das Gespräch mit Primatologen, denn wenn diese auf den Gesichtern ihrer Tiere mehr als nur Verhaltensankündigungen sahen, so hat sich vielleicht auch die Evolution unseres Mienenspiels jenseits von Manipulation und Display entwickelt.[22]

Die Gesichter von Primaten lesen

Wenn einer bestimmten Miene immer ein bestimmtes Verhalten folgt, darf dem mimischen Display Absicht unterstellt werden. Wenn umgekehrt eine Tierschnauze in ähnlichen Situationen nicht immer gleich aussieht, wenn ein auffallendes Verhalten vorausgeht oder eine bestimmte körperliche Verfassung des Tiers ins Spiel kommt, liegt die Vermutung nahe, daß der Gesichtsausdruck ein komplexeres Innenleben widerspiegelt. Als erstes müssen wir also feststellen, inwiefern Miene und Verhalten übereinstimmen.

Van Hooff beschrieb verschiedene Affenmienen, die voneinander abgegrenzt und gedeutet werden konnten; einige davon hatten genau festgelegte Verhaltenskontexte, andere nicht.[23] Verkniffener Mund, weit aufgerissene Augen, gerunzelte Stirn und geschlossene Lippen signalisieren und begleiten einen Angriff. Dagegen kann ein Gesicht mit starrenden Augen, hochgezogenen Lidern und Brauen, angelegten Ohren und gefletschten Zähnen sowohl auf Drohung und Angriff als auch auf Flucht oder Lausen hindeuten. Charakteristische Laute (tiefes Grunzen oder Bellen) und Körpersprache (Auf- und Abhüpfen) begleiten es, wobei alle drei Kommunikationskanäle gleichzeitig genutzt werden. Die Reaktion auf einen Angriff kann ein starrendes, zähnefletschendes Gesicht, verbunden mit Kreischen oder Brüllen, sein (ein Display, das Darwin als Entsetzen las). Das ganze Gesicht ist beweglich, die Ohren werden angelegt, die Augen fixieren den Gegner, Lider und Brauen werden hochgezogen, der Mund steht offen, das Tier bleckt die Zähne und stößt hohes Staccatobellen aus. Dieses Gesicht kündigt meist die

Flucht an, kann aber auch einen Gegenangriff einleiten oder einfach Frustration bekunden.

Solche Mienen wirken stereotyp und sind eindeutig handlungsbezogen. Andere haben weniger deutliche Verbindungen zu äußeren Ereignissen. Van Hooff verweist auf das neutrale Gesicht aller Menschenaffen beim Herumliegen oder -sitzen. Obwohl es nicht von Handlungen begleitet wird, zeigt es einen Ausdruck von Entspannung und Gelöstheit. Das wachsame Gesicht mit weit offenen Augen und geröteter Gesichtshaut kann man beim Lausen, bei der Paarung und manchmal auf der Flucht beobachten. Es zeigt keine Handlung an, sondern wird in einem situationsabhängigen Kontext aufgesetzt und beim Kontakt zweier Individuen. Beim lautlosen Zähneblecken richten sich die Augen entweder starr oder mit kurzen Blicken auf den Gegner, als Zeichen, daß das aktive Tier ihn meiden, fliehen oder auf ihn zugehen, ihn umarmen und spielen will. Der Beobachter greift nur selten an, ahmt häufiger das Verhalten des ersten Tiers nach, und über ihr Mienenspiel stellen sie Kontakt her; das Gesicht wird vom einen eingesetzt, um beim anderen eine kontextabhängige Verhaltensänderung herbeizuführen. Manche mimischen Displays sind also eindeutig und künden eine Handlung an, andere wie der Blickkontakt selbst hängen vom Kontext ab.[24] Manche sind Einladungen, bei etwas mitzumachen, andere deuten auf wechselnde Grade der Wachsamkeit hin. Sie können zwischen einzelnen Tieren Displays und sogar *Gespräche* bedeuten. Als Beobachter sollte man also die anderen Tieren mit einbeziehen, da Displays sowohl von den Beziehungen zwischen ihnen abhängen können als auch von der Wachsamkeit des einzelnen, Faktoren, die mit den unmittelbaren Handlungen nichts zu tun haben. Die Primatenliteratur konzentriert sich jedoch auf mimische Displays, die eindeutig verhaltensbezogen sind; ich wollte die Grauzonen ausloten, die Besonderheiten und die Beziehungen zwischen den Tieren, aus dem Gedanken heraus, diese könnten den Schlüssel zur Herausbildung des ausdrucksstarken Menschengesichts bereithalten. Ich mußte Menschen finden, die sich gut mit Menschenaffen auskannten. Zeit für den Zoo.

Howlett's Zoo in Kent hat eine Sammlung kleiner Primaten und eine Horde Gorillas. An einem sehr heißen Julitag durchstreifte ich mit den Wärtern den Zoo. Als wir zu einer kleinen Horde Makis, Languren und Gibbons kamen, begrüßten sie uns und begutachteten uns auf Augen- oder Brusthöhe. Trotz ihrer Wißbegier blieben einige Gesichter fast unbeweglich, während eine andere Art unglaublich schnelle, unlesbare Zuckungen mit den Augen, Lidern, Stirnen, Mäulern und Wangen vollbrachte, viel zu schnell, als daß ich ihnen hätte folgen oder sie gar hätte analysieren können.

Ihr Wärter Ernie Threlfall wußte auch nicht recht, was er mit ihren mimischen Displays anfangen sollte, obwohl er schon seit Jahren mit Menschenaffen zu tun hatte. Er hatte gelernt, daß er sie, wenn er im Käfig war, nicht anschauen durfte, um nicht bedrohlich zu wirken, und meistens hatte er zuviel zu tun, um draußen stehenzubleiben und sie zu beobachten. Er erinnerte sich jedoch an ein paar Gelegenheiten, wo er Zeuge mimischen Verhaltens wurde. Eine gestreifte Langurin wollte einen Säugling nach dreieinhalb Jahren entwöhnen. Der Säugling strampelte und spuckte. Als Ernie eines Tages im Käfig war, kam die Mutter unvermittelt zu ihm, sah ihm ins Gesicht und dann auf ihr Baby. Er hätte schwören können, daß sie »Hilf mir!« sagen wollte. Eine andere Äffin hatte offenkundig Schlimmes hinter sich und war psychisch labil wie viele Tiere in Gefangenschaft. Ihr Gesicht war angespannt und verriet ihre Schmerzen. Ernie sah erstaunt, daß sich ihr Gesicht auf dem Höhepunkt ihrer Krankheit so entspannte, daß er es kaum wiedererkannte. Eine Schimpansin in seiner Obhut war in Körpersprache und Mienenspiel immer wieder aggressiv und zugleich ängstlich. Es dauerte eine Ewigkeit, bis er merkte, daß sie jeweils kurz darauf ihre Regel bekam; sie litt einfach am prämenstruellen Syndrom.

Ernie stellte mich einem graugesichtigen Gibbonpaar vor. Das Weibchen kam herbei, sah uns an, dann beiseite und reichte Ernie durch die Gitterstäbe die Hand wie eine schüchterne viktorianische Lady. Er nahm sie, und danach streckte sie auch mir die Hand entgegen. Ich wollte sie ergreifen, aber Ernie hielt mich zurück und meinte, er wisse nicht, wie sie reagieren würde. Die beiden waren gerade zusammengebracht worden, um sich zu paaren, aber das Männchen hatte sie geschlagen. Sie suchte bei uns Zuflucht, während das Männchen am anderen Ende des Käfigs hockte. Ernie erklärte, es wäre von den anderen Männchen immer geschlagen worden und hätte sich am Weibchen abreagiert. Ich sah zu dem Männchen auf einem Ast hinüber und merkte, wie es die Lippen aufeinanderpreßte. Ich wollte von Ernie wissen, ob dieses mimische Display bei Gibbons häufig zu sehen sei. Soweit er wußte, nicht. Ich hätte gern gewußt, ob es überhaupt ein Display war, das einen gut bewanderten Beobachter erforderte, oder nur das Überschwappen eines Gefühlszustands.

Es war so heiß, daß die Gorillas schläfrig waren. Ich unterhielt mich mit Peter Halliday, dem Chefwärter, und der japanischen Verhaltensforscherin Naoby Olcayasu. Neben ihrem Blick ist bei Gorillas der breite Stirnwulst der ausdrucksstärkste Gesichtsteil. Sie beobachten andere aus dem Augenwinkel, um sie nicht anzustarren und so zu bedrohen. Manchmal ziehen sie ein Gesicht und verraten sich damit ungewollt, deswegen schauen sie lieber weg und verbergen es.[25] Während unseres Gesprächs behielt das große, grauhaarige Leittier sie alle im Auge, und die anderen Gorillas schauten sich nur aus den Augenwinkeln um. Der Boß bewegte im Sonnenschein langsam die buschigen Brauen. Wenn sie in die Augenwinkel rutschten, erklärte Peter, bedeutete das Unterwürfigkeit. Alle beugten sich dem Grauhaarigen. Er beugte sich seinerseits einmal wöchentlich am Sonntagnachmittag John Aspinall, dem Eigentümer des Zoos, der die Gorillas von einem Steg über dem Käfig aus fütterte.

Monkey World, Dorset

Howlett's Zoo hatte demonstriert, wie unterschiedlich die Mimik bei verschiedenen Menschenaffenarten ausfallen kann. Aber ich begriff den Zusammenhang zwischen mimischer Mobilität, Intelligenz und Individualität nicht. Vielleicht waren die Languren intelligent; sie erweckten jedenfalls den Anschein. Dasselbe galt aber für die

Gorillas trotz ihrer weit schwächer ausgeprägten Mimik. Eine weitere Variable bestand vielleicht in der Komplexität und Stabilität ihrer Hordenverbände sowie der Gelegenheit, ihre Gesichter anderen zuzuwenden. Die Spezies, die uns am nächsten steht und das beweglichste Gesicht hat, ist der Schimpanse.

Monkey World, ein Primatenasyl in Dorset, war 1987 für Primaten eingerichtet worden, die man Zirkussen und Strandphotographen weggenommen hatte. Die Tiere waren in der Wildnis gefangengenommen worden, hatten oft die Ermordung ihrer Mütter und älteren Stammesmitglieder mit ansehen müssen und konnten nicht wieder ausgesetzt werden. Sie waren oft schwer traumatisiert, standen unter Tabletten oder waren halb verhungert und hatten gelernt, zu rauchen oder auf Befehl in die Hände zu klatschen. In freier Wildbahn hätten sie nicht lange überlebt. 1991 hatte Jim Cronin Monkey World übernommen. Er hatte diverse Universitätsabschlüsse, im Bronx Zoo gearbeitet (wo er es in kurzer Zeit zum Geschäftsführer gebracht hatte), war dann ausgebüxt und »zum Zirkus gegangen«. Er war bei Howlett's in Britannien gelandet und hatte baß erstaunt zugesehen, wie Aspinall zu den Gorillas in die Käfige ging, sie respektierte und liebte. Cronin blieb sieben Jahre, bevor er nach Dorset zog. Seitdem leitete er Monkey World als Zuflucht für Schimpansen, Orang-Utans und einige kleinere Primaten.

Sein Geschäftsführer Jeremy Needall und er gingen mit mir durch die Anlage. Es gab drei große Gehege für Schimpansen, jedes hatte circa 16.000 Quadratmeter und bot Platz für etwa neun Tiere. Jim und Jeremy erklärten, die Horden seien trotz ihres ungewöhnlichen Zusammenkommens recht stabil. In jeder Horde hätte sich ein dominierendes Alphamännchen durchgesetzt, wobei manchmal junge und unsichere Tiere die anderen tyrannisierten. Die älteren und reiferen Leittiere übten durch ihre Persönlichkeit Autorität aus.

Wir sahen einer Horde zu, die in der Sonne spielte. Ich erkundigte mich nach Gesicht, Stimme und Körpersprache. Cronin und Needall meinten, alle drei Spielarten kämen vor, wären oft jedoch sehr schnell und unauffällig. Jim zeigte auf Sammy: »Sammy bewirft einen mit Steinen, ohne eine Miene zu verziehen. Ich glaube nicht mal, daß er das böse meint. Er ist einfach so. Er macht, wozu er Lust

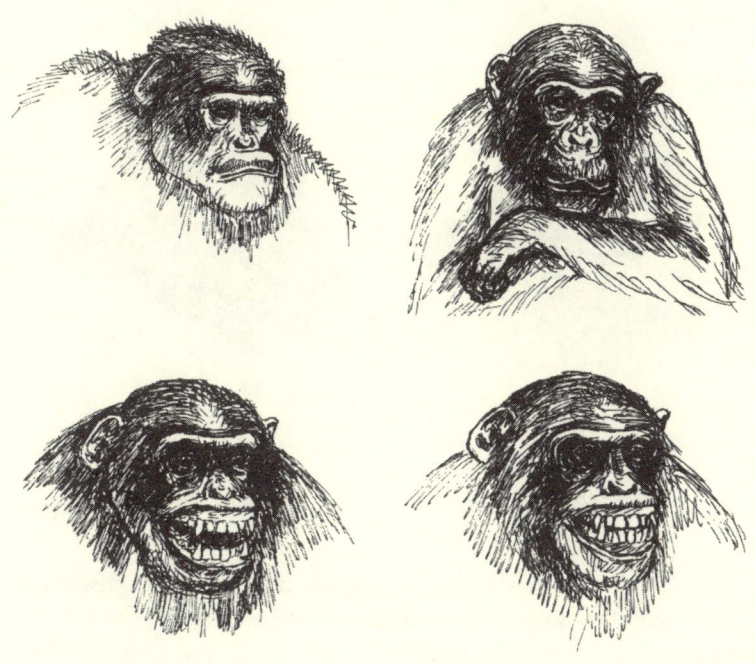

Vier typische Schimpansenmienen. Aufeinandergepreßte Lippen: Display. Schmollmund: Kummer. Volles offenes und volles geschlossenes Grinsen: verschiedene Grade von Furcht/Erregung. Gezeichnet von Rosalind Alp während ihrer Feldforschung in Sierra Leone. (Von der Künstlerin freundlicherweise zur Verfügung gestellt)

hat.« Wie Buster Keaton, dachte ich (obwohl dessen Pokergesicht aus der Zeit stammen könnte, als er in seiner Kindheit als »menschliche Kanonenkugel« im Varieté auftrat und keinen Schmerz zeigen durfte). Wir setzten uns vor den Zaun eines großen Geheges (Jim geht nur selten zu den Affen hinein, um ihnen ihren Freiraum zu lassen). Ich meinte, als ich die Schimpansen beobachtet hätte, seien meine Blicke nie erwidert worden. Jim antwortete: »Vergessen Sie nicht, daß die Affen Unmengen von Menschen sehen. Sie lassen sich nicht stressen. Warum sollten sie Ihnen Beachtung schenken, solange Sie nichts für sie tun?«

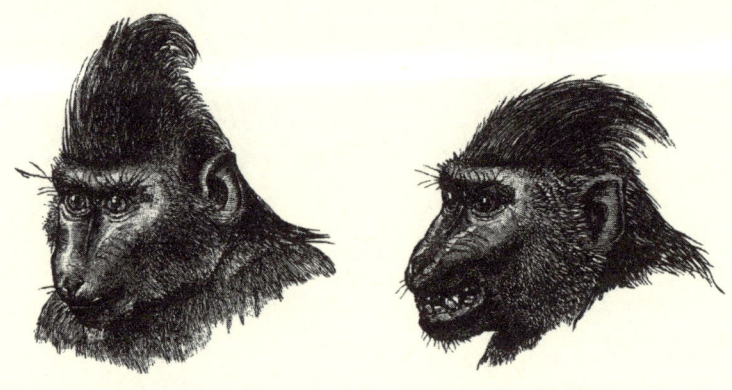

Cynopithecus niger im Ruhezustand *(links)* und beim Streicheln *(rechts)*. Nach dem Leben gezeichnet von Mr. Wolf. (Aus: Charles Darwin, *Der Ausdruck der Gemütsbewegungen bei dem Menschen und den Tieren* [1872], a.a.O.)

Sie kamen zu Jim, der sich hingehockt hatte und abwechselnd zu Boden und den ihm bekannten Schimpansen ins Gesicht sah. Sie kamen schreiend zu ihm und begrüßten ihn. Für ihn interessierten sie sich, weil sie ihn kannten. Manchmal wurde einer ganz aufgeregt, und die anderen ließen sich ohne erkennbaren Grund anstecken. »Das da ist Charlie. Der hält sich aus allem raus. Ich habe keine Ahnung, wie er sich fühlt, oder auch nur, wo er die meiste Zeit steckt.« Charlie war ein älterer Schimpanse, und man sah es ihm an. Seine ganze Erscheinung wirkte traurig, sein Gesicht und seine offensichtliche Isolierung in der Horde. Eine kleine Schimpansin mit leuchtenden Augen kam zu uns. »Das ist Athena, das Baby der Horde, die wird von allen verhätschelt. Sie darf sich alles erlauben, und die ganze Horde paßt auf sie auf. Sie stammt aus einem Zirkus, und manchmal zieht sie ihre alte Show ab, streckt einem die Zunge raus und klatscht in die Hände.«

Jim und Athena marschierten auf beiden Seiten des Zauns auf und ab und ahmten den anderen nach, sahen sich an und johlten vor Vergnügen. Athena schnitt die ganze Zeit Grimassen, Gesichter, die die anderen offenbar nicht machten. »Sie schmieren einen ständig an, wenn's zum Beispiel um Sex geht. Letztes Jahr ist ein Männchen mit einem Weibchen, das für ihn tabu war, in einen Baum hoch. Er hat sich umgesehen, einen auf lässig gemacht, genau wie wir. Das wäre an und für sich nichts Besonderes, spannend wurde es erst durch den Schimpansen, der ihn verpfiffen hat. Der hat nichts gesagt, nur das Leittier angesehen und dann in den Baum hochgeguckt. Paddy (das Leittier) erwiderte seinen Blick und sah dann ebenfalls hoch. Der andere sagte praktisch, ›Nun schau dir das an!‹, und petzte. Paddy kletterte dem ersten Schimpansen in den Baum nach, und dann flogen die Fetzen. Wenn man so will, sagte die Petze: ›Ich kann sie nicht kriegen, du aber auch nicht.‹ Es muß Absicht gewesen sein, weil er Paddys Blick darauf lenkte. Dann hat er zusammen mit Paddy das sündige Männchen gejagt und verprügelt.«

Jim und Jeremy spielten mit ihren Tieren, hatten Beziehungen zu ihnen aufgebaut und kannten jeden einzelnen Schimpansen. Jim meinte, Kinder wären die besten Affenkenner, weil sie sich einfach hinsetzten und wüßten, was die Tiere machen würden. Sie konnten sich in sie hineinversetzen. Acht- und neunjährige Kinder brachten Phantasie mit, dröselten Beziehungen auseinander und nahmen in Hülle und Fülle Verhaltensregeln wahr, die uns Erwachsenen entgingen. Deswegen konnten sie Handlungen einer anderen Spezies viel leichter vorhersagen.

Ich ging mit Jeremy zum nächsten Gehege. Im Vergleich zu dem schnellen, begeisterungsfähigen und redseligen Jim war Jeremy eher wortkarg und ruhig (ein Orang-Utan im Vergleich zum Schimpansen). »Ihr Leben ist einfach; ihre Körpersprache ist einfach, hat aber viele Dialekte. Ich muß eine Beziehung zu den Schimpansen aufbauen. Zu den einen ist es Liebe-Haß, zu anderen Liebe-Liebe. Bei Paddy, dem Leittier, habe ich beispielsweise drei Jahre gebraucht, bis ich körperlichen Kontakt zu ihm hatte, und wenn er jetzt gut drauf ist, setzen wir uns zusammen und halten ein Schwätzchen, wenn uns grad keiner sieht, schließlich ist er der Boß und ich auch. Manchmal will er gekitzelt werden, manchmal nicht.«

Ich schilderte ihm meinen Eindruck, daß mimische Displays bei Menschenaffen nicht unbedingt – wie das Angstgrinsen – Verhaltenssignale seien, sondern manchmal weit individuellere und stimmungsabhängige Ausdrucksweisen.

Das fand er auch. »Deswegen mag ich meine Arbeit so. Je mehr Erfahrung ich bekomme, desto mehr Fragen tauchen auf. Heute habe ich fast schon Angst, *zu* individuell zu werden. Ich muß neununddreißig verschiedene Sprachen sprechen. Wir stellen überall Fassaden zur Schau, in Gesellschaft verhalten wir uns oft defensiv oder wollen andere beeinflussen, einfach weil wir mit so vielen Menschen zu tun haben. Schimpansen treffen aber nur vierzig Artgenossen oder so. Es gibt eindeutige Richtlinien, besonders bei Gesten der Unterwürfigkeit. Das Risiko ist natürlich, daß ich eine Stimmung falsch einschätze. Dann dreh ich mich um, und schon hab ich die ersten Bisse weg.«

Ich meinte, wir gingen alle Risiken ein, wenn wir Gefühle zeigten.

»Wenn ich ein Tier gut kenne, kann ich entscheiden, ob ich es lieber in Ruhe lasse oder hingehe und es kitzle. Wenn ich es falsch einschätze, ist das mein Risiko. Wenn Sie mich einer Horde Ihrer Schimpansen vorstellen würden, bliebe mir als Fremdem überhaupt nichts anderes als Unterwürfigkeit übrig. Ich würde auf meine Füße schauen und das ganze Ritual durchziehen. Eine Beziehung zwischen Schimpanse und Mensch baut sich viel langsamer auf als eine zwischen Menschen.«

Seine Beziehungen beruhten auf gegenseitigem Verständnis und der Kenntnis nicht nur des Verhaltens, sondern auch der verschiedenen Stimmungen. Es war offensichtlich, daß Jeremy und seine Schützlinge sich deswegen auf ihre ganz besondere Art und Weise verstanden.

Wir waren zu einem Orang-Utan-Paar weitergegangen.[26] Orang-Utans gelten als unsoziale Wesen, die ein Einsiedlerdasein führen, andere aber sehr genau erkennen. Ihre Gesichter sind fast ausdruckslos; für wen sollten Einzelgänger auch das Gesicht verziehen? Als wir auf sie zukamen, machte Benji, das Männchen, einen Salto auf ein Netz und warf Jim ein breites Lächeln zu. Er kam meiner Frage zuvor und sagte: »Er wollte wissen, ob mir was an ihm liegt. Orang-Utans sind schwer zu durchschauen, weil sie mit dem Gesicht nicht viel zeigen; sie können völlig ungerührt wirken, während sie Ihnen den Arm abbeißen. Ein Schimpanse zeigt mehr, ein Löwe gar nichts.

Orang-Utans kann man ewig und drei Tage beobachten, ohne etwas zu sehen, und dann bekommt man gleich vier Gesichtsausdrücke auf einmal. Sie können sich monatelang mit einem bestimmten Problem herumschlagen. Wenn ein Schimpanse nicht sofort die Lösung findet, gibt er auf. Ob er nun einen langen Stock braucht, um sich etwas zu angeln, oder eine dünne Stelle im Zaun entdeckt. Orang-Utans sind sehr erfinderisch.« Benji hatte sich mal einen Stock besorgt, das eine Ende naßgemacht und den Stock mit dem trockenen Ende in der Hand Jim durch den Elektrozaun hingehalten. Der ahnungslose Jim hatte zugegriffen und einen Schlag bekommen. Benji grinste, faßte das nasse Ende aber nicht an. Jim lachte auch – hinterher.»Sie sind sehr eigenbrötlerisch und sehr interessant. Man bekommt nie eine spontane Reaktion. Die Schimpansen kann ich in Null Komma nichts auf Touren bringen; ich muß bloß herumhampeln oder -albern. Wenn ich das bei den Orang-Utans probiere, gucken sie mich an und halten mich für einen Spinner. Sie tanzen nicht so leicht nach unserer Pfeife; viele Verhaltensforscher suchen sich deswegen andere Versuchsobjekte.«

Daß die Schimpansen nach seiner Pfeife tanzten, war überdeutlich. Sie mußten aber immer ihre Stellung in der Horde im Auge behalten. Ich hatte sie in stabilen, geschlossenen Horden gesehen; in der Natur änderte sich die Hordenstruktur und erschwerte es den einzelnen wie neuen Kindern auf dem Spielplatz, ihre Stellung zu halten und die Reaktionen der anderen einzuschätzen. Gorillas und Orang-Utans lebten in stabileren Horden und waren daher nicht so gefährdet. War es dann ein Zufall, daß ihre mimischen Displays und ihr ganzes Verhalten bedächtiger waren? Jim fragte Jeremy, welchen Vorteil es für einen Schimpansen hätte, wenn er sich um mehr mimischen Ausdruck bemühte.»Das hängt vom Charakter ab. Niemand legt sich mit Paddy an. Er ist so ziemlich der unsozialste Schimpanse, der mir je über den Weg gelaufen ist, aber seine Horde hat er im Griff. Er macht seine Aufgabe hervorragend und dominiert allein durch seine Persönlichkeit; er braucht nie jemanden zu verprügeln. Chico ist auch dominant, aber bloß, weil er größer ist und die anderen verprügelt wie Jack im *Herr der Fliegen*.« Immer wieder schien alles von Beziehungen abzuhängen; jeder Schimpanse mußte sich den Charakter der anderen und ihre Reaktionen in bestimmten Situationen merken, um sozial mit ihnen interagieren zu können. Jim meinte, wenn ein Schimpanse diese Regeln, zu denen auch der Gesichtsausdruck gehöre, nicht deuten könnte, brächte er es zu nichts, weil er keine Bündnisse schließen könnte.

Jim wollte den Horden zu Ehren meines Besuchs Eislutscher spendieren. Der Zoo fror Obst in Wassereimern ein, warf es über den Zaun, und die Schimpansen drehten durch. Das Leittier schnappte sich das Eis, und die anderen kuschten vor ihm und bettelten. Wir saßen auf einem Dach und schauten zu. Plötzlich warnte Jim mich, ich sollte den Kopf einziehen. Ein Schimpanse war leer ausgegangen und fing enttäuscht an, uns mit Steinen zu bewerfen. Mit großen Steinen. Und er konnte zielen!

Wir gingen weiter zu einigen Schimpansenbabys, die von Sally gehütet wurden, einer Schimpansenmutter. Jeremy hatte sie dazu gebracht, ihnen die Flasche zu geben; eine Aufgabe war schließlich eine Aufgabe. Jim war aufgefallen, daß sie vor den Babys nur wenige der Mienen zeigte, die sie in der Horde auflegte. Bei den Säuglingen mußte sie zum Beispiel keine Angst zeigen. Ich fragte Jim, ob er je mit Bonobos zu tun gehabt hätte, den angeblich intelligentesten Menschenaffen. Sie haben unbehaarte und ausdrucksstarke Gesichter und sehen sich länger ins Gesicht als andere Menschenaffen. Bei der Paarung schauen sie sich an. Jim hatte noch nicht mit ihnen gearbeitet, zeigte mir aber eine kleine, einsame, wollige Äffin. Von ihrer Art gab es nur in Holland noch ein Exemplar in Gefangenschaft. Sie kam zu uns heran und versuchte, Jims Hand trotz der Glasscheibe zu berühren. Wenn er zu ihr hineinging, umarmte sie ihn, hielt ihn fest und ließ ihn eine halbe Stunde lang nicht wieder weg.

Jim mußte weg, um einen Ersatzkopierer zu besorgen. Einen neuen konnten sie sich nicht leisten, hatten aber einen gebrauchten angeboten bekommen: »Ich mach in Affen, nicht in Photokopierern.« Bevor er ging, fragte ich nach einem jungen Schimpansen mit Batman-T-Shirt in der Horde. »Den hab ich in dem Outfit aufgenommen und einfach in den Käfig gesetzt. Als ich am Tag darauf wiedergekommen bin und ihn ausgezogen hab, hat er gepinkelt wie verrückt. Man hatte ihn darauf dressiert, das Kostüm nicht schmutzig zu machen. Er muß ungeheure Schmerzen gehabt haben, der arme kleine Kerl.«

Als ich Monkey World verließ, hatte ich gelernt, daß ich wohl einen Schimpansen treffen konnte, mit Jim ja auch einige getroffen hatte, daß ich sie aber nicht kennenlernen konnte – das dauerte Jahre. Es war offensichtlich, daß Gesichtsausdrücke bei Menschenaffen nicht nur soziale Displays waren, sondern daß Nähe und eine Beziehung nötig waren, um Mimik (sowie Körpersprache und Stimmgebrauch) im Kontext der Horde richtig zu deuten, außerdem mußte man die einzelnen Beziehungen und die beteiligten Persönlichkeiten kennen. Auch in den seltsam hierarchischen Gesellschaften von Howlett's und Monkey World reichte das spontane Verhalten eines Tiers nicht aus, um seine Beziehungen zu durchschauen. Ich hatte einen Einblick in die Gemeinschaften von Primaten bekommen und war Zeuge geworden, welche Rolle die Mimik in ihrer sozialen Interaktion und Kontaktanbahnung spielte. Ich suchte nach ihrer Intelligenz und ihrem Hordenverhalten jenseits äußerlicher Verhaltensweisen und mimischer Displays. Das war in so kurzer Zeit bei einer anderen Spezies ausgeschlossen. Deswegen nahm ich als nächstes mit einem Menschen Verbindung auf, der sich damit professionell beschäftigt, dann jedoch eine andere Richtung eingeschlagen hatte.

Das Londoner Tavistock Institute

Als in den sechziger Jahren neue Beruhigungsmittel aufkamen, wurden viele schizophrene Patienten in die Betreuung der sozialpsychiatrischen Dienste entlassen. Caroline Garland studierte damals an der Universität Cambridge und war dann in die Vereinigten Staaten gegangen, um experimentelle Psychologie zu studieren. Da sie nur zwei Blocks von einer Sozialstation entfernt wohnte, hatte sie dort ihre Dienste angeboten. Sie ließ nicht locker, bis man ihr schließlich eine Stelle gab.»Es war eine ganz besondere Erfahrung, die gut zu all dem paßte, was ich an Verhaltensauffälligkeiten und -störungen aus der englischen Literatur kannte. Ich kam nach London zurück und begann mit der Arbeit an einer Dissertation über das Sozialverhalten von Primaten, die ich allerdings nie abgeschlossen habe. Ich arbeitete damals im Londoner Zoo mit einer Schimpansenhorde, die ich nach und nach ziemlich gut kennenlernte.«

Garland ist heute Psychoanalytikerin. Ich war neugierig zu erfahren, wie sie vom einen Fach, wo sie ›äußerliches‹, bewußt zur Schau gestelltes Primatenverhalten analysiert hatte, zum anderen gekommen war, wo sie Menschen mit emotionalen Problemen half, die ihnen oft gar nicht anzumerken waren.

»Eine interessante Frage. Ich glaube, ich weiß, was in einem traumatisierten Schimpansen vor sich geht, und ich glaube, ich weiß auch, was in einem erwachsenen Menschen vor sich geht. Ich habe viele Menschen nach Katastrophen behandelt, darunter solche, deren Mutter vor ihren Augen umgebracht worden war. Babyschimpansen werden von Sklavenhändlern gefangengenommen und müssen die Ermordung ihrer Familie mit ansehen. Ein Fall, der mich besonders mitgenommen hat, war der einer Frau, die keine Kinder bekommen konnte. Ihr Mann war Seemann und hat ihr einen Schimpansen mitgebracht, der in einem Kinderbett unter einer Säuglingsdecke schlief – alles wie bei einem richtigen Baby. Wir kamen morgens um halb sechs, und als wir dem bedauernswerten Paar den Schimpansen wegnahmen, wiederholte sich für das Baby die Urszene seiner Gefangennahme.«

Ich fragte, ob sie den Eindruck hätte, Schimpansen würden miteinander Beziehungen eingehen. Waren die persönlicheren Aspekte menschlichen Mienenspiels auch bei Schimpansen zu beobachten? In der Literatur würde das nie ganz klar. Ich hätte den Eindruck, vieles spiele sich hier auf einer affektiven Ebene ab, vor dem Auftreten von Symbolgebrauch und Sprache.

»Ohne Sprache läßt sich keine begriffliche Information weitergeben, aber bei emotionaler Sprache sieht das anders aus. Als ich meine jungen Schimpansen nach einiger Zeit sehr gut kennengelernt hatte, weil ich ja meist für sie verantwortlich war, fand ich heraus, daß sie meine Stimmung ziemlich gut einschätzen konnten und entweder mit mitfühlenden Lauten auf mich reagierten oder quietsch-

vergnügt und munter herumtollten und mich zum Mitspielen auf-
forderten. Sie verfügen über Mienenspiel und Körpersprache, setzen
ihre Stimmen ein, und ihre Haare sträuben sich; alles läßt sich kombinieren.

Am meisten kann ein Schimpanse mit seiner Schnauze ausdrük-
ken. An der Stärke eines Flunschs läßt sich wahnsinnig viel ablesen,
oder am Lecken zwischen zwei Flunschen, was ein besänftigendes
Betteln à la ›Bitte, bitte, kann ich das haben?‹ bedeutet, und der
Fratze, wo beide Zahnreihen entblößt werden, was Furcht bedeutet.
Beim Lächeln wird die Oberlippe über die Oberzähne gezogen.
Solch ein Gesicht sieht man meist beim Spielen, und es bedeutet,
daß man das Folgende nicht in den falschen Hals bekommen soll.
Wenn man mit diesem Gesicht einen Schimpansen beißt oder mit
ihm herumtobt, kann einem eigentlich nicht viel passieren. Wenn
man das Gesicht nicht aufsetzt, kann einen das in eine Zwickmühle
bringen. Ein Schimpanse kann diesen Ausdruck übrigens nicht unterdrücken. Wenn man ihn kitzelt, ist es offenbar echt und kommt
von allein. Lächeln Schimpansen über ihre Gedanken? Keine
Ahnung. Ich glaube, wir wissen nicht, was in einem Schimpansen
vorgeht, so wie wir es bei einem Menschen wissen. Bei der Analyse
können wir uns hinsetzen, einem Menschen stundenlang zuhören
und sämtliche Informationen zusammenpuzzeln, die er uns gibt –
ausgenommen das Gesicht. Bei Schimpansen geht das nicht.«

»Aber wie flexibel ist der Zusammenhang zwischen mimischem
Display und Verhalten? Wenn die Verbindungen nicht ein für alle-
mal festgelegt sind, muß ein Schimpanse die anderen doch kennen,
er braucht ihre Nähe und muß Beziehungen eingehen, und er muß
sich an die Eigenschaften der anderen erinnern. Wie gut müssen Sie
ein Tier kennen, um seine subtileren Mienen entschlüsseln zu
können?«

»Oh, sehr gut. Ich glaube, Schimpansen träumen, und wenn,
dann träumen sie von anderen Schimpansen. Wenn ich damit richtig liege, verfügen sie vielleicht über etwas, das wir bei Menschen
innere Objekte nennen. Vielleicht müßte man Ihre Frage umformu-
lieren: Können sich Affen genauso verstellen wie Menschen? Wir
können ein Gefühl vorspielen, aber ein anderes empfinden.«

Das führt zu machiavellistischer Intelligenz und Täuschungen, die Schimpansen auch von anderen zugetraut werden. Burn und Whiten diskutieren Dewaals Beobachtung eines sich selbst manipulierenden Schimpansen.[27] Ein Männchen kehrte einem Herausforderer den Rücken und zeigte ein Furchtgrinsen, als es den anderen schreien hörte. Rasch zog es sich mit den Fingern die Oberlippe wieder über die Zähne, was es dreimal wiederholte, bevor es sich zu seinem Rivalen umdrehte und durch diesen Bluff dem Angriff entging. Das läßt auf Kenntnis der eigenen mimischen Displays und deren Effekt auf andere schließen. Solche Arbeiten sind jedoch immer noch umstritten. Fest steht, daß Schimpansen im Gegensatz zu den meisten anderen Menschenaffen ein so weit entwickeltes Bewußtsein besitzen, daß sie sich in einem Spiegel wiedererkennen können.[28]

Ich kam auf Carolines Berufswechsel zurück und erkundigte mich nach den Unterschieden zwischen Schimpansen und Menschen.

»Meiner Meinung nach kommt man an das Innere nur heran, wenn man das Äußere studiert, nach Mustern und den Konsequenzen von Mustern sucht, so daß man nach einiger Zeit Ausdrücke interpretieren kann.

Ich glaube, die Verhaltensforscher übersehen etwas ganz Wichtiges, und das ist das subjektive Gefühl. Nicht, daß sie sich nicht dafür interessierten, nur glauben sie, man könne es ausschließlich durch Beobachtungen des Verhaltens erkennen. Ich erinnere mich noch gut an den haarsträubenden Moment, als ich merkte, daß ich mit dem Exemplar einer anderen Spezies kommunizieren konnte, daß ein Schimpanse und ich uns ansehen konnten, und wir wußten beide, was im anderen vorging. Mit einem, China, hab ich mich richtig angefreundet.«

»Darwin schrieb, man würde in Gesichtsbeobachtungen hineingezogen. Die wesentlichen Eigenschaften eines Menschen könne man nur erforschen, wenn man sich auf seine Welt einlasse.«

»Genau darum geht es ja der Psychoanalyse. Ich fand die Verhaltensforschung an Primaten so schwierig und letztlich so unangenehm, weil ich mich immer auf die Rolle des Beobachters beschränken mußte. Ich habe den Beruf an den Nagel gehängt, als ich die Fiktion nicht mehr aufrechterhalten konnte, ich beobachtete die Dinge nur von außen. Ich war ein Teil dessen, was da vor sich ging, und ich fühlte intensiv mit.«

Caroline hatte die Befürchtung, wir wären bei der Beurteilung von Gefühlszuständen bei Menschenaffen nicht sehr weit gekommen. Mir hatte ihre Reise von der Verhaltensforschung zur Psychoanalyse jedoch etwas klargemacht, das mich intuitiv von Anfang an beschäftigt hatte. Allein durch Beobachtung und Objektivität kam ich dem Gesicht und dem Verhältnis von Ausdruck und Charakter nicht auf die Spur. Wenn ich weiterkommen wollte, mußte ich mich in die Welt subjektiver Zeugen versenken und das Risiko ihrer individuellen Aufrichtigkeit eingehen, wenn sie über sich und ihre Erfahrungen sprachen.

Die Psychoanalyse verließ sich auf die Sprache, um andere zu verstehen, und sah ihnen nie ins Gesicht.[29] Vielleicht setzte mimischer Kontakt Gleichrangigkeit voraus, die die kontrollierte Asymmetrie zwischen Analytiker und Analysand nicht beinhalten konnte. Wenn ich verstehen wollte, was das Gesicht repräsentierte, war ich ebenfalls auf die Sprache angewiesen, aber um etwas zu beschreiben, das Freud augenscheinlich ignoriert hatte.

Ich war inzwischen der Überzeugung, daß das Mienenspiel von Menschenaffen außerordentlich komplex war, manchmal mimische Displays anbot und manchmal emotionale Anzeigen, und daß wir den Betreffenden kennen und eine Beziehung zu ihm haben mußten, um das alles interpretieren zu können. Gesichter erforderten offenbar Individualität. Wenn dem so war, brauchte eine Naturgeschichte des Gesichts subjektive Erzählungen von Menschen mit Gesichtsproblemen und nicht nur ethologische Beobachtungen und klinische Fallstudien von außen.

Ich hatte gelernt, daß mimische Handlungen nicht nur Verhalten ankündigten und imponieren oder manipulieren sollten. Aber nach dem Exkurs zu den Primaten wußte ich immer noch nicht, was das Gesicht bei Menschen machte. Eine Dimension fehlte noch. Mimisches Display braucht einen Beobachter, hängt also von der Aufmerksamkeit anderer ab. Durch mimische Handlungen können Sender und Empfänger Bindungen eingehen und flexibel Informationen austauschen. Können wir also aus mimischen Displays partielle Vorstellungen über die Erfahrungen und Gefühle anderer ableiten?

Die Theorie des Geistes

In einem berühmten Experiment wurde einem jungen Gorillaweibchen im Zoo eine Aufgabe gestellt. Die Tür seines Käfigs ließ sich öffnen, wenn es einen Riegel zurückschob, der jedoch zu hoch angebracht war. Im Käfig standen ein Kasten und ein Wärter. Es gab mehrere Lösungen des Problems: Sie konnte den Kasten zur Tür schleifen und draufsteigen, sie konnte den Menschen zur Tür ziehen und ihn wie den Kasten erklettern, und sie konnte drittens den Menschen bitten, den Riegel zurückzuschieben. Im Lauf eines Jahres setzte der heranwachsende Gorilla nach und nach alle drei Lösungen um.[1] Beim dritten Entwicklungsschritt, das heißt, um den Mann dazu zu bringen, den Wunsch zu erfüllen, sah das Gorillaweibchen ihm in die Augen, um seine Handlungsbereitschaft zu prüfen, obwohl es auf den ersten Blick logischer gewesen wäre, seine Arme anzusehen. Der Gorilla kontrollierte, ob der Wärter auf sein Anliegen einging, und der Blickkontakt stellte Aufmerksamkeit her. Sowohl die Koordination von ihrem Wunsch und seiner Handlung als auch Kommunikation und Interaktion zwischen zwei Individuen erforderten mutuelle Aufmerksamkeit, und diese wurde zum Teil durch Blicke hergestellt. Der Blick, der bei manchen Primatenspezies eine Drohung darstellt, wenn er zu lange ausgedehnt wird, wurde hier ganz anders eingesetzt. Zwei Individuen konnten damit eine Bindung eingehen. Der Blick, den zwei Menschen auf dasselbe Objekt oder aufeinander richteten, könnte die wichtigste Vorbedingung für uns gewesen sein, die Welt der mimischen Displays und Reflexe hinter uns zu lassen.[2] Gegenseitige Aufmerksamkeit reicht jedoch nicht aus: Sie verrät uns nur, wohin jemand schaut, aber das Gorillaweibchen lernte darüber hinaus die Absichten eines anderen kennen und beeinflußte ihn mit seinem Blick.

1978 beschrieben Premack und Woodruff Experimente mit einer Schimpansin namens Sarah. Sie hatte eine Reihe von Symbolen erlernt, die darauf schließen ließen, daß sie Geisteszustände wie z. B. eine Absicht erkannte und menschliches Handeln vorhersehen und interpretieren konnte. Der Aufsatztitel der beiden Forscher fragte: »Hat der Schimpanse eine Theorie des Geistes?« Sie erklärten:

Ein Individuum verfügt über eine Theorie des Geistes, wenn es sich und anderen Geisteszustände zuschreiben kann. Ein solches System von Zuschreibungen läßt sich als Theorie bezeichnen, weil diese Zustände nicht direkt zu beobachten sind …

Das Verhalten an und für sich reicht also nicht aus; man braucht mehr als nur Körperbewegungen, um Motive zu entschlüsseln.

Mit Hilfe dieses Systems läßt sich das Verhalten anderer voraussagen. Fragt man sich nun, welche Geisteszustände ein Schimpanse erkennen kann, braucht man bloß an die unserer eigenen Spezies zu denken, also etwa Vorsatz oder Absicht, außerdem Wissen, Glauben, Zweifeln, Raten, Heucheln, Mögen usw.[3]

In den Experimenten sollte sich Sarah ein Video ansehen, in dem ein Mensch versuchte, an Bananen außer Reichweite heranzukommen, an der Decke oder außerhalb eines Käfigs. Die Schimpansin bekam mehrere Photographien vorgelegt, von denen eine die Lösung des Problems zeigte, beispielsweise einen Stock, um an die Bananen heranzukommen. Unter der Voraussetzung, das Problem und die Absicht des Schauspielers zu verstehen, sollte sie das richtige Photo heraussuchen. Das gelang ihr auch, obwohl fraglich bleibt, ob sie dabei Voraussagen über das Verhalten anderer abgab, also eine Theorie des Geistes hatte.[4]

Es gibt zahlreiche Untersuchungen, die die geistige Entwicklung zu einer Theorie des Geistes ausarbeiten wollten. Wimmer und Perner entwarfen den sogenannten Sally-Anne-Test.[5] Vor zwei Mädchen namens Sally und Anne stellten sie zwei Schachteln auf einen Tisch. In die eine Schachtel wurde eine Murmel gelegt, sie war also nicht mehr zu sehen, aber beide Mädchen wußten, in welcher Schachtel sie lag. Dann wurde Sally aus dem Zimmer geschickt, und die Murmel wurde in die andere Schachtel gelegt. Als Sally wieder hereinkam, wurde Anne gefragt, in welcher Schachtel Sally nach der Murmel suchen würde. Zum erfolgreichen Verlauf des Experiments mußte Anne nachvollziehen, daß Sally nicht wissen konnte, daß die Murmel bewegt worden war. Normal entwickelte Kinder bestanden diesen Text mit drei bis vier Jahren und zeigten damit, daß sie sich in andere hineinversetzen konnten.

Simon Baron-Cohen, Alan Leslie und Uta Frith benutzten diesen Test, um auf eine Lücke in der Theorie des Geistes in bezug auf autistische Kinder aufmerksam zu machen.[6] Viele soziale Funktionsprobleme von Autisten können auf das Unvermögen zurückgeführt werden, sich in andere hineinzuversetzen. Denselben Test brachte Peter Brook übrigens in seinem Stück *The Man Who* auf die Bühne, das auf Oliver Sacks' Buch *Der Mann, der seine Frau mit einem Hut verwechselte* beruhte und die Tragödie des Autismus erhellen sollte.

Die Theorie des Geistes gewann in verschiedenen Disziplinen, von der Entwicklungspsychologie bis zur Philosophie, großen Einfluß. Sie ist zum Großteil mit *kognitiven* ›Denk‹-Tests wie dem Sally-Anne-Test entwickelt worden. Die Geisteszustände, die sie erklären will, umfassen jedoch sowohl Glauben, Wünsche und Absichten – Befindlichkeiten mit großem Gedankenanteil – als auch affektive oder emotionale Befindlichkeiten mit höherem Gefühlsgehalt. Die Theorie erfordert, sich der eigenen Motivation und Intention bewußt zu sein. Sie muß auch erklären können, warum wir oft so sicher sind zu wissen, was andere Menschen fühlen, wünschen und wollen. Wie entwickeln sich diese Fähigkeiten beim Kind? Einige Vertreter der Theorie geben zu, daß sie diese Ursprungsfrage nur unzureichend beantworten können. So hat Leslie zu bedenken gegeben, es sei unplausibel, daß ein Kind durch bloße Beobachtung darauf kommen solle, anderen Menschen unbeobachtbare Geisteszustände zuzuschreiben.[7] Perner hielt dagegen, diese Fähigkeit, sich in andere hineinzuversetzen, werde ermöglicht durch die Gleichsetzung der inneren Gemütsbewegung eines anderen mit der, die man von sich selber kenne.[8] Diese Gemütsverfassung könne dann als theoretisches Konstrukt auf das Gegenüber projiziert werden, um zu verstehen, was in ihm vorgehe.[9]

Die Ursprünge der Theorie des Geistes wurden kürzlich von Simon Baron-Cohen angesprochen, der seine Thesen in dem Buch *Mindblindness* am Beispiel des Autismus erörtert.[10] Er schlägt ein Modell mit vier Mechanismen vor: einem Intentionalitätsdetektor, einem Blickrichtungsdetektor, einem Mechanismus mutueller Aufmerksamkeit und schließlich einem Theorie-des-Geistes-Modul. Er entwickelt dieses Modell mit beeindruckender Klarheit und Präzision. Seiner Meinung nach haben wir einen angeborenen Intentionalitätsdetektor, mit dessen Hilfe wir Bewegungen von Objekten oder Geschöpfen in der Außenwelt als willentlich oder zielgerichtet beurteilen können. Das ermögliche die wichtige Unterscheidung, ob eine Bewegung von einem lebenden Wesen verursacht wird oder nicht. Im nächsten Schritt könne schon ein Kleinkind diese Bewegung auf das Ziel oder die Wünsche des Bewegers zurückbeziehen.

Während der Intentionalitätsdetektor auch über das Berühren und Hören in Gang gesetzt werden kann, funktioniert der zweite Mechanismus, der Blickrichtungsdetektor, nur über das Sehen. Man kennt die starken neurophysiologischen Mechanismen, die bewirken, daß ein Säugling die Augen eines anderen entdecken und erfahren kann, ob diese ihn anschauen oder nicht, und ergo, ob der Blickkontakt wechselseitig ist oder nicht. Im nächsten Schritt ist zu prüfen, ob die Augen des oder der anderen die eigenen ›Ansichten‹ oder Vorstellungen teilen. Das leistet der Mechanismus mutueller Aufmerksamkeit, mit dem das Kind erfährt, ob die Aufmerksamkeit z. B. der Mutter demselben Gegenstand gilt. Das setzt ständiges Feedback voraus, daß *mein* Gegenstand auch *ihr* Gegenstand ist, also müssen sowohl das Objekt der Aufmerksamkeit als auch die Augen der Mutter ständig kontrolliert werden. Die drei Mechanismen müssen ferner miteinander verknüpft sein, so daß etwa die mutuelle Aufmerksamkeit auch Informationen über Intentionalität zuläßt. Baron-Cohens letzter Schritt ist die Entwicklung eines Theorie-des-Geistes-Mechanismus, der die Zuschreibung eines ganzen Spektrums geistiger Verfassungen ermöglicht, so daß das Verhalten entlang der Verfassungen des Willens (Wunsch und Ziel) und Verstehens (Heucheln, Denken, Vorstellen usw.) gedeutet werden kann.[11]

Die Blickrichtung gilt als Weg zum Bewußtsein anderer. Wir müssen nicht unbedingt die Augen beobachten. Das können schließlich auch Vögel und Schlangen, die je nach Blickrichtung eines Menschen verschieden auf ihn reagieren. Wir nehmen nicht nur wechselseitigen Blickkontakt auf: Wir interpretieren das Verhalten anderer auf eine mentalistische Weise, die den Menschenaffen nicht zur Verfügung steht. Zu diesem Quantensprung geistiger Entwicklung mag es durch die Zunahme subtilerer Geisteszustände gekommen sein, die beim Menschen nicht nur den Augen, sondern dem ganzen Gesicht abzulesen sind. Das Gesicht ist vielleicht ein notwendiger Bestandteil jeder Theorie des Geistes.

Gefühle der Seele

Ähnlich wie andere Entwicklungspsychologen ignoriert Baron-Cohen die Gefühle nicht, kann über ihre Funktion jedoch wenig aussagen, weil wir seiner Meinung nach noch lange keine brauchbare Theorie der Emotion entwickelt haben. Er räumt ein, daß künftige Theorien des Geistes eine solche Theorie der Emotion berücksichtigen müssen, »denn Menschen sind offensichtlich keine ›kalten‹ Datenverarbeitungsmaschinen«.

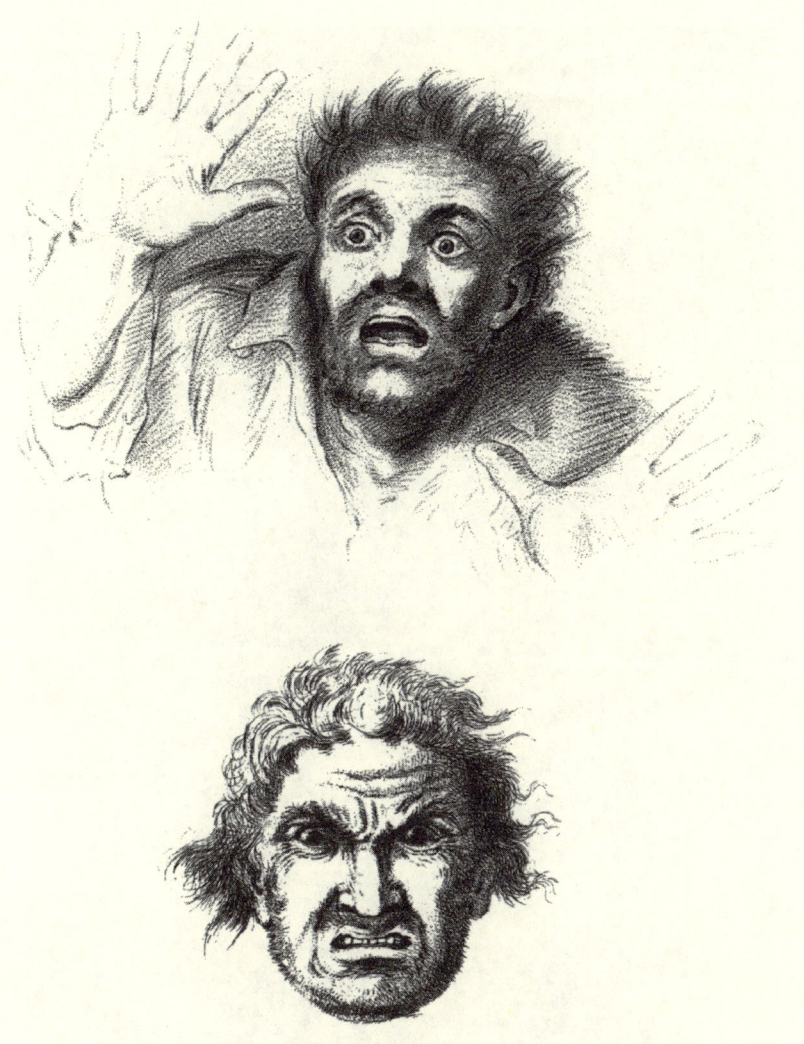

Furcht und Zorn (Aus: Bell, *Essays on the Anatomy and Physiology of Expression,* a.a.O.).

Seite 110: Glück, Furcht und Zorn. Gestellte Gesichtsausdrücke wie diese wurden von Ekman und seinen Kollegen benutzt. Auffällig ist die Ähnlichkeit mit Bells Zeichnungen. Die Mienen werden übertrieben, um Eindeutigkeit zu erzielen. (Abdruck mit freundlicher Genehmigung aus D. Keltner/B. N. Buswell, »Evidence for the Distinctness of Embarrassment, Shame, and Guilt«, *Cognition and Emotion* 10 [1996]: 155-71)

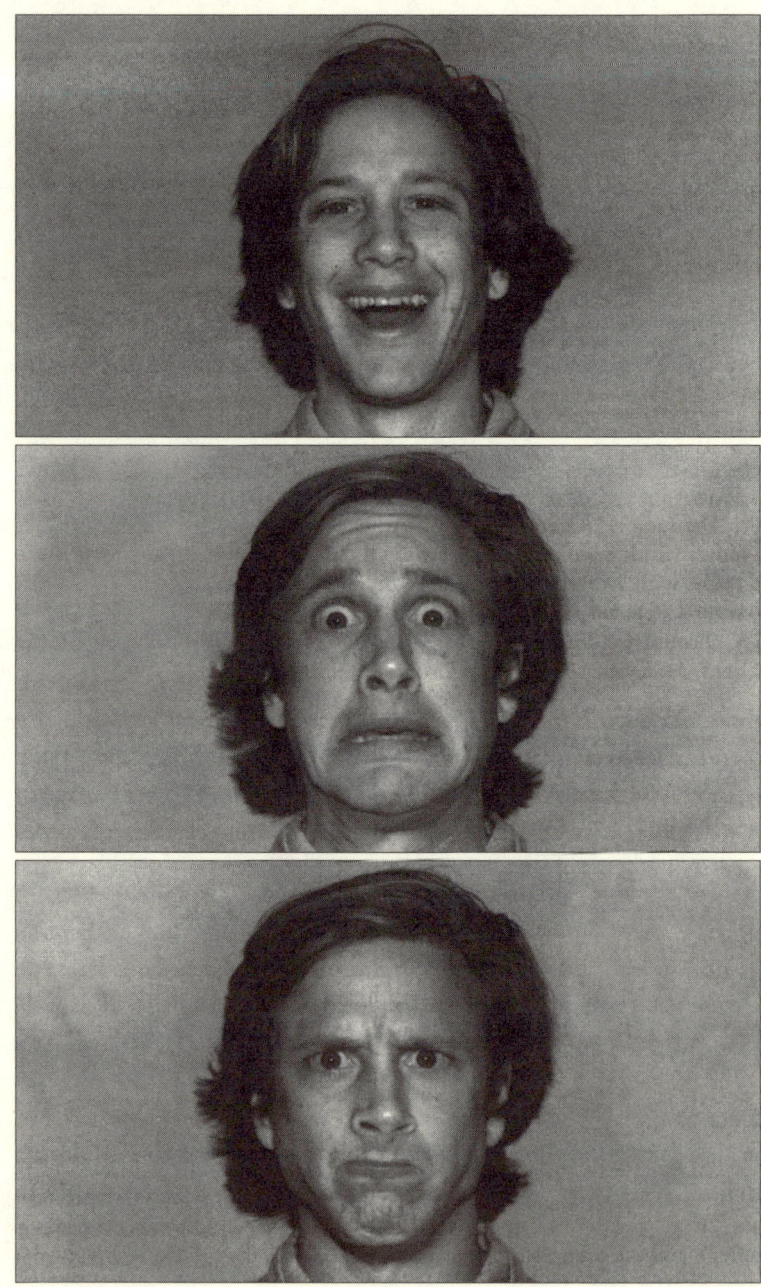

Stellenweise ist die schwierige Aufgabe bereits in Angriff genommen worden, auch Emotionen in eine Entwicklungstheorie des Geistes zu integrieren und so gerade das zu entwirren, was so ›offensichtlich‹ ist. Für Peter Hobson, Professor am Londoner University College und an der Tavistock Clinic, ist eine Theorie des Geistes a priori unmöglich, weil er es für ausgeschlossen hält, daß ein Mensch seine eigene geistige Verfassung auf den Begriff bringen soll, um anderen dieselbe Verfassung zuschreiben zu können.[12]

Hobson entfaltet eine hochkomplexe Argumentation, unter anderem da er unser Bewußtsein von anderen und ihren Motiven jenseits des Bereichs reiner Kognition ansiedelt, wo sie die Theorie des Geistes situiert hatte, und in Bereiche des Gefühls und der Emotionen verschiebt, die einen Grenzfall empirischer Nachweisbarkeit darstellen. Er ist der Ansicht, die Schwierigkeiten, die Gleichartigkeit des Geisteszustands bei zwei verschiedenen Individuen festzustellen, ließen sich umgehen, wenn man nachprüfbare Kriterien einiger solcher Zustände hätte. Diese müßten intersubjektiv verfügbar sein, damit man sich darauf einigen könnte, wodurch sich bestimmte individuelle Erfahrungen auszeichnen. Etwas wie Ärger dürfe nicht nur als subjektiver Zustand bestehen, sondern müsse auch in Mimik, Gestik und Stimme zum Ausdruck kommen. Dann jedoch bräuchte man zum Verständnis des Gefühls Ärger keine Theorie des Geistes, sondern könne es an sich und anderen direkt beobachten.

Hobson konzediert, daß man von sich auf andere schließen dürfe, sobald man über einen Begriff von Personen mit subjektivem Bewußtsein verfüge. Das Problem sei dann, ob die Zuschreibung von Bewußtsein im Analogieschluß oder durch Introspektion und logische Kombination *ausgelöst* werde. Seiner Ansicht nach nehmen wir andere keineswegs als Objekte wahr, in die wir Bewußtsein dann etwa so einsetzen, wie wir Motoren in Autos einbauen.

Das Konzept der »Person« leitet sich keineswegs erst in einem zweiten Schritt von ursprünglichen Begriffen wie »Körper« einerseits und »Bewußtsein« andererseits her. Das Erkennen personenbezogener »Bedeutungen« ist vielmehr eine primäre Form der Wahrnehmung, und das Konzept der »Person« ist fundamentaler als die Begriffe sowohl des »Körpers« als auch des »Bewußt-seins«.[13]

In ihrem ersten Aufsatz nannten Premack und Woodruff als Beispiele von Geisteszuständen wie Vorsatz und Absicht: Wissen und Denken. Andere bezogen auch Emotionen ein – Perner wählte ein »Gefühl« für die Darlegung, wie Theorien des Geistes konstruiert werden könnten. Für Hobson werden diese Emotionen zunächst empfunden und dann erst auf das Selbst und andere bezogen. Empfunden und geäußert werden sie primär im Gesicht. Man denke an eine Mutter und ihr Kind in den ersten Tagen und Wochen nach der Geburt. Daniel Stern hat die Choreographie von Mienen, Stimmen und Gebärden bei Mutter und Neugeborenem beschrieben, die die erste Erfahrung des Kindes ausmachen.[14] Dieses Wissen beginnt mit der Beziehung von Mutter und Baby, wahrscheinlich noch vor dem Denken und auf jeden Fall vor der Sprache. Obwohl sie nicht die einzige Kommunikationsform bilden, sind Blickkontakt und Mienenspiel für das Kind äußerst wichtig, um ein Konzept von anderen Menschen zu entwickeln. Vor der Gestik und vor der Sprachentwicklung im engeren Sinn ist das Gesicht der Kern der Persönlichkeit, und deshalb entwickelt sich die Mimik eines Säuglings im Vergleich zur Motorik anderer Körperteile schon so früh. Man muß sich nur einmal ein Kleinkind ohne jede Fähigkeit vorstellen, das Gesicht zu verziehen.

Für Hobson besteht die Quintessenz der Bedürfnisse und Tätigkeiten eines Babys wie von uns allen in Beziehungen zu anderen. Das liegt nicht am Bedürfnis, Theorien des Geistes anderer zu entwerfen, sondern an unserem Grundbedürfnis nach Trost, nach der Bestätigung, daß wir nicht allein auf der Welt sind, daß es Menschen gibt, in denen wir uns wiedererkennen können. Es wird nicht gelernt, sondern ist vorhanden, jedem Menschen angeboren; das Emotionale bildet eine Einheit mit dem Kognitiven und geht ihm voraus. Und die *Gestalt* (im Sinne der Gestalttheorie) des anderen wird als erstes und vielleicht am stärksten vom Gesicht abgelesen.

Die Haarfarbe

Mangel oder Verlust mimischer Beweglichkeit wirken vor allem verheerend auf die soziale Interaktion, wie in den folgenden Kapiteln deutlich werden wird. Es gibt jedoch auch Krankheitsbilder, bei denen abnormes Sozialverhalten das primäre Problem ist. Eine ganze Reihe von Theorien der kognitiven Entwicklung, der zwischenmenschlichen Beziehungen und des Geistes sind im Zusammenhang mit einem einzigen Krankheitsbild entwickelt worden: dem Autismus.

Die klinischen Symptome des Autismus, die Leo Kanner und Hans Asperger Anfang der vierziger Jahre unabhängig voneinander beschrieben[15], umfassen soziale Beziehungsarmut, Sprachentwicklungsstörungen und Einkapselung in die eigene Vorstellungswelt. Es gibt jedoch verschiedene Erscheinungsformen des Autismus, vom selbstverstümmelnden hospitalistischen Kind bis hin zu Menschen mit herausragenden Fähigkeiten in Kunst und Musik. Zwei schöne Beschreibungen einer autistischen Künstlerin und der berühmten »Anthropologin auf dem Mars« finden sich in Oliver Sacks' Buch dieses Titels. Sacks betont:

> Kein Autist ist wie der andere; Form oder Ausdruck des Autismus ist in keinem Fall gleich. […] Für die Diagnose mag also ein Blick genügen, doch wollen wir das autistische Individuum je wirklich verstehen, bedarf es dazu nichts Geringerem als einer umfassenden biographischen Erhebung.[16]

Glücklicherweise gibt es einige solche Biographien und gelegentlich sogar Autobiographien.[17] Obwohl Kanner und Asperger zur selben Zeit schrieben, setzten sie verschiedene Schwerpunkte, weswegen das Phänomen heute in zwei Gruppen unterteilt wird: Autismus bezieht sich auf das gravierendere Krankheitsbild, Asperger-Syndrom bezeichnet ein hohes Funktionsniveau. Der Grund für die Unterscheidung bleibt unklar. Sacks faßt den eigentlichen Unterschied folgendermaßen zusammen:

Menschen mit Aspergerschem Syndrom können uns von ihren Erfahrungen, ihren inneren Gefühlen und Zuständen erzählen, Menschen mit klassischem Autismus dagegen nicht.[18]

Für Menschen, die Autisten verstehen und ihnen helfen wollen, ist es faszinierend und frustrierend, wie schwer an diese Kinder heranzukommen ist. Sie haben etwas Ungeselliges und scheinen außerstande, mit anderen Menschen in Kontakt zu treten, als wären sie »frei geboren« (Donna Williams' Bezeichnung), eine Wendung, die ihr Einzelgängertum, aber nicht ihre Verletzlichkeit einfängt. Kanner gab seinem Aufsatz ursprünglich sogar den Titel »Autistische Störungen des affektiven Kontakts« und hob damit schon früh die Kontaktschwierigkeiten hervor. Asperger beschrieb seine Patienten folgendermaßen:

[W]enn man mit jemandem redet, so »antwortet« man ja nicht nur mit dem Wort [...], sondern vielleicht noch mehr mit dem Blick, mit dem Ton der Rede [...], mit dem Ausdruck seiner Miene und seiner Gesten. Ein gut Teil dieser Beziehungen spielt sich demnach über den Blick ab. Daran aber ist das autistische kontaktgestörte Kind gar nicht interessiert. Es schaut darum auch den Sprechenden meist gar nicht an [...].
Es wird nach dem Gesagten nicht weiter verwundern, daß die autistischen Kinder auch arm an Mimik und Gestik sind. Sie können ja nicht ein Widerspiel des Gegenübers sein, mit dem sie gerade in Kontakt stehen, sie brauchen daher ihre Mimik als kontaktschaffende Ausdruckserscheinung nicht.[19]

Ich wollte feststellen, ob soziale Beziehungen für Autisten tatsächlich keine Rolle spielen. War es ihnen wirklich egal, ihrem Gegenüber ins Gesicht zu schauen, und konnten sie deswegen mit der Mimik nichts anfangen, wie behauptet worden ist,[20] oder bedeutete es ihnen so viel, daß sie den Blickkontakt vermeiden mußten? Inwiefern ging ihre ›Gesichtsvermeidung‹ auf ihre Krankheit zurück, und was konnte man bei Autisten darüber lernen, daß das Gesicht für uns zu *der* Repräsentation des anderen wird?

Der Bindungsmangel zwischen Autisten und anderen spiegelt sich in unserer Unfähigkeit, mit ihnen in Beziehung zu treten, und damit in unseren Verständnisschwierigkeiten; diese sind Dreh- und Angelpunkt des Problems. Diesen ›Mangel‹ führt die kognitive Entwicklungspsychologie auf die Theorie des Geistes und auf den affektiven und emotionalen Charakter zwischenmenschlicher Beziehungen zurück. Delacato suchte das Problem autistischer Kinder dagegen in ihrer Unfähigkeit, eingehende Informationen zu verarbeiten.[21] Die einen reagierten überempfindlich auf Geräusche, Licht oder Berührungen, während andere diese Sinnesreize praktisch nicht wahrnahmen. In beiden Fällen waren Sinneseindrücke und Wahrnehmungen so unentwirrbar, daß sie unverständlich wurden; ankommende Klänge oder Bilder wirkten so verschwommen oder unstrukturiert, daß sie bedeutungslos wurden, und nicht nur bedeutungslos, sondern furchterregend und überwältigend. Delacato meint, Autisten lebten in einer Art Nebel oder Alptraum und ihre Sinne könnten den Geschehnissen in ihrer Umwelt keinen Sinn entnehmen und geben.

In einer solchen Welt zu leben, kann man sich schwer vorstellen, und viele – die meisten – Autisten können es nicht in Worte fassen. Die Schilderungen von Autisten, die ihre Erfahrungen weitergeben konnten, haben daher besonderes Gewicht. Temple Grandin beschrieb die gleichzeitige Überlastung der Sinne und die völlige Empfindungslosigkeit:

Völlig gebannt von der Bewegung der rotierenden Münze oder Kappe, sah und hörte ich nichts mehr. Meine Nachbarn wurden durchsichtig. Kein Geräusch störte mehr … Selbst ein plötzlicher Knall riß mich nicht aus meiner Welt.
War ich jedoch in der Welt der Menschen, war ich extrem geräuschempfindlich … vierzig Minuten auf einer Fähre – für Mutter und meine kleinen Geschwister aufregend und abenteuerlich – waren für mich ein dröhnender Alptraum, der meinen Ohren weh tat und mir bis in die Seele drang.[22]

Beziehungen, Theorie des Geistes, Überlastung – all diese Theorien haben Einblicke in den Autismus gewährt, aber die Interdependenz der Folgen ist bisher kaum untersucht worden. Unabhängig vom weiteren Verlauf der Forschung besteht das wiederkehrende Problem der Beziehungsarmut für Autisten in der einfachen und doch so wichtigen Frage, wie sie die Distanz zu den anderen überwinden und insbesondere ihnen ins Gesicht sehen können.

Autisten scheinen Unterschiede zwischen dem Anschauen von Tieren und von Menschen zu machen, und am schwierigsten ist es für sie, letzteren ins Gesicht zu sehen. Daß es ein so spezifisches Problem ist, weist auf *aktives Vermeiden* und nicht auf Gleichgültigkeit mimischem Kontakt gegenüber hin. Das impliziert, daß Autisten ein problematisches Konzept des Gesichts haben. Vielleicht ist ihnen klar, daß Gesichter gewissermaßen den Zutritt zu anderen, damit aber auch zu ihnen selbst ermöglichen. Und ohne ein gewisses Konzept des Bewußtseins, sowohl des eigenen wie des anderen, sind sozialer Kontakt und Kommunikation so gut wie ausgeschlossen.[23]

Den Problemen, die Autisten mit dem Gesicht und dem Blick haben, hat man sich mit behutsamen Experimenten genähert: Manche Forscher sind der Meinung, die auffälligsten Schwierigkeiten für Autisten bestünden in Blickkontakt und Erwiderung von Blicken.[24] Ihre Arbeiten widersprechen anderen Experimenten, die deutlich zeigten, daß autistische Kinder Photographien von Gefühlsausdrükken wie ›glücklich‹ und ›traurig‹ genauso gut erkennen[25] wie andere Kinder derselben Alters- und Intelligenzgruppen. Baron-Cohen und andere wagten sich weiter vor.[26] Sie argumentierten, da das Erkennen der einfachen emotionalen Opposition ›traurig-glücklich‹ für Autisten anscheinend kein Problem darstelle, könne der Mangel in keinem allgemeinen Unverständnis für Affekte bestehen. Wenn es autistischen Kindern schwerer falle, Überraschung zu verstehen, könne das vielmehr daran liegen, daß Überraschung – anläßlich von etwas Ungewöhnlichem oder Unvorhersagbarem – eine kognitive Komponente habe. Wenn das Erkennen ›kognitiver Emotionen‹ im Autismus fehle, lasse sich das mit der fehlenden Theorie des Geistes erklären. Läßt man die Definitionsarbeit außen vor (ist eine ›kognitive‹ Emotion wie Überraschung oder Schock überhaupt eine Emotion?), haben Versuche mit Autisten und ihrer Verwendung des

Gesichts ergeben, daß es zwar Defizite in der mutuellen Aufmerksamkeit, dem Blickverhalten und dem Erkennen komplexer Emotionen gibt, aber keine beim Erkennen simpler Emotionen. Diese Arbeiten sind in bezug auf bestimmte Probleme von Autisten sehr aufschlußreich, erlauben uns aber kein volles Verständnis für die Ursachen dieser Probleme.

Caroline Garland hatte am Ende unseres Gesprächs gesagt, um Geisteszustände zu studieren, müsse man subjektive Erfahrungen zulassen, und das habe sie von der Verhaltensforschung zum psychoanalytischen Einblick in den menschlichen Geist gebracht. Wenn ich nach dem Gesicht und den Schwierigkeiten von Autisten mit der Mimik fragen wollte, mußte ich mich auch nach subjektiven Erfahrungen erkundigen, wenn es diese bei Autisten gab. Über die Probleme mit dem Gesicht und der mimischen Ausdrucksfähigkeit, so sagte ich mir, könnte man ansatzweise vielleicht auch das autistische Bewußtsein besser verstehen, oder schlossen gerade die Probleme der Autisten mit dem Bewußtsein, mit Affekten und Überlastung eine solche Introspektion aus?

Bis vor kurzem gab es keine Erfahrungsberichte von Menschen mit Asperger-Syndrom oder gar Autismus. Jetzt tauchen erstmals solche Dokumente auf, randvoll mit erstaunlichen Geschichten und Erfahrungsströmen, auch wenn es vielleicht keine joyceschen Bewußtseinsströme sind und sein können. Mein Hauptaugenmerk gilt hier jedoch nicht der individuellen Erfahrung des Autismus, sondern den Schwierigkeiten, die Autisten mit dem Ansehen von Menschen haben, und damit dem Verwirrenden des Gesichts. Da ich nur einen Teil ihrer Lebensgeschichte hören wollte, bat ich sie, ihre Erfahrungen nach meinen Vorgaben neu zu strukturieren, was unter Umständen schwieriger ist als ein autobiographischer Bericht.

Ein Kollege machte mich mit David bekannt, einem Mann Ende Zwanzig mit Asperger-Syndrom. Er ist ›hoch funktionsfähig‹, denn er kann allein leben, hat allerdings Schwierigkeiten, eine Arbeitsstelle zu behalten. Bei unserem Gespräch im Beisein seiner Eltern machte sich das Problem nur in seiner Bedächtigkeit und leichten Verzögerungen bemerkbar. Seine Krankheit wurde erst mit sechzehn Jahren entdeckt. Seine Mutter heiratete damals wieder, und ihr zweiter Mann merkte schnell, daß David wirklich etwas fehlte. In seiner frühen Schulzeit hatte David wenig geleistet; hauptsächlich erinnerte er sich daran, daß auf ihm herumgehackt und daß er wegen seines offensichtlichen, aber nie erklärten ›Andersseins‹ gepiesackt wurde.[27] Ich erkundigte mich, wie er Menschen wiedererkannte und wie er versuchte, sie zu verstehen. »Das mach ich über die Stimme und das Aussehen – aber die Stimme ist wichtiger. Ich kann mir denken, was jemandem durch den Kopf geht, teils weil ich es erraten kann, teils weil ich mir sein Gesicht anschaue und die Art, wie er dasitzt. Einige Freunde brauch ich bloß anzusehen, dann weiß ich schon, was sie denken, weil ihre Körpersprache so deutlich ist.«[28]

Es war unwahrscheinlich, daß die Körpersprache seiner Freunde deutlicher war als die anderer Menschen, also war anzunehmen, daß David sie besser verstand, weil er sie schon kannte. Ich stellte die große Frage aller Theorien des Geistes: »Können Sie sich in einen anderen hineinversetzen und nachempfinden, wie es ist, dieser andere zu sein?«

»Manchmal, aber nicht sehr oft.«[29]

»Wenn ich Ihre Mutter lächeln sehe, denke ich nicht ›Sie lächelt‹, sondern ›Sie ist glücklich‹, das heißt, ich konstruiere eine Bedeutung über das Sichtbare hinaus. Wenn Sie jemanden lächeln sehen –«

»Dann kann ich ihr Glück nicht nachfühlen, obwohl sie vielleicht glücklich sind. Man kann lächeln, obwohl man eigentlich sehr traurig ist. In der Öffentlichkeit bin ich von Natur aus neugierig. Ich möchte wissen, wie ein Mensch innen und außen ist. Ich orientiere mich an der Haarfarbe, der Schrittlänge, ob er die Arme kreuzt. Rote Haare können eine Persönlichkeit verändern. Ausgreifende Schritte weisen auf eine starke Persönlichkeit hin; auch die Kleiderfarbe hilft. Das hab ich alles neulich gelesen.«[30]

»Sie nutzen alles bis auf das Gesicht –«

»Ich schaue ins Gesicht, weil ich wissen will, wie lange mich jemand ansieht, das empfinde ich nämlich als Bedrohung. In dem kurzen Augenblick, wo man jemanden anschaut, fällt man ein Urteil über sich selbst. Wenn sie mich ansehen, treffen sie vielleicht dieselben Entscheidungen, wie ich sie über sie treffen würde.«

Für David bilden sich also andere Menschen zumindest auch ein

Urteil, haben also ein Bewußtsein. Zudem hat er Freunde, die er besser kennt; sein Problem hat ihm eine ähnliche Intimität auferlegt wie meinen blinden Gesprächspartnern.

Er fuhr fort: »Ich glaube, wenn man sich überlegt, was für einen Charakter ein Mensch hat, erlaubt das eine bessere Prognose seines Verhaltens. Man kann dem Gesicht ablesen, wie sich jemand fühlt, aber damit weiß man noch nicht viel über seine Persönlichkeit.« Dem konnte ich nur zustimmen. David hatte sich offenbar Gedanken über andere gemacht, die über meine Lektüre hinausgingen.

»Mich beschäftigt zum Beispiel, daß ich mir manchmal keine Sorgen mache[31] oder ein anderes Gefühl habe, das man von mir erwartet, und wenn meine Mum mich fragt, wie's mir geht, sage ich, mir egal.«[32]

Bei vielen Dingen, auf die David zu sprechen kam, rührten seine Probleme daher, daß er sich auf die Geschehnisse um ihn herum nicht konzentrieren konnte, sie gingen also auf Überlastung zurück. Beim Gläserspülen im Pub fühlte er sich prima, aber wenn er gebeten wurde, etwas aus einem anderen Zimmer zu holen, verlor er die Konzentration und ging gewissermaßen ›offline‹. Er beschrieb, wie er sich dauernd konzentrieren mußte, um in der Welt funktionieren zu können. In einem früheren Buch beschrieb ich einen Freund, der den Tastsinn und jegliches Gespür für Gelenke und Bewegungen verloren hatte.[33] Um sich wieder normal bewegen zu können, mußte er seinen Körper ständig anschauen und sich tagaus, tagein auf jede einzelne Bewegung konzentrieren. Wir bezeichneten diese geistige Konzentration als täglichen Marathon. David lebte anscheinend in einer ähnlichen Welt, wenn auch aus anderen Gründen; er mußte in einem täglichen Marathon ständig dafür sorgen, der Welt einen Sinn zu geben.[34] Ich meinte, die meisten Menschen durchlebten den Tag, ohne sich groß konzentrieren zu müssen.[35] »Das kann ich nicht. Wenn ich meinetwegen bei einem Bauunternehmer den Hof fege[36] und plötzlich einen Kunden bedienen soll[37], dann vergesse ich, was ich gerade mache. Dann werd ich natürlich zur Sau gemacht, aber ich habe wirklich einfach vergessen, was ich gerade gemacht habe.«

Eine solche sinn- und zwecklose Strafe konnte David nicht nachvollziehen, was seine Desorientierung nur verstärkte. Ich fragte nach seiner Wahrnehmung glücklicher, trauriger oder beunruhigter Menschen. Konnte er sie begreifen?

»Andere? Nein. Wenn meine Mutter glücklich, traurig oder verärgert ist, dann vielleicht, aber bei anderen ... Bei ihr weiß ich es wahrscheinlich, aber ich fühle es nicht.«[38]

»Woher wissen Sie dann, wie sie sich fühlt?«

»Ich sehe ihr ins Gesicht. Ich wußte schon immer, daß sich Glücklichsein im Gesicht zeigt.«

Durch mechanisches Lernen, nahm ich an, was das Erkennen einfacher, aber nicht komplexer Gesichtsausdrücke zuließ. Ich meinte: »Wenn ich einen glücklichen Menschen sehe, neige ich dazu, mich von ihm anstecken zu lassen.«[39]

»Das geht mir nicht so. Ich lache nur, wenn etwas komisch ist. Ist es nicht komisch, lache ich nicht.«

Für David gab es kein soziales Lachen, keine Verstellung (was mich an David Blunkett erinnerte, der moniert hatte, daß Blinden kein soziales Lächeln beigebracht werde). Ich sagte, wenn wir andere Menschen ansähen, könnten wir kaum anders, als uns ähnlich zu fühlen, weil ihr Gefühl auf uns abfärbe.

»Das geht mir anders.«

Manche Autisten ahmen Mimik und Gestik anderer nach. Sie fühlen jedoch nicht, was sie ausdrücken oder karikieren.[40] Ich mußte an Wittgenstein denken, der sich gefragt hatte, ob ein Lächeln, das ihn nicht zum Mitlächeln brachte, überhaupt ein echtes Lächeln war. Aber er hatte sich nicht gefragt, was das für ein Leben sein mußte, wenn das Einladende und Verführende des Mienenspiels von einem Betrachter[41] nicht erfahren werden konnte. Für David gab es da keinen Zweifel. Er hatte gelernt, einfache Gefühle vom Gesicht abzulesen, konnte aber keine komplexen verarbeiten,[42] wie die Experimente der Theorien des Geistes vorausgesagt hatten. Aber auch wenn er bemerkte, wie sich jemand fühlte, berührte ihn das nicht; er kannte keine Empathie mit dem Betreffenden, und daher war seine Fähigkeit begrenzt, eine Bindung zu ihm einzugehen.

In der Psychologie werden komplementäre Aspekte derselben fragmentierten ›Persönlichkeit‹ untersucht, mit der Menschen mit Asperger-Syndrom leben müssen. Konnte ein einzelner Ansatz das ganze Problem erklären, oder war dieses möglicherweise auf sensorische Überlastung zurückzuführen, die Sinneseindrücke verwirrte und unentzifferbar machte? Egal welche Erklärung oder welches Erklärungsbündel sich als richtig herausstellte, im Mittelpunkt standen die Schwierigkeiten, anderen Menschen ins Gesicht zu sehen. Die Erforschung des Autismus und des Gesichts überzeugte mich davon, daß man die Bedeutung des Gesichts für ›normale‹ Nichtautisten teilweise verstehen kann, trotz der zahlreichen offenkundigen Probleme, die Autisten sowohl mit seiner Wahrnehmung als auch seiner Analyse und Kommunikation haben.

Mir war völlig klar, daß David solche Dinge nicht erwogen hatte und nicht erwägen konnte. Er war bereit gewesen, mich bei seinen Eltern zu treffen, und dafür war ich ihm dankbar. Aber ich erkannte, daß ich nur durch den Kontakt zu einem Autisten weiterkommen würde, der *von sich aus* Interesse daran bekundete. Ich wandte mich an Donna Williams, die sich wiederholt fachkundig zu diesem Thema geäußert hat. Nach der Lektüre meines Interviews mit David hatte sie mir geschrieben:

Das Gesicht ist ein überschätztes System; man überhäuft es mit unerfüllbaren Erwartungen. Wenn man andere sieht, die ein defektes System nutzen wollen, wird einem die eigene Fremdartigkeit nur um so bewußter ... In sozialen Zusammenhängen Blicke und Lächeln zu koordinieren, erfordert zuviel Datenverarbeitung, zuviel Zugriff und Kontrolle äußerer und innerer Reize, als daß dieses System erfolgreich agieren könnte.

Wenn Blicke und Lächeln sie in konkreten Kontexten auch überforderten, dann bewiesen ihre Bücher überraschendes Analysetalent im Schreiben. Ich stellte ihr briefliche Fragen zum Gesicht und hatte etwas Angst davor, wie sie auf die neue Bitte um Informationen reagieren würde.

WIE EIN BALL BEIM ABPRALL

Als ich sie kennenlernte, hatte Donna Williams zwei Bücher über ihr Leben geschrieben, *Ich könnte verschwinden, wenn du mich berührst* und *Wenn du mich liebst, bleibst du mir fern.* In ihnen enthüllt sie persönliche Erfahrungen aus ihrem Leben als Autistin, das für sie eine äußerst reiche emotionale Reise war. Im vorigen Kapitel schrieb ich, es gehe mir nicht darum, ein ganzes Leben zu portraitieren, denn das könne als Zumutung oder Bedrohung empfunden werden; ihre eigenen Bücher liefern dieses Portrait mit außergewöhnlichem und überwältigendem Detailreichtum.

Williams wurde in den Sechzigern in Australien geboren, verbrachte die ersten Lebensjahre in ihrer eigenen Welt und bemühte sich zu verstehen, was um sie herum vorging. Trotz ihrer Intelligenz kam sie in eine Sonderschule und wurde mit sieben Jahren einem Hörtest unterzogen, weil sie so schlecht auf Klänge und Stimmen reagierte. Lernschwächen hatte sie jedoch nicht und verließ die Schule als zweitbeste Schülerin. In der Pubertät aber wechselte sie mehrmals die Schule, weil sie entweder als Störenfried galt oder weil auf ihr herumgehackt wurde. Mit fünfzehn ging sie endgültig von der Schule ab, nahm eine Reihe von Jobs an und arbeitete unter anderem als Näherin in einer Pelzmantelfirma und als Verkäuferin. Sie zog zu dem ersten Jungen, den sie kennenlernte, was ihn sehr irritierte. Er verprügelte und mißbrauchte sie. Darauf folgten eine ganze Reihe von Wohnungen, Jobs und Jungen.

Mit achtzehn Jahren beschloß sie, wieder die Schulbank zu drücken. Ihr Lieblingsfach war Psychologie, am Ende des Schuljahrs reichten ihre Noten für ein Studium, und sie schrieb sich an einem sozialwissenschaftlichen Institut ein. Es gelang ihr, Männer kennenzulernen, die sie nicht gleich sitzenließen, und nach drei Jahren legte sie ein so gutes Examen ab, daß sie zur Promotion zugelassen wurde.

Danach lebte sie wieder planlos in den Tag hinein, verliebte sich in die falschen Männer, wohnte eine Weile in einer Garage und arbeitete bei einem Kostümverleih, dessen Masken und Perücken sie faszinierten. Sie unternahm kleinere Reisen, traf im Zug einen Mann »wie sie«, freundete sich mit ihm an und stellte fest, daß er ebenfalls autistische Züge hatte. Sie zog nach England, arbeitete als Sekretärin und kam auf die Idee, ihre Geschichte aufzuschreiben. Außerdem fand sie heraus, daß sie Autismus hatte, und war heilfroh und erleichtert, ihren Erfahrungen endlich einen Namen geben zu können.

Sie ging nach Australien zurück, begann eine Gesprächstherapie und korrespondierte mit einem Schulpsychologen, mit dessen Hilfe sie sich sehr viel besser kennenlernte. In diese Zeit fiel auch eine Ausbildung zur Grundschullehrerin, die sie erfolgreich beendete, bevor sie wieder nach England und dann in die USA ging, diesmal, um die Verleger ihres ersten Buchs aufzusuchen. Nach erneutem Zwischenstop in Australien ging sie endgültig nach England, zunächst, um für ihr Buch Werbung zu machen. Sie fand ein ruhiges Häuschen auf dem Lande und »fühlte sich gut«. Eines Tages traf sie in einem Klavierladen auf der anderen Straßenseite einen ruhigen, gertenschlanken Mann namens Ian. Auch er war »wie sie«. Der Rest ihres zweiten Buchs ist Ian und ihrer wunderschönen, bewegenden Liebesgeschichte gewidmet. Die beiden sind heute verheiratet und leben im stillen, grünen und hügeligen Land am Meer in Westengland.

Diese nackten Tatsachen verraten noch nichts über die emotionale Färbung ihres Lebens und können den spezifischen Ton ihrer Erfahrungen nicht vermitteln; diese finden sich nur in ihren Texten. Die Bücher lassen den Leser Donnas Weg aus einer ahnungslosen Existenz zur Entdeckung ihrer einzigartigen Welt und deren Beziehung zu anderen nachvollziehen. Statt eine ungerührte und distanzierte Ausdrucksweise zu wählen, schreibt sie im Stil einer äußerst begabten Frau, die *bewußt*[1] eine Welt voller Erfahrungen spüren, ausdrücken und erschließen wollte, die sie zunächst erdrückten, auf die sie jedoch zum Leben angewiesen war. Klänge, Farben, Muster, Menschen – alles war eine so überwältigende *Präsenz von Anderem*, daß es das kleine ›Restselbst‹, an das sie sich klammern konnte, bedrohte und blockierte. In ihrem Fall war Autismus ein fast unvorstellbares Problem der Wahrnehmungsfluktuation und -verarbeitung, und diese Überlastung erschwerte ihre Versuche, der Welt oder sich selbst einen Sinn zu geben. Aber ihre Probleme beschränkten sich nicht auf Reizüberflutung. Sie beinhalten auch eine starke emotionale Komponente; gegen Ende ihres ersten Buchs konstatiert sie:

Menschen bestehen aus drei Systemen, die im normalen Menschen recht gut integriert sind; Verstand, Körper und Emotionen. Bei manchen Menschen ist eines dieser Systeme fehlerhaft und macht eine vollständige Integration unmöglich. [...] Retardation ist ein Beispiel dafür, daß die geistigen oder intellektuellen Mechanismen zusammengebrochen sind und den normalen Ausdruck des Selbst durch einen ansonsten gesunden Körper und gesunde Emotionen behindern.

Bei spastischen Krankheiten sind Körperfunktionen fehlerhaft und blockieren oder behindern den Ausdruck eines gesunden Verstands und gesunder Emotionen.

Ich glaube, daß Autismus der Fall ist, bei dem irgendein Mechanismus, der die Emotionen kontrolliert, nicht richtig funktioniert, so daß ein ansonsten relativ normaler Körper und ein normaler Verstand sich nicht mit der Tiefe ausdrücken können, zu der sie sonst fähig wären. (*Ich könnte verschwinden, wenn du mich berührst*, S. 283 f.)

Obwohl Donna das Problem der Reizüberflutung bewußt ist, stellt der Autismus für sie primär ein emotionales Problem dar.

Wir verschwenden normalerweise keinen Gedanken daran, daß wir in einem Körper leben, daß wir diesen Körper als Ganzes und als Sitz des Bewußtseins wahrnehmen und unsere Aufmerksamkeit nach Belieben auf uns selbst, auf andere Menschen, auf die Welt und auf unser Denken richten können. Für die ›einspurige‹ Donna Williams gab es keine solchen Gewißheiten. Als Kind, schreibt sie, hatte sie in einen Spiegel gestarrt und versucht, mit dem Mädchen, das sie dort sah, ins Gespräch zu kommen, ihm einen Namen zu geben und zu ihm durchzukommen.² Aus der Zeit, als sie in den Zwanzigern war, beschreibt sie am Ende des zweiten Buchs die Erfahrung, sich mit der Hand über das Bein zu streichen, die beiden erstmals als verbunden und damit ihren Körper als Ganzes wahrzunehmen:

> Meine Hand wurde irgendwo auf mein Bein gelegt. Plötzlich spürte ich inneres Gefühl in meiner Hand und in meinem Bein gleichzeitig. »Ich kann mein Bein fühlen!« rief ich voller Angst. »Ich kann meine Hand *und* mein Bein fühlen!« […] Ich legte meine Hand auf meinen Arm und flüsterte angstvoll: »Ich habe einen Arm.« Ich spürte ihn nicht von außen an meiner Hand, wie sonst, sondern von innen. […] »Arm« war mehr als eine Konsistenz; es war eine innere Empfindung. (*Wenn du mich liebst, bleibst du mir fern*, S. 343)
>
> Meine Hände hoben sich zu meinem Gesicht. Mein Gesicht war da, von innen her. Mein Körper war mehr als nur eine Reihe von Konsistenzen, die meine Hände kannten, ein Bild, das meine Augen kannten. (Ebd., S. 344)
>
> Mein Verständnis für direktes […] inneres Erleben des ganzen Lebens würde wahrscheinlich immer vorübergehend sein, aber meine Emotionen und meine Gedanken und die Verbindungen zwischen den beiden würden einen durchgehenden Faden bilden, der alles zusammenhielt. (Ebd., S. 341)

Als ich Donnas Bücher las, fielen mir immer wieder ihre Schwierigkeiten auf, mit anderen Menschen in Beziehung zu treten, und die Tatsache, daß das Gesicht schon in ihrer frühen Kindheit, als sie sich praktisch noch keinen Reim auf die Welt machen konnte, beim Einordnen von Menschen eine Rolle gespielt und sowohl Bedrohung als auch Hoffnung verkörpert hatte. Sie schrieb, als Kind habe sie es vermieden, anderen Menschen in die Augen zu schauen, außer ihrem kleinen Bruder: »In seine Babyaugen sah ich ohne Widerstreben.« (*Ich könnte verschwinden, wenn du mich berührst*, S. 49) Einmal schienen die Augen ihres Vaters aufzuschreien, um zu ihr durchzukommen. (Ebd., S. 64)

Sie lernte nach und nach ein funktionsfähiges Verhalten, setzte ein Lächeln auf und »versuchte, meine Version von Glücklichsein zu mimen«. (Ebd., S. 62) Das Lächeln war keine Verstellung, sondern überlebenswichtig.[3] Zu Hause gab es einen Menschen, dessen Blick sie standhielt[4], ihr Spiegelbild:

> Zu Hause stand ich immer noch stundenlang vor dem Spiegel, starrte mir in die Augen und flüsterte immer wieder meinen Namen […], weil ich Angst bekam, meine Fähigkeit, mich selbst zu fühlen, zu verlieren. (Ebd., S. 86)

Sie gab ihrem Spiegelbild einen Namen, nicht ihren eigenen, sondern den einer Bekanntschaft aus dem Park.[5]

> Carol kam durch den Spiegel herein. […] [Sie sah aus] wie ich, aber ihre Augen verrieten ihre wahre Identität. […] Ich sprach mit ihr, und sie ahmte mich nach. Ich war wütend. […] Ich flüsterte nur noch mit ihr, legte mein Gesicht ganz nah an ihr Gesicht und wunderte mich, daß sie nicht den Kopf drehte, um besser hören zu können. (Ebd., S. 37 f.)

Sie wollte sich Carol (oder Alice) im Spiegel anschließen, war dazu aber nicht imstande und blieb allein. Später erwähnt sie das »Entsetzen«, das sich auf dem Gesicht ihres Chefs ausbreitete. (Ebd., S. 120) Ihr Gespür für Gefühle war keineswegs unterentwickelt. Vielleicht hatte sie eine Vorstellung oder ›Tatsachenwissen‹ über das Gesicht und Bewußtsein eines anderen.

> Ich sah zu Mary auf. Sie schien Tränen in den Augen zu haben. Es bewegte mich, daß sie bei meinen Worten Gefühle verspüren konnte, wie ich es nie gekonnt hätte. […] Ich sagte nichts.[6] (Ebd., S. 160 f.)

Donna hatte nicht das Gefühl, daß sie sich in ihrem Körper aufhielt: »Er küßte mich – oder vielleicht sollte ich sagen, er küßte mein Gesicht, denn ich war zu dem Zeitpunkt nicht darin.« (Ebd., S. 126)

Wenn sie aus sich herausging, sehnte sie sich nach Nähe, vor der sie gleichzeitig zurückschreckte. Als sie sich verliebte, fiel es beiden äußerst schwer, »einander in die Augen zu sehen, und wenn wir es taten, war da wieder das beängstigende Gefühl, sich zu verlieren«. (Ebd., S. 194) Zu große Nähe zu einem Menschen bedeutete, von seinem ›Anderen‹ überwältigt zu werden und die Verbindung zum hauchdünnen eigenen ›Selbst‹ aufs Spiel zu setzen. Immer wieder kommt sie auf das einer TV-Soap abgeschaute Lächeln zu sprechen, hinter dem sie ihre wahren Gefühle angesichts einer fremden, autistisch fragmentierten Welt versteckte. Als Teenager fand sie Wahrheit auf ihrem Gesicht, als sie mit einem Freund Schluß machte und ihre Miene ihren Gefühlen entsprach: »Ich war so glücklich […]. Diesmal war es ein echtes ›glücklich‹. Ich fühlte es in mir, und es spiegelte sich auch in meinem friedlichen Gesichtsausdruck.« (Ebd., S. 218) Bald danach hieß ›lieben‹, nicht mehr wegzulaufen, sondern zu den eigenen Gefühlen zu stehen und Nähe zuzulassen:

[Er küßte] mich zum erstenmal. Ich brach in Tränen aus […], weil es das erste Mal in meinem Leben war, daß ich wirklich ›dagewesen‹ war, während ich einen Kuß bekam. (Ebd., S. 241)

Die mutuelle Aufmerksamkeit verlor ihr bedrohliches Moment, obwohl das Gesicht und der Blick des anderen nach wie vor eine erdrückende Präsenz verkörperten:[7]

Julian sah mir tief in die Augen. Ich sah weiterhin weg. Aber nach jeder herausfordernden Bemerkung starrte ich ihn wütend an, und er fing mich wieder ein. Schließlich hielt ich Julians Blick stand und versuchte, nicht wegzulaufen. (Ebd., S. 250)

Am Ende des ersten Buchs beschreibt sie, wie sie alte Photos ansieht, auf denen sie immer vermieden hatte, andere anzusehen, sowohl um ihr Selbst zu schützen als auch um die Informationsüberlastung zu reduzieren.

Als ich die alten Fotos wieder ansah, erkannte ich drei Arten, auf die ich vermieden hatte, Leute anzusehen. Bei einer sah ich direkt durch das hindurch, was vor mir war. Bei einer weiteren sah ich weg auf etwas anderes. Bei der dritten starrte ich mit einem Auge leer vor mich hin und drehte das andere nach innen. Das führte dazu, daß alles, was ich vor mir sah, verschwamm. (Ebd., S. 271)

Nachdem sie begonnen hatte, die Informationsüberlastung zu reduzieren, war ihr Selbst so weit gestärkt worden, daß sie andere anschauen und mit ihnen in Kontakt treten konnte, besonders mit einer jungen Autistin;[8] außerdem verstand sie jetzt die Macht ihres Blicks:

Annes über Kreuz stehende Augen waren in einem toten Blick erstarrt, und zwischen einzelnen Schluchzern wurde sie still. Ich nahm ihre Hand und ließ sie sich selbst auf den Arm klopfen, so wie ich es getan hatte, die Melodie und den Rhythmus und das Klopfen hielt ich dabei völlig konstant.
Ich hörte einen leisen, aber vernehmlichen Rhythmus, der nicht von mir kam. Anne machte die Melodie selbst in der Kehle, und ich ließ bei meinem Summen langsam Töne aus, und wie ich erwartet hatte, setzte sie sie ein, als wenn es ihre eigenen wären und gewesen wären. Langsam ließ ich mehr und mehr aus, bis sie nicht nur den Rhythmus in der Kehle machte, sondern auch die Melodie weiterführte, während sie sich im Takt dazu auf den Arm klopfte. Dann richtete sie in dem von einer Taschenlampe erleuchteten Raum, zum erstenmal seit ich sie kennengelernt hatte, ihre Augen völlig parallel und sah mir fünfzehn Sekunden lang direkt ins Gesicht, während sie klopfte und jetzt auch summte. (Ebd., S. 277 f.)

Sie hatte ihr Gesicht, ihren Blick und mutuelle Aufmerksamkeit eingesetzt, um Kontakt aufzunehmen.

Im zweiten Buch setzt Donna ihre Reflexionen über ihre Motive, ihr eigenes Bewußtsein und das anderer fort. Dabei fallen die Verbindungen oder die Verbindungslosigkeit zwischen diesen Aspekten und dem Gesicht ins Auge.

Der Autismus war vor dem Denken dagewesen [...]. Der Autismus war vor Geräuschen dagewesen [...]. Der Autismus war dagewesen, bevor ich gelernt hatte, meine eigenen Muskeln zu benutzen, so daß jeder Gesichtsausdruck und jede Körperhaltung eine cartoonähnliche Spiegelung der Menschen um mich herum war. Nichts war mit dem Ich verbunden. (*Wenn du mich liebst, bleibst du mir fern*, S. 14)[9]

Auf den Gesichtern anderer, sowohl Unbetroffener als auch anderer Autisten, sieht sie Wahrheit und Fassade und setzt beides in Verbindung:

> Robbies Gesicht war so leblos und fade wie ein Hamburger von McDonald's, während er [...] in das Zimmerchen schlenderte. Auf seinem Weg wieder hinaus hatte ich ihn, als er zum erstenmal kurz auf einen der Gegenstände blickte, die er bekommen hatte, einen Augenblick lang lächeln sehen. [...] er hatte gelächelt, [...] bevor die Vorhänge wieder vorgezogen wurden [...]. Ich hatte einen Robbie da drinnen gesehen. [...] Wenn auch nur für einen Augenblick, er hatte es gewagt, ein Ich zu haben. (Ebd., S. 42 f.)

Sie beschreibt mehrere Treffen mit anderen Autisten, und oft konnte sie deren Selbst am Gesicht erkennen. Aber meistens gab es nach wie vor keine eindeutige Verbindung zwischen Donnas Gefühlen und dem Gesicht, das sie der Welt zeigte. Jemand forderte sie auf:

> »Lächle doch. Sei einfach glücklich«, [...] [ich] ließ ein identisches, mechanisches Fließbandlächeln auf meinem Gesicht erscheinen. »Schon viel besser« [...]. Die Ungerechtigkeit, daß mir beigebracht worden war, auf ein haßerfülltes Gesicht ein Lächeln aufzusetzen, machte mich rasend. [...] Beim Gesichtsausdruck ging es nur darum, daß man lernte, Theater zu spielen. Mit Gefühlen hatte er nichts zu tun. Etwas in mir sagte mir jetzt, daß das verkehrt war. (Ebd., S. 90)

Trotz ihres zunehmenden Verstehens war die fürchterliche sinnenverwirrende Überlastung durch Wahrnehmungen nicht verschwunden, bedrohte sie weiterhin, und darin zeigt sich eins der Probleme mit dem Gesicht – es müssen einfach zu viele Informationen entziffert werden. Einmal fragte Donna jemanden: »Können Sie das Tanzen aus Ihrer Stimme nehmen (Intonation) und keine Grimassen schneiden (Gesichtsausdruck) [...]?« (Ebd., S. 150) Nachdem sie diese Dinge – brieflich – mit dem Schulpsychologen diskutiert hatte, erkannte sie allmählich, daß das ›Gesichtermachen‹ etwas *bewirkte*. Sie schildert, wie sie das Ineinander von Gefühl und Miene bei einem Kind sah:

> Ich beobachtete, mit welcher Ungezwungenheit Jessy ihre Eltern umarmte. Ich beobachtete ihren Gesichtsausdruck bei den Umarmungen. Was sie da tat, tat sie nicht, um einen guten Eindruck zu machen oder um akzeptiert zu werden. Sie tat es auch nicht aus Unsicherheit, um sich zu vergewissern, daß sie sie noch gern hatten. [...] Etwas geschah dabei mit ihr, das nicht ihren Gesichtsausdruck, sondern die Veränderung ihres Gesichtsausdrucks beeinflußte. Was sie da tat, entsprang aus Gefühlen, und die Veränderung ihres Gesichtsausdrucks wirkte wie ein Dialog zwischen ihr und ihren Eltern.
> Sie hatte etwas gespürt, danach gehandelt, Rückmeldung erhalten und ausgedrückt, wie das ihre Gefühle veränderte oder steigerte. (Ebd., S. 202)

Dank professioneller Unterstützung konnte sie es jetzt sehen und erkennen, ein Gespräch als solches erkennen und reflektieren.

> Was ich sah, bewegte mich. Ich konnte es verstehen, und ich konnte anfangen, den Unterschied zwischen dem, was ich bis jetzt gekannt hatte, und dem, was dieses Mädchen kannte, zu verstehen. (Ebd.)

Das persönliche Zeugnis hatte ihre autistische Gefühlswelt erschlossen und das Desorganisierte ihres Innenlebens gezeigt,[10] das in erster Linie von ungeheurer Emotionalität war. Sie war jedoch außerstande gewesen, irgend etwas davon durch Beobachtung anderer, bewußten und absichtlichen sozialen Rückbezug oder eine Analyse ihrer eigenen Reaktionen einzuordnen.[11] Ihre ersten Kenntnisse unserer Welt schien sie unter anderem der Beobachtung von Gesichtern und Gesichtsausdrücken zu verdanken. Eins ihrer Leitmotive ist, daß das Gesicht Persönlichkeit und Gefühl repräsentiert. Der Weg, auf dem sie dies lernte, war eine der großartigsten Reisen, von denen ich je gelesen hatte.

Ich erklärte ihr brieflich, was ich vorhatte. Daraus entspann sich eine rege Korrespondenz, in der ich ihr dumme Fragen zu ihrer glühenden Prosa vorlegte und sie meine Fehlinterpretationen unverblümt korrigierte. (»Dummes Zeug«, schrieb sie einmal, und ich mußte ihr recht geben.) Sie meinte, es wäre ihr lieber, wenn wir uns nicht träfen, also schickte ich ihr ein zehnseitiges Exposé zum Gesicht und zum Autismus sowie zu meiner Interpretation ihrer Bücher. Ich wußte nicht, ob ich sie damit überfordert hatte. Dann klingelte an einem Ostersamstag, als wir mit einer Familie beim Tee saßen, das Telephon. Es war Donna, die mich doch treffen konnte und mir ein Fax schicken wollte. Ich eilte zum Faxgerät und dachte, sie würde mir Zeit, Ort und Bedingungen vorschlagen. Das tat sie auch, schickte mir aber auch Antworten auf meine Fragen nach ihren Problemen mit Gesichtern. Das Gerät surrte und surrte, und je mehr ich las, desto mehr verschlug es mir die Sprache.

Als erstes hatte ich sie gefragt, was Gesichter so schwierig mache und warum sie ihrem Bruder in die Augen sehen konnte, anderen Menschen aber nicht. Ihre Antwort lautete:

Meine Schwierigkeiten beim Blick in Gesichter bestanden darin, (a) den Blick des anderen zu ertragen und (b) zu verarbeiten, was ich sah.

A. BLICKE ERTRAGEN
Das hatte mehrere Gründe.
1. Angst, die auf der Erfahrung beruhte, daß Blicke die Leute veranlaßten, mich in ein Gespräch zu ziehen – die Angst davor hatte wiederum drei Gründe.

(1) Ein solches Gespräch ertränkte mein Selbst in einer Flut von ›Anderem‹.

(2) Ein solches Gespräch hatte derart intensive Emotionen zur Folge, daß ich sie nicht verarbeiten konnte; sie waren verwirrend, wenn nicht beängstigend, und körperlich unerträglich. Diese körperlichen Begleiterscheinungen sehen genauso aus und fühlen sich wahrscheinlich auch genauso an wie die Entzugserscheinungen eines Junkies: Zittern und heftige Muskelkontraktionen, begleitet vom verheerenden Gefühl totalen Kontrollverlusts.

Für William James war eine Emotion gleichbedeutend mit ihrem körperlichen Ausdruck. Donna Williams traf hier eine Unterscheidung zwischen dem Gefühl und dem, was ›da draußen‹ im Körper stattfand. Damit ist das rudimentäre Bewußtsein eines impliziten Selbst und eines Körpers gegeben. Die meisten von uns haben Angst davor, emotional ›loszulassen‹ (siehe auch Kapitel »Eine große Familie«). Autisten haben weniger Kontrolle über ihre Gefühle, ihr potentieller Verlust ist daher offenbar noch weit bedrohlicher.

(3) Ein solches Gespräch war im allgemeinen nur sporadisch nachvollziehbar, erzeugte in der Regel schon nach wenigen Minuten Informationsüberlastung und ergoß sich in völliger Unkenntnis meiner Interessen oder Bedürfnisse über mich.

1A. BLICKE NICHT ERTRAGEN KÖNNEN

Ich konnte Blicke nicht ertragen, weil ich sah, daß die Leute ihrem Selbst nicht treu waren, und das machte mir Angst. Daß sie sich selbst nicht treu blieben, erkannte ich an ihren Augen, die nicht zum restlichen Gesichtsausdruck paßten. Als ich diese Asymmetrie bemerkte, war ich wie vor den Kopf geschlagen. Mir erschienen diese Menschen irgendwie gefährlich, weil ihr wahres Selbst nicht zugänglich war. Der Unterschied zwischen mir und ihnen war, daß mir die Verschiebung zum vorgetäuschten Selbst bewußt war und ich es nicht mit dem wahren Selbst verwechselte.

Wenn ich tote Augen in einem belebten Gesicht sehe, weiß ich, daß ein Mensch keine Seele hat oder daß sie zumindest abgeschaltet ist. Sehe ich lebende Augen in einem toten Gesicht, weiß ich, daß der Mensch darin gefangen ist und sich mit seinem Gesichtsausdruck nicht verbinden kann oder es nicht wagt. Als ich meinem Bruder in die Augen schaute, sah ich jemanden wie ›mich‹. Damit meine ich, daß ich dasselbe Schema des Abschaltens sah – das Gesicht war von einer Grimasse verzerrt, die Augen lächelten nicht, waren aber lebendig, das Gesicht hatte lebendige Augen ohne Verbindung zum Gesicht.

Meine Anteilnahme galt nicht dem, was das Gesicht ausdrückte, sondern dem System, das vom mimischen Abschalten bezeugt wurde. Als ich mir selbst in die Augen sah [und stundenlang vor dem Spiegel stand], betrachtete ich nicht mein Gesicht, sondern suchte die Verbindung von Seele und Ausdruck im Körper – meistens fand ich keine außer in den Augen. Manchmal sah ich tote Augen in einem belebten Gesicht, manchmal sah ich lebendige Augen in einem abgeschalteten Gesicht.

Hier ist deutlich zu merken, daß Donna ein Konzept von Selbst[12] und ›Anderem‹ hatte, daß aber die Informationsüberlastung unter Umständen zu Verarbeitungsproblemen führte, die die simultane Zuwendung zu beiden oder die volle Erkenntnis ihrer selbst in der Beziehung zu anderen verhinderten. Das Gesicht, sogar ihr eigenes Gesicht, war zu komplex, um Verwendung zu finden, weswegen sie auf die Körperhaltung achtete. Posen sind vermutlich einfacher zu entziffern, und so ist es keine Überraschung, daß auch Menschenaffen und andere Tiere dieses Mittel beherrschen und daß Temple Grandin (eine bedeutende Designerin von Tierställen und Schlachthöfen, die mit dem Asperger-Syndrom zu leben gelernt hat) das Gefühl hat, Kühe viel besser zu verstehen als Menschen (siehe unten).

B. ZU VERARBEITEN, WAS ICH SAH
Ich vermied es nach Möglichkeit auch, in Gesichter zu sehen, weil ihre Einzelteile bedeutungslos wurden, weswegen ich mich

neugierig auf andere Sinne verließ, was unverständlich blieb und manchen Leuten gegen den Strich ging.

Warum starren, wenn ein Gesicht keine Bedeutung hat? Wenn Donna andererseits als Kind die Art und Weise nicht klar war, wie das Gesicht eine Persönlichkeit verkörpern konnte, war das Starren die natürlichste Sache der Welt.

Außerdem gefiel mir der Schock nicht, wenn ich jemanden im Gesicht berührt oder es angestarrt hatte und plötzlich merkte, daß seine Einzelteile einem Menschen gehörten. Das warf mich immer aus der Bahn. Ich lernte nicht, daß man Menschen nicht anfaßt oder anstarrt, aber ich lernte, daß man das Haar nicht anfaßt, keine Nasen vergleicht und keine Schönheitsfehler anstarrt. Weitere Schwierigkeiten beim Anschauen von Menschen waren echopraktischer Natur [Nachäffen der Bewegungen von Menschen, die Donna ein Verhalten vorgaben]; ich übernahm unwillkürlich ihre Haltung und ihren Gesichtsausdruck, was mich störte und sie manchmal auch.

Es störte mich, weil ich bloß meine Körperverbindung aufrechterhalten wollte und Angst davor hatte, daß sie sich wie ein kopfscheues Pferd verlief. Manchmal hatten andere mehr Kontrolle über meinen Körper als ich, und es war kein schönes Gefühl, wenn mir klar wurde, daß ich sie unbewußt nachäffte.

Jeder von uns hat ein Körperbild – ein bewußt als Ganzes wahrgenommenes Selbstbild – und ein Körperschema, ein unbewußtes, vorbewußtes System, das das Feedback von Sinneswahrnehmungen und Bewegungskontrolle koordiniert, die uns beide kaum je bewußt werden. Mein Freund Ian, den ich oben erwähnte und dem dieses Feedback fehlte, hatte dieses Schema verloren und mußte jede Bewegung optisch und geistig überwachen. Er kompensierte den Mangel mit Hilfe seines Körperbilds. Donna Williams deutet hier und in einer späteren Passage an, daß sie kein Körperbild hatte, kein bewußtes und zugängliches Gefühl ihrer selbst als Ganzes, als Person. Sie konnte gehen, essen und andere Tätigkeiten ausüben, ohne darüber nachdenken zu müssen, weil sie über ein gespeichertes Repertoire verfügte, aber sie war sich nicht bewußt, daß sie all das tat. Sie existierte auf der Ebene des Körperschemas, und nur selten wurde ihr durch die Gegenwart anderer oder durch ihr Spiegelbild ein Selbstbild oktroyiert.

Einen Gesichtsausdruck nicht zu verstehen, ist etwas anderes als die Ausbildung der Fähigkeit, Asymmetrien und Diskrepanzen aufzuspüren. Ich konnte Gesichter nicht lesen, aber ich bekam ein Gefühl für ihre Nuancen, und wenn ein Teil davon mit dem Rest nicht übereinstimmte, war das wie ein falscher Ton beim Singen – es fiel mir einfach auf. Ich las nicht, was jemand fühlte, ich las, ob er sich selbst (seinem Zusammenhang) treu blieb oder ob er in seinem Körper gefangen war und keinen Ausdruck wagte. Das haben Sie durcheinandergebracht. Beides sind hochraffinierte Systeme – über das eine verfügen die meisten Menschen, über das andere eine Handvoll, die sich statt auf Deutungen lieber auf die Sinne, auf Schemata und Systeme verlassen. Die Unfähigkeit, einem Gesichtsausdruck kohärenten Sinn zu geben, hieß auch, daß man sich nie darauf verlassen konnte, ihn zu verstehen. Die Überlastung verschlimmerte das noch – man kann es in Prozent angeben. Bei Überlastung konnte ein dreißigprozentiges Verstehen auf zehn Prozent oder null sinken. Ich glaube, das Vertrauen darauf, Muster und Systeme zu erkennen, machte Interpretationen zu einer Zweitsprache, die ich erst spät erwarb. Im ganzen war die Deutungsarbeit ein redundantes System, denn ich hatte ja schon ein System, dem ich im Rahmen meiner eigenen sozialen/emotionalen/wahrgenommenen/sinnestechnischen Realität weit mehr vertraute. (Mit ungefähr zehn Jahren gelangen mir die ersten kohärenten Deutungen, und da beherrschte ich mein System des Erkennens längst.) […]

D. ÜBER STIMMUNG

Einem Fuß konnte ich die Stimmung eines Menschen besser entnehmen als seinem Gesicht. Beim Fuß spürte ich die leiseste Veränderung des regelmäßigen Schritts und der Intensität der Bewegung. Ich spürte jede Arhythmie, die auf Sprunghaftigkeit und Unberechenbarkeit schließen ließ. Ich konnte von der Reaktion ausgehend den Ausdruck spüren. Im Vergleich dazu war das Mienenspiel so überlagert von gespeicherten Ausdrucksformen und enthielt so viele Versuche, einen Eindruck zu erwecken oder zu vertuschen, daß der Fuß viel zuverlässiger war. Das Gleiche galt für Geräusche, sogar für das Atmen. Von der Intonation ganz abgesehen, konnte ich Nuancen in Rhythmus, Tempo, Intensität und Tonhöhe spüren. Auf diese Weise verstehen auch Tiere die Menschen, glaube ich. Vielleicht ist es für sie genau wie für mich ein System, das sich infolge fehlender oder verzögerter Deutungsmöglichkeiten entwickelt hat.

Sacks konstatierte, daß Temple Grandin mit Tieren vertrauter war als mit Menschen und leichter mit ihnen Kontakt aufnehmen konnte:

[Wir fanden] einen ruhigen, beschaulichen Platz auf der Farm, wo das Vieh friedlich weidete. Temple kniete nieder und hielt etwas Heu in der ausgestreckten Hand. Eine Kuh kam, nahm das Heu und stupste dabei ihr weiches Maul auf Temples Hand. Ein sanfter, glücklicher Ausdruck erschien auf ihrem Gesicht. »Jetzt bin ich zu Hause«, sagte sie. »Wenn ich mit den Tieren zusammen bin, brauche ich nicht nachzudenken. Ich weiß einfach, was die Kuh fühlt. [...] Mit Menschen ist das anders.«[13]

Auch für Donna geben Menschen vielleicht zu viele und verwirrende Signale ab.

Sie fragen nach dem Hin und Her im Gespräch. [Ich hatte mich nach Gesprächen erkundigt, der wechselseitigen Beziehung von Menschen, die miteinander reden.] Für mich gibt es das nicht. Ich bekomme manchmal zu hören, daß ein Ausdruck bei mir nicht ständig präsent sei, sondern plötzlich explosionsartig durchbreche; darin spiegeln sich wahrscheinlich Systemwechsel wider, die Auswirkungen auf die Emotionen und die Bindung an den Körper haben. Ganz ähnlich schwankt auf der Empfangsseite mein Verständnis anderer über ihre Gesichter. Aber das hat sich durch die Linsen gebessert. [Donna und ihr Mann benutzen Irlen-Linsen, die überflüssige optische Informationen filtern, die optische Überlastung mindern und die visuelle Wahrnehmung kohärenter machen, was bei beiden ungeahnte Erfolge hatte.] In meiner Gegenwart ist ein Gesichtsausdruck wie ein Ball, der von einer Mauer abprallt. Er kommt zurück, obwohl ihn niemand geworfen hat.

Mimische Wechselseitigkeit etabliert Bindungen, das heißt, wir ›kommen durch‹. Ein erwidertes Lächeln demonstriert eine gemeinsame Emotion. Donna beschreibt hier die reine Nachahmung eines Ausdrucks, praktisch ohne Beziehung zum Willen, zum Wollen oder zum Selbst. Aber ohne Selbst zeigt ein Gesicht weder Gemeinsamkeiten noch von seinem Besitzer geteilte Gefühlsreaktionen – wenn man ein Lächeln überhaupt besitzen kann. Donna lächelt nach Art eines Spiegelbilds, das den organischen Naturgesetzen gehorcht, mit denen sie sich in unserer fremden Welt der Emotionen zu behaupten sucht. Ihr Lächeln reflektiert keine Vorlieben oder Interessen, ganz im Gegenteil.

Ich weiß, daß auch Menschen, die sich über ein Treffen mit mir freuen, nach einiger Zeit unwohl wird, weil ihre Herzlichkeit nicht erwidert wird. Ich habe gelernt, dazustehen und abzuwarten, bis sie zur Sache kommen. Manchmal können sie mir auch gestohlen bleiben, dann geh ich einfach weg, weil mich etwas anderes gerade mehr interessiert. Ich muß mir mühsam bewußt halten, daß ich damit womöglich ihre Gefühle verletze. Ich habe einfach das Gefühl, daß sie mit ihrem akustischen und optischen Geschwafel, mit dem ich im jeweiligen Kontext nichts anfangen kann, bloß Zeit vergeuden.

Ich hatte mich auf die Passage bezogen, wo sie im Buch schrieb, jemand habe ihr Gesicht geküßt, als sie gerade nicht darin war. Wo war sie? Ich hatte geschrieben, ich fände es bedrückend, von ihren Problemen mit dem Selbst in bezug auf andere zu lesen.

Wo ich war, wenn nicht in meinem Körper? Mein Körper wurde oft als äußerlich und ›anderer‹ erfahren. Teilweise lag das an Systemwechseln und -kollapsen, wodurch ich meine Körperbindung verlor. Es gab Zeiten, da konnte ich in meinen Augen noch gesehen werden, glaube ich. Manchmal wickelte mein Gehirn alles ab, und mein Bewußtsein wurde entbehrlich. Manchmal erledigte eine Art reaktive Datenbank alles; auch da war das Bewußtsein entbehrlich. Manchmal hatte ich Gefühle ohne Bewußtsein. Manchmal war ich reine Logik (Bewußtsein) ohne Gefühl.

Natürlich ist es bedrückend, daß das Selbst ausgelöscht wird, bloß weil andere erfahren werden. Das ist in all meinen Systemen so; ich kann nicht nuancieren, ich habe keinen Lautstärkeregler, sondern bloß einen An/Aus-Schalter.

Ich bin sehr dankbar, daß ich wenigstens meinen Mann (Ian) als äußeren Teil von mir erfahren und eine Bindung zu ihm aufbauen kann, die ich eher als Selbst denn als Anderen erfahre. Das hat auch seine Nachteile – in unfreiwilligem, zwanghaftem Selbsthaß kommandiere ich ihn manchmal herum, als wäre er ein ›außer Kontrolle‹ geratener Körper. Ich habe ihn geschlagen, als wäre sein Körper meiner. Ihm geht es aber genauso, und er funkt mir dazwischen, als führe er Selbstgespräche. Im allgemeinen braucht er mich bei sich, um an seine Gefühle heranzukommen und in einem Ozean des anderen nicht die Verbindung zu seinem Selbst zu verlieren. Oft reicht schon die bloße Anwesenheit, manchmal braucht man zusätzlichen Augenkontakt – was nicht heißt, daß er sieht, was ich fühle, denn oft drücke ich gar nichts aus. Für ihn ist es, als würde er in einen See schauen, was ihm die Verbindung zu seinem Selbst ermöglicht. So gesehen, ist mein fehlendes körperliches Selbstgefühl geradezu von Vorteil für ihn, und mir geht es umgekehrt genauso.

Die Präsenz eines anderen kann dazu beitragen, mehr über sich selbst zu erfahren. Ein Autist kann sie jedoch nur ertragen, wenn der andere ihn akzeptiert und ihm Freiraum läßt.[14] Vielleicht werden wir emotional nur dann auf uns selbst aufmerksam, wenn wir den anderen lieben; vielleicht ist das ein wesentliches Merkmal von Liebe. Donna meint, auch für Autisten gäbe es Augenkontakt, der auch dann etwas bedeuten könne, wenn er scheinbar nichts ausdrücke. Mit ihrem Mann als äußerem Teil ihrer selbst ist das Einssein der Liebe gegeben. Es gibt einen Unterschied zwischen dem Blick in den Spiegel und dem in seine Augen. Als sie sich kennenlernten, schlug Ian vor, die Spiegel, in denen sie ihr Leben lang Bestätigung gesucht hatte, zu überkleben, damit sie in die Welt hinaus käme. Er meinte: »Es ist ein Spiegelbild ... das Licht prallt von dir aufs Glas ab und wird zurückgeworfen.« Als ›Mono‹ fiel es Donna schwer, »mich gleichzeitig an die Logik zu halten, wenn mir die Wahrnehmung sagte, daß es ein zweites bewegliches Ich war«. Dieses zweite, bewegliche und lebendige Ich wurde dann später ihr Mann.

Ich hatte sie weiter nach ihrem Einsatz von Mienenspiel gefragt. Geschah das zufällig oder konnte sie es kontrollieren?

Ja, ich habe nach und nach gelernt, mein Mienenspiel äußerlich zu kontrollieren. Oft weiß ich daher, daß ich einen abgeschalteten Gesichtsausdruck zeige, aber noch öfter weiß ich, wann ein Gefühl eine körperliche Bindung mit einer Miene eingegangen ist. Ich spüre diese Ausdrucksbindung, aber sie geht verloren, wenn ich auf andere treffe. Ich merke, daß ich statt dessen erlernte Mienen aufsetze, die im Lauf der Zeit abrufbare Reaktionen geworden sind, Reaktionen auf Verhaltensmuster, aber sie haben keine Bindung zu Emotionen – es sind Mienen auf Befehl.

Das gilt für unser aller Mienenspiel. Manchmal zeigen wir unser Glück oder unseren Ärger, und manchmal heucheln wir einen Ausdruck – wenn wir beispielsweise jemanden herzlich grüßen, den wir nicht besonders mögen. Dann werden ebenfalls Bindungen abgeschaltet, nur können wir als multivalente Persönlichkeiten damit umgehen.

Als Kind hatte Donna verschiedene Charaktere angenommen, Gesichter, die sie für die Welt aufsetzte. Ich erkundigte mich danach.

E. MASKEN

Masken sind für gewöhnlich unwillkürlich abgerufene, erlernte Reaktionen. Sie füllen die durch die Abschaltung von Bindungen entstandene Leere und können das Eingehen von Bindungen sogar überflüssig machen. Sie schützen das Ich einerseits vor direkter Beeinflussung, ersticken aber auch die Selbstdarstellung und den Aufbau einer Beziehung durch Vertrautheit. Es geht nicht um Verstellung, obwohl mir damals kein besseres Wort einfiel. Verstellung ist Absicht. Defensive, abrufbare, erlernte Reaktionen sind keine Absicht. Wenn ich Masken aufsetze, ist meine einzige Absicht, sie nicht zu bekämpfen oder als Masken zu entlarven.

Ich hatte sie nach ihren Definitionen von Selbst, Gesicht und Kommunikation durch Mimik und Blicke gefragt.

Ja, ein Blick kann ein Herz für sich einnehmen, wenn er mit dem Selbst des Betreffenden verbunden ist und sich in ihm Selbstehrlichkeit und Unverstelltheit offenbaren. Viele Leute starren mit toten Augen, obwohl sie glauben, sich treu zu sein.
Selbst und Gesicht waren nicht verbunden. Abrufbare Verteidigungsreaktionen, wie sie sich in abgeschalteten Mienen zeigen, gehören zum erlernten Repertoire, sie gehen vom Gehirn aus, nicht vom Bewußtsein. Ich unterscheide zwischen dem Gehirn (instinktiven, unwillkürlichen Anpassungsleistungen) und dem Bewußtsein (dem mit Willenskraft versehenen Selbst). Das Bewußtsein spielt hier nur insofern eine Rolle, als es dem Gehirn ohne psychische Auseinandersetzung erlaubt, eine Anpassungsleistung vorzunehmen.

Ich hatte sie gefragt, ob Merleau-Pontys Satz über die Existenz im Mienenspiel des ›Anderen‹ für sie zutreffe.

Mir gefällt der Satz von Merleau-Ponty, daß ich im Gesichtsausdruck eines anderen existieren soll. [...] Natürlich haben die Reaktionen anderer auf meine ›Masken‹ es erleichtert, mechanische und abgeschaltete Mienen aufzusetzen, statt mein Selbst auszudrücken, und so eine Art von Verteidigung über diese Masken als ›Selbste‹ aufzubauen.

Daß ich im emphatischen Sinne existierte, wurde mir erst durch die seltene Erfahrung klar, jemandem an den Augen anzusehen, daß er mich – und nicht nur meine erstickende, fratzenhafte Fassade – gesehen hatte. Das war wie Sauerstoff für eine fast erloschene Flamme und gab meinem Kampf um Ausdruck meines Selbst, den ich fast verloren gegeben hatte, neue Nahrung.

F. ÜBER »NIEMAND ZU HAUSE«

Es gibt den Gedanken nicht, ›Oh, ich schalte jetzt ab‹, das ist Verstellung. Der Kollaps läßt einem keine Wahl. Per Kollaps reagiert das Gehirn auf Überlastung, er ist keine Leistung des Bewußtseins. Er ist neuronaler, nicht psychischer Natur. An diesem Punkt können Sie vielleicht nachvollziehen, warum ich sage, ich bin nicht mein Autismus, und mein Autismus ist nicht ich. Menschen mit dem Asperger-Syndrom behaupten manchmal, sie wären ihr Autismus. Ich weiß, daß er jede Faser meines Wesens geprägt hat, aber er ist ebensowenig mit mir identisch wie ein Virus, der mich krank macht. Der Autismus ist mein Entwicklungsvirus. Er hat mein Leben gestaltet, aber nicht meine Seele.

›Zu Hause‹ zu sein hat nichts mit Gefühlen zu tun. Es hat mit zweierlei zu tun: erstens der Körperbindung, zweitens der Bindung zwischen Emotionen und Bewußtsein. Kollabiert eins von beiden oder vollzieht einen Systemwechsel, geht die Bindung zwischen Selbst und Ausdruck entweder verloren oder verliert ihre Ausformung und wird sozial unverständlich.

Bevor ich meine Irlen-Linsen bekam, erkannte ich Menschen an ihren Gesichtern ebenso gut oder schlecht wie an ihren Schritten, ihren Mustern oder Formen. Damals konnte es mir passieren, mit einem Menschen ein wirres Gespräch zu führen, weil er Haar, Bart oder Brille eines anderen trug, um plötzlich schockiert festzustellen, daß er keine Ahnung hatte, warum ich mit ihm sprach. Es war, als wollte man ein Puzzle an einem seiner Teile erkennen. Auch in Träumen spielten Gesichter keine große Rolle beim

Erkennen, und in meinen Bildern und Zeichnungen zeige ich Figuren meist mit vom Betrachter abgewandtem Gesicht. Ausnahmen bilden eigentlich nur Katzen. Das sind die einzigen lebenden Wesen. Der Ausdruck der Katzen auf diesen Bildern findet in ihren Bewegungen in bezug auf den Betrachter statt. Ein Motiv zeigt eigens eine Katze, bei der ›niemand zu Hause‹ ist. Ein fragmentiertes Gesicht drückt keine Selbstehrlichkeit aus – es drückt gar nichts aus. Nur in den Augen kann ich Selbstehrlichkeit erkennen; und selbst dann schaue ich zwischen beiden hin und her und kann sie nicht auf einmal ergründen. Ich bin monooptisch.

Dann erklärte sie, warum Wechselgespräche ihr so schwerfielen und warum sie kognitive Autismustheorien so unbefriedigend fand.

G. DAS DASEIN ALS MONO

Mono zu sein [die Erfahrung, immer nur mit einem System zur selben Zeit wahrnehmen zu können] erschwert die Gleichzeitigkeit von Selbsterfahrung (internes Feedback und Reflexion) und Fremderfahrung (außengenerierte Daten, die verarbeitet werden müssen). Auch ohne fragmentierte Wahrnehmung kann diese Form des Monoseins die Verarbeitung der Reaktionen anderer erheblich einschränken, weil man als Mono auf der Ausdrucksspur (also bei dem Zugriff auf und der Kontrolle über Ausdrucksmittel und den Ausdruck selbst) möglicherweise außerstande ist, gleichzeitig eingehende Daten (wie die Reaktionen des Gegenüber auf diesen Ausdruck) auf ihre Bedeutung hin zu prüfen. Hier sehen Sie, daß ein Feedback der eigenen Wirkung auf andere beim Mono durch die unabsichtliche Kompensation von Datenüberlastung drastisch eingeschränkt werden kann. Denken Sie das mal mit einer Theorie des Geistes zusammen [...] Es dürfte mehr mit Informationsverarbeitung, unabsichtlichen Kompensationen, Mono und Wahrnehmungsproblemen zu tun haben als mit etwas so Simplem wie der Unfähigkeit, beim Gegenüber ein Bewußtsein anzunehmen.
Ein Selbst-Anderer-Mono wie ich reitet sich erst richtig in die

Scheiße, wenn es um Fragen der Identität und des Vertrauens geht. Es geht mir nicht um das Geld, das ich für die Knallköpfe von Neurologen aus dem Fenster werfe. Vielleicht hat das mit dem Zusammenspiel von neurologischen Problemen und Fragen der Persönlichkeit zu tun. Natürlich formt es in gewisser Weise die Persönlichkeit, das Verhältnis zum eigenen Selbst und zur Welt. Es ist kinderleicht, das Gehirn mit dem Bewußtsein zu verwechseln, und ich versuche schon seit Ewigkeiten, dieses verhedderte Wollknäuel zu entwirren, um mein Leben und meine Rolle darin so frei, so funktionsfähig und so glücklich wie möglich zu gestalten.

Für mich ist der Autismus ein Problem unzureichender Informationsverarbeitung. Zugriff, Verarbeitung und Kontrolle, um die es beim Verstehen, Reagieren und Selbst-Feedback geht, arbeiten mit solcher Verzögerung, daß oft nur bedeutungslose Bruchstücke ankommen. In diesem Sinn ist der Autismus ein Problem der Wahrnehmung und der Sinne, das mit dem Gehirn, nicht mit dem Bewußtsein zu tun hat. Ich würde sagen, ich habe neurologische Probleme, keine geistigen. Das Gehirn ist weder das Bewußtsein noch das Ich. Das Gehirn entscheidet nicht, es reagiert. Es kennt keine Präferenzen, sondern nur bestimmte funktionale Prioritäten. Ihm ist es gehupft wie gesprungen, ob Sie (oder ich) persönliche Neigungen, Abneigungen oder Gefühle haben. Es tut, was instinktiv geboten ist, egal ob es Sie (oder mich) ärgert, erschreckt oder sozial kompromittiert, Ihre (oder meine) Lernfähigkeit einschränkt oder Ihr (oder mein) Ausdrucksvermögen lähmt.

Sie kam auf das somatische, ›körperzentrierte‹ Konzept des Selbst zurück, ihre Gegenüberstellung von Körperschema und Körperbild, und daß sie – in ihren Augen – erst mit der und durch die Kunst zu einem vollständigen Menschen mit einem vollständigen Bewußtsein würde.

Ich habe immer noch ein ungutes Gefühl, wenn ich mir vorstelle, daß ich mein Körper bin. Ich kenne die Erfahrung, aber sie ist nicht kohärent. Meistens habe ich den Eindruck, ich existiere in meinem Unterbewußten oder Vorbewußten – an das man ohne Schreiben, Komponieren und Malen nur schwer herankommt. Im Alltag ist mir mein Selbst auf willentlicher und bewußter Ebene oft verschlossen, obwohl es abgerufen und evoziert werden kann. Ich verbringe einen Großteil meines Leben mit Schreiben und Komponieren oder in Gesellschaft eines Menschen, in dem ich mich gefahrlos spiegeln und abrufen kann. Meine Aufmerksamkeit wird mir von den Dingen um mich her diktiert, nicht von einem Bewußtsein. Das ist nun mal nicht zu ändern, aber wenn ich ins Zetern komme, muß ich bloß an die vielen Autisten auf niedrigeren Funktionsniveaus denken, die zu dieser Anpassung nicht imstande sind. Dann ist Schluß mit dem Gezeter.

Ich entschuldigte mich bei unseren Teegästen und widmete mich Donnas ausdrucksvoller Prosa. Ihre Einstellung zu ihrem Autismus bewegte mich ebenso wie ihre Probleme mit der Theorie des Geistes, zwischenmenschlichen Beziehungen, dem Gesicht, mit ›Anderen‹ und mit dem Selbst. Ich hatte ihr etliche eindringliche Fragen gestellt und nicht gewußt, ob Paul (der Ian ihrer Bücher) und sie darauf eingehen würden oder nicht. Sie hatten diese Angelegenheiten und manch andere durchdiskutiert, und wenn sie mich zu sich einluden, war ihr ›Wollen‹ hoffentlich groß genug, um mich zu ertragen.

Ich fuhr an die Westküste und verbrachte die Nacht in einem Hotel in der Nähe ihres Wohnorts. Nach dem Einchecken ging ich in den dunkelgrünen Hügeln ausgiebig joggen, Landstraßen und Feldwege entlang, die von kleinen, windschiefen Eichen gesäumt wurden. Es nieselte ununterbrochen, aber der Regen und die Brise waren warm, und ich fühlte mich wohl. Beim Joggen werde ich auf meine eigene Weise ›mono‹, werde eins mit meinen Gedanken und Gefühlen. Am nächsten Morgen konnte ich noch zum Atlantik hinunterlaufen, aufs Meer hinausschauen und mich im Anblick der Wellen verlieren, die unaufhörlich gegen die Felsen brandeten. Ich hoffte, für alles offen zu sein, was Donna und Paul mir erzählen mochten.

Donna hatte in einem Brief erklärt, Interviews würde sie grundsätzlich in ihrem ›Sprechlesen‹ vorformulieren. Bei einigen Interviews anläßlich ihrer Bücher hatte es offensichtlich Zusatzregeln gegeben – kein Augenkontakt und kein Kassettenrekorder. (Zu laut, hatte ich gedacht: »NEIN, bei ihnen tritt das ›Andere‹ zu sehr in den Vordergrund, was mich unwillkürlich blockiert und hindert, mich mit intaktem Selbst auszudrücken.«) Man hatte ihr Leben vorgestellt, das übliche Interview-»Blabla« in Donnas idiosynkratischer, aber zutreffender Diktion. Ich wollte dagegen konkrete Fragen stellen, wußte aber im voraus, daß eine Gesprächssituation problematisch werden konnte. Wenn ich so wenig wie möglich redete und hauptsächlich ihre Gedanken anregte, fiel es ihr vielleicht leichter.[15] Trotzdem würde ich zwangsläufig ihre Gedanken und die ihres Manns lenken. Die beiden hatten unserem Treffen keine Bedingungen auferlegt.

Kurz bevor ich los wollte, rief Paul an und gab mir letzte Anweisungen. Woran würden sie mich erkennen? Was hätte ich an? Er mußte meine Bedenken gespürt haben, denn sein letzter Satz war: »Seien Sie nicht nervös, damit machen Sie bloß uns nervös.« Zur vereinbarten Zeit holten sie mich ab. Ich war der einzige Wartende. Ich kam nach draußen, begrüßte sie und folgte ihnen mit meinem Wagen zu ihrem Haus. Am Telephon hatte Paul wissen wollen, wie ich aussähe. In meiner bescheidenen Art hatte ich gesagt, wie Clint Eastwood. Als wir bei ihnen ankamen, meinte Donna, ich erinnerte sie eher an den Menschen auf Munchs »Der Schrei«.

Ich hatte gefragt, ob ich ihre Bilder sehen und eigene Lieblingsbilder mitbringen könnte, denn ich dachte, über Kunst kämen wir vielleicht leichter ins Gespräch. Am Telephon hatte sie gesagt, sie sei eine expressive, keine rezeptive Künstlerin, aber wir könnten es ja versuchen. Sie zeigten mir Bilder von ihnen beiden: Paul malte imposante und präzise Gebäude und technische Konstruktionen; Donnas Bilder waren im Gegensatz dazu impressionistisch, frei und fast abstrakt. Auch ihre Portraits bekam ich jetzt zu sehen, deren Gesichter vom Betrachter weg in die Wand schauten. Ich mußte an Munchs zarte Aquatinta »Junges Mädchen am Strand« von 1896 denken, auf dem sich die Dargestellte ebenfalls abwendet. Das eine war ein künstlerisches Mittel, vielleicht zur Darstellung von Entfremdung, das andere eine psychische Notwendigkeit. Donna zeigte mir ein weiteres Werk. »Können Sie erkennen, was es darstellt?« Ich konnte nur Wirbel erkennen, sonst nichts. Vielleicht ein Weizenfeld? »Hennen.« Jetzt sah auch ich die Köpfe und Körper von Hühnern, die sich kaum vom dunklen und morastigen Hintergrund abhoben. Donna gab mir Anschauungsunterricht in optischer Überlastung. Sie zeigte mir Klimts »Birkenwald, 1903«, auf dem die Birken für mich fast schmerzhaft klar hervortraten.

»Künstler? Ich kenne keine und mag keine. Ich habe Klimts Bild gesehen. Es entspricht genau unserer optischen Datenverarbeitung ohne die Irlen-Linsen und hat uns beide angesprochen, nicht weil wir es mochten, sondern weil wir uns sagen konnten, das ist etwas, das anderen zeigen kann, was das für ein Gefühl ist. Im Gegensatz zu van Gogh oder Monet zeigt Klimt nicht einfach die optische Fragmentierung, sondern das Chaos selbst. Die meisten Bilder anderer Maler geben uns ein Gefühl von ›Anderem‹. Sie haben eine Art Absicht oder Gezieltheit, die mit lästigen Fingern auf uns einstochert und uns das Recht und die Freiheit nimmt, selber etwas aus ihnen zu machen. Die Bilder scheinen zu diktieren, wie wir sie sehen sollen, damit rauben sie uns das Selbst und zwingen uns ihr Anderes auf. Zumindest mir bleibt kein Selbst, um die Erfahrung solcher Bilder zu beurteilen.«

Ich erkundigte mich, ob ein statisches Gesicht einfacher sei als ein bewegtes, weil es weniger Informationen enthalte.

»Was die optische Verarbeitung angeht, ist ein statisches Bild einfacher. Was das Selbst-Anderer-Mono angeht, nicht. Sowohl das statische als auch das bewegte Gesicht erlegen ein Gefühl des Anderen auf Kosten der Verbindung zum Selbst auf. Aber das statische ist sozial besser zu bewältigen, weil es einen weder zulabert noch antatscht und zum Blickkontakt zwingen will. Das statische Gesicht auf einem Bild ist kontrollierbar, man kann sich problemlos von ihm abwenden. Deswegen interessiere ich mich mehr für Statuen. Ich habe Bilder von verzerrten Gesichtern gesehen. Sie wirken manchmal brutal – als hätte jemand das Privileg der Ordnung mißbraucht und sie bewußt in Stücke gerissen, um sich am konstruier ten Chaos zu weiden. Das steht in diametralem Gegensatz zu den Motiven, die mich als Autistin leiten.«

Ich hatte Bücher über Velasquez und Bacon mitgebracht. Das über Bacon ließ ich in der Tasche[16] und zeigte Donna nur Velasquez' gewaltige Portraits. Sie musterte Papst Innozenz X. und Sebastian de Gorra, einen Zwerg. Nach ihren Kleidern zu urteilen, müßten beide ganz schön reich sein, meinte sie. Sie machte eine Bemerkung zur Statur des zweiten, und ich erzählte ihr, am Königshof seien Zwerge gehalten worden. Sie betrachtete die Portraits, sagte aber weiter nichts. Ich erklärte, das Bild fange die Macht und die Grausamkeit des Papsts ein, die Angst und den Schrecken, in die er andere versetzen konnte, und die Würde und das Selbstbewußtsein, die Velasquez dem Zwerg verliehen hatte. Ich blätterte zu seinem Portrait von Calabazas, einem weiteren Hofnarren. Donna merkte sofort, daß er blind war (sie sah also *doch* die Augen an), sagte aber weiter nichts. Portraits waren offenbar kein gutes Mittel der Kontaktanbahnung. Dann machte ich mich an ihre Kommentare zu meinen Kapitelentwürfen. Paul bot mir etwas zu trinken an, und während ich las, besprachen die beiden Angelegenheiten, die sie und einen Logiergast betrafen. Ich war von Donnas Kommentaren gefesselt und froh, mich ihnen nicht aufzudrängen.

Ich hatte sie gefragt, wie sie in *Ich könnte verschwinden, wenn du mich berührst* ausgehend von Photos ihr Selbst so genau habe schildern können. Ihre Erklärung lautete:

Ich kann Bindungen zum und Trennungen vom Selbst in Photos anderer sehen. Ich verstehe auch das System, mit dem man beim Ansehen von Photos eines bestimmten Menschen Überlastung bewältigt.

Ich kann ein lächelndes und ein zerknittertes Gesicht sehen. Ich kann Tränen sehen. Ich kann sehen, wenn ›niemand zu Hause‹ ist.

Ich kann in der Regel nicht oder kaum sehen, warum Menschen eine bestimmte Miene aufsetzen.

Erinnerte ich mich daran, wie ich war, oder entzifferte ich einen Gesichtsausdruck? Wenn ich mich erst an etwas erinnerte und es dann von der Kamera eingefangen sah, bestätigte das die Richtigkeit meiner Erinnerung – erst recht, da ich ständig zu hören bekam, ich sei verrückt –, also traute ich meinen Erinnerungen erst, wenn sie Bestätigung fanden.

Mich interessierte ihr kreatives Vorgehen beim Schreiben. War es halbbewußt oder vorbewußt? Erfüllte es sie mit Befriedigung? Ich hatte ihr mein Erstaunen geschildert, daß eine Autorin mit so großem Verständnis schrieb, aber ein so wenig organisiertes Selbst hatte. War das Schreiben für sie ein Selbstgespräch, hatte ich gefragt, überkam es sie aus heiterem Himmel, oder war es Gespräch mit Menschen, mit denen sie anders nicht kommunizieren konnte? Sie erwiderte, auf einer Ebene wäre es ein Monolog, auf einer anderen ein Selbstgespräch, das sich der Bewußtmachung entzog. Es stamme aus ihr, könne aber auf unpersönliche Weise genutzt werden, als vorbewußter befreiter Monolog, von dem ihr Bewußtsein ausgeschlossen bleibe, bis es das Geschriebene lesen könne; unübersetzte Gedanken in Schriftform.

Das brachte mich zur nächsten Frage, denn anscheinend konnte sie sich nur in ihrer Kunst lückenlos ausdrücken, binden oder wahrhaft ›sein‹. Ich fragte, ob das eine halbbewußte Gabe sei. Verschaffte sie ihr Befriedigung?

Der Prozeß des Komponierens, Schreibens oder Malens läuft automatisch ab und wird nicht von bewußten Bindungen oder Erfahrungen begleitet. Das Resultat – die gelesenen Sätze, die gehörte Musik, das sichtbar werdende Bild – kann ich bewußt kontrollieren und erfahren, aber vom Schaffensprozeß bin ich ausgeschlossen. Er geht tatsächlich auf die ›Gaben‹ eines anderen in mir zurück, so daß das Wort Befriedigung hier nicht greift. ›Befriedigung‹ bezeichnet das angenehme Gefühl, wenn einem etwas gelungen ist. Dafür muß man eine Erwartungshaltung an das formulieren können, was man hervorbringen will. Man braucht den ›Versuch‹ oder die ›Absicht‹. Bewußt habe ich die nicht, also ist ›Befriedigung‹ ein ganz unwichtiger und unpassender Ausdruck, als würde mir jemand überraschend das schöne und eindrucksvolle Bild eines anderen zeigen und fragen: »Und, Donna, befriedigt es dich?« Darauf könnte ich nur antworten: »Es spricht mich an« oder »Es berührt mich« oder »Ich fühle mich zu ihm hingezogen«, aber es wäre unverbunden und falsch zu sagen »Es befriedigt mich«, denn das ›Ich‹ in diesem Satz würde weder eine bewußte Erfahrung der Erschaffung noch die Absicht kennen, die es hervorbrachte.

Als ich Donnas Text gelesen hatte, kamen Paul und sie herein, und wir diskutierten Fragen, die sich aus ihren Antworten ergaben, aber auch die fehlende Theorie des Geistes bei manchen Autisten. (Donna fand diese Theorien richtig, aber unwichtig – wenn man ohne etwas aufwuchs, schlug man sich auf andere Weise durch und gewöhnte sich an andere Regeln. Wenn man Autisten helfen wollte, sollte man diese anderen Regeln definieren und analysieren, statt sich auf etwas zu konzentrieren, das Autisten fehlte.) Wir überlegten, wo Autisten es am besten hätten: in einer Welt ohne ›Normalos‹ oder in einer toleranteren und größeren Gesellschaft mit mehr Gleichheit? Ich sprach ruhig und sah die meiste Zeit auf den Tisch oder die Wand vor mir, während Donna auf mich heruntersah oder angeregt und rastlos durchs Zimmer lief. Paul hatte nebenan zu tun, schaute aber gelegentlich herein und machte eine Bemerkung. Donna illustrierte verschiedene Sachverhalte mit einer Gruppe von Spielzeugkühen, die sie auf dem Tisch zwischen uns hin und her schob.

Brieflich hatte ich mich bereits behutsam nach ihrem Zusammenleben erkundigt und kam jetzt darauf zurück. Hatte sie den Eindruck, daß ein Teil der Anziehung, die zur Liebe geführt hatte, über das Gesicht vermittelt worden war? Repräsentierte das Gesicht den Menschen?

»Nicht das ganze Gesicht, denn das blieb mir verschlossen. Aber es gab ›Pauls Nase‹, ›Pauls Augenbraue‹ und ›Pauls Auge‹, und für ihn gab es ›Donnas Nase‹ und so weiter. Wir kannten den anderen als Sammlung dieser Einzelteile. Wir heirateten, nachdem wir uns mit Hilfe von Irlen-Linsen ein einziges Mal als ganze Körper und Gesichter gesehen hatten, aber da hatten wir noch keine eigenen, also heirateten wir, wie wir vorher gelebt hatten – ohne kohärentes Bild des anderen; mit einem kohärenten Eindruck, aber nur fragmentierten Bildern des anderen. Der kohärente Eindruck, der aus diesen Bruchstücken und Mustern erwuchs, führte zur Liebe. Auch wenn ich immer nur ein Auge zur Zeit aufnehmen konnte, frappierten mich genau wie bei meinem kleinen Bruder Pauls Gefangenschaft in sich und die Muster von Bindung und Trennung, aber ich fühlte nicht ihn, sondern mich in ihm (es hängt mit meinem Konzept eines fragmentierten ›Ich‹ zusammen, daß ich zu diesem Fühlen imstande bin. Andere, die sich täglich und stündlich als gerundetes Selbst sehen, können das vielleicht nicht).«

Sie meinte, damit sie mit jemandem zusammensein und ihn lieben konnte, dürfe dieser nicht zuviel von ihr fordern. Er müsse ihrem ›Selbst‹ Spielraum lassen und dürfe ihr labiles ›Ich‹ nicht überfordern oder wegnehmen. Die Liebe gedieh dann im Wissen, daß es zwei solche Menschen gab, die sich mit diesen Eigenarten akzeptierten. Ich mußte an Kahlil Gibrans berühmte Liebesmetapher zweier Geigensaiten denken, die getrennt blieben, aber zusammen erklangen. Ich dachte daran, wieviel wir doch von den beiden lernen konnten.

Die Zeit verging wie im Fluge. Ich wußte, daß es den beiden schwerfiel, sich mit einem Fremden zu unterhalten. Donna hatte angedeutet, mehr als zwei Stunden »Blabla« hielte sie nicht aus, und diese waren vorbei. Paul war mit den Vorbereitungen des Mittagessens fast fertig, und sie fragten sich laut, was sie mit »ihm« machen sollten. Ich meinte, ich müsse los, weil ich am selben Tag mit meiner Familie ans andere Ende von England fahren und meine Schwester und ihren Mann besuchen wollte. Donna stieß einen leisen Erleichterungsschrei aus, entschuldigte sich sofort und bat mich, es nicht persönlich zu nehmen.

Als ich auf den Hof trat, tollte und tanzte Donna mit der Schönheit eines Kindes oder eines jungen Fohlens herum und ging völlig in ihrer Freude an der Bewegung auf. Ich hoffte und spürte, daß sie eins mit ihrem Selbst und ihrem Körper war. Sie kam zurück, sah vor mir auf den Boden und sagte, sie wisse, wie schwierig es sei, ihre Welt zu begreifen, aber sie traue mir zu, es zu schaffen. Ich dankte ihr für den Vormittag und für die Mühe, die sie sich mit den Antworten auf meine Briefe gemacht hatte, aber am meisten für dieses Kompliment, das ich sicher nicht vergessen würde. Dann verschwand sie.

Als ich in den Wagen stieg, kam Paul heran. »Wissen Sie, Donna und ich sehen uns nie ins Gesicht. Wir haben unsere Privatsprache und -kommunikation.« Ich dankte ihm für seine Hilfe und fuhr in unsere hektische Familienwelt und ihren gloriosen Gemeinschaftsbrei zurück. Insgeheim dachte ich, Donna und Paul sollten in ihrer Privatwelt ungestört bleiben.

Ich war auf weiten Umwegen zum Autismus gekommen. Als ich bei den anhand von Primaten ausgearbeiteten Theorien der Verhaltensforschung nicht weiterkam, meinte ich, das Gesicht müsse doch mehr sein als bloß ein Display von sozialen Signalen. Ich hatte mir Primaten angeschaut, um einen Ausweg zu finden, einen Weg, der das Gesicht wieder zum Ort des Ausdrucks von Stimmungen und Gefühlen machte. Über die Mimik bahnte man sich einen Weg zum Bewußtsein anderer und damit zu einer sozialen Existenz. All das sagte auch die Theorie des Geistes, aber eine solche *Theorie*, ein Erklärungsansatz aus der kognitiv denkenden Welt, mochte noch so genial und plausibel sein, sie konnte nie all das einbegreifen, was sich auf dem Gesicht abspielte, oder all das erklären, was die Evolution des Gesichts ermöglicht hatte. Das Gesicht, zumindest das Gesicht des Menschen, war ein Mittel, um an andere Menschen heranzukommen, eine Beziehung zu ihnen aufzubauen und ein Einfühlungsvermögen zu entwickeln, das im Tierreich größtenteils unbekannt war.

Bei Autisten war das Fehlen dieser Beziehungen und dieser Empathie eklatant, und ihre Reflexionen über das Leben, über ein Leben ohne mitfühlendes Gesicht schienen ex negativo zum Verständnis dessen beizutragen, was das Gesicht repräsentierte.

Donna beschreibt eindeutig, wie mimische Konversationen von der Beziehung und dem Engagement zwischen zwei oder mehr Menschen abhängen. Die meisten Menschen empfinden sie als Aufforderung, aber schüchterne Menschen verstören sie, und für Autisten bedeuten sie eine fast überwältigende Bedrohung ihres empfindlichen Selbst. Sie vermeiden aktiv Gesichter, weil sie im Hin und

Her mimischer Konversation von anderen leicht überrannt werden. Das Reden war dagegen offensichtlich einfacher und ermöglichte die Konversation mit der nötigen Unabhängigkeit zur Selbst-Erhaltung. Wenn sie andere ansehen, bedeutet das ein emotionales Engagement, in dem sie fast ertrinken, eine drohende Vernichtung des Selbst, und sie erfahren praktisch unkontrollierbare Gefühlsstürme, die sich durch Gestik, Mimik und Sprache kaum ausdrücken lassen. Mit der schwach ausgebildeten Anlage, Gefühle zum Ausdruck zu bringen, werden diese selbst verzerrt und bedrohlich. Mit der Beschreibung fehlender Bindung zum Körper – einem Mangel an Ver-Körperung, der auch auf die fehlende Mimik zurückging – gab es keinen Kanal mehr für den Ausdruck, die wahre Erfahrung und damit die Kontrolle der Gefühle.

Es gab aber noch weitere Gründe, Gesichter zu meiden. Sie senden beispielsweise zu viele Signale aus. Sie machen zu viele subtile Bewegungen auf einmal, als daß Autisten sie noch verarbeiten könnten. Ein einziger Ausdruck kann wie ein einfaches musikalisches Thema gelernt und verstanden werden, aber das komplexe, gleichsam sinfonische Mienenspiel der meisten Menschen überfordert sie einfach. Wegen dieser zahllosen und subtilen Bewegungen fand Donna die Mimik anderer vielleicht trügerisch, die jener Menschen nämlich, welche sie als ihrem Selbst untreu beschrieb.

Donnas Bericht aus erster Hand hat natürlich seine Grenzen. Es muß ungewöhnlich schwer sein, die Probleme sensorischer Überlastung zu entwirren, die sich auf die emotionale Entwicklung und die Begriffe von Selbst und ›Anderen‹ auswirken, und sich gegen die »Knallköpfe von Neurologen« zur Wehr zu setzen. Stellt man diese Probleme jedoch in Rechnung, war ihrem Erfahrungsbericht und ihren Antworten auf meine Fragen eine innere Kohärenz nicht abzusprechen. Ihre Welt mochte sich von der unseren noch so sehr unterscheiden, mir war sie faßbar geworden. Durch die Beschränkung auf ihre Schwierigkeiten mit der Mimik war ich zu einem Verständnis des Autismus gekommen, das komplementäre, objektivere Berichte nicht bieten können. Und genauso wichtig war, daß sich mit diesen Einblicken Reflexionen auf die Gesichter von uns ›Normalos‹ eingestellt hatten, die ich anders nicht erreicht hätte.

Nun ist der Autismus eine weit verbreitete Entwicklungsstörung und hat nicht nur mit dem Gesicht zu tun. Sind angesichts der vielen Probleme von Autisten überhaupt Rückschlüsse auf mimisch induzierte Bindungen und das Sozialverhalten möglich? Vielleicht nicht. Aber was ist mit Menschen mit ausschließlich mimischen Problemen? Was ist, wenn sie sich mit ganz ähnlichen Kontaktschwierigkeiten konfrontiert sehen? Der Autismus ist ein Krankheitsbild, zu dem unter anderem soziale Beziehungsarmut gehört, die sich in Problemen mit dem Gesicht äußert. Läßt sich dieser Satz umdrehen? Inwiefern können mimische Probleme das Sozialverhalten und das Selbst verändern?

DER ZUSCHAUER

Autisten schenken dem Gesicht keine große Aufmerksamkeit. Durch die Korrespondenz mit Donna Williams dämmerte mir, warum dem so war, und ich verstand sowohl den Autismus als auch das Gesicht etwas besser. Autisten gehen Gefühle nicht ab, eher empfinden sie zu viele, können sie aber kaum verstehen oder ausdrücken.

Als nächstes unterhielt ich mich daher mit einer Gruppe von Menschen, deren Krankheit fast ausschließlich das Gesicht betrifft. Vorher mußte ich aber noch einen Teil der Forschung aufarbeiten, die sich damit beschäftigte, inwiefern die Entwicklung des Kindes mit dem Gesicht zusammenhängt. Dabei zeichnete sich schnell ab, daß Babys auch über das Gesicht mit der Welt Verbindung aufnehmen, sie zu begreifen und andere zu beeinflussen lernen.

Nachahmung, Selbst und ›Andere‹

Während imitierende Handbewegungen bei Babys schon sehr früh zu beobachten sind, glaubte man bis vor kurzem, mimische Nachahmungen träten erst im Alter von acht bis zwölf Monaten auf.[1] Säuglinge müssen das Selbst und den ›Anderen‹ auf einzigartige Weise verknüpfen, um mimisch aktiv werden zu können. Sie müssen eine bei jemand anderem gesehene Tat – die verzogene Miene – zu einer nicht gesehenen Tat – der eigenen verzogenen Miene – in Beziehung setzen, und lange Zeit glaubte man, das sei in den ersten Lebensmonaten zu kompliziert.

1977 konnten Meltzoff und Moore jedoch zeigen, daß es schon in den ersten Lebenstagen zu mimischen Nachahmungen kommen kann.[2] Bei weiteren Forschungen fanden sie Kinder, denen einfache

Nachahmungen wie Zungevorschieben und Mundöffnen schon nach zweiundvierzig Minuten gelangen. Nach wenigen Tagen können Babys das Gesicht ihrer Mutter von dem eines Fremden unterscheiden.[3] Wenn das Baby das Gesicht des Erwachsenen sieht, braucht es ein Feedback der Gesichtshaut und -muskulatur über die eigene Mimik, um auf die optische Tätigkeit des Gegenüber reagieren zu können. Dieser Aspekt war lange Zeit übersehen worden, aber Kleinkinder können durch Informationen von Haut und Muskeln ebenso gut wie Erwachsene ihre Gesichtszüge und ihre Mimik von innen spüren (ein Prozeß namens Propriozeption). Nicht nur das, Babys können auch schon außerordentlich früh Gesichter ziehen und Mienen lernen. Die Schlußfolgerung drängte sich auf, daß ein angeborenes Programm dafür verantwortlich ist.[4]

Warum bildet sich diese Fähigkeit zur Nachahmung so früh aus? Ist sie ein für das Baby bedeutungsloser Reflex, der bloß dem Erwachsenen vormachen soll, sein Kind sei so ›klug und weise‹, daß es besondere Fürsorge verdient habe? Wohl kaum, denn ein Baby zeigt das Gesicht, das es für einen Erwachsenen aufgesetzt hat, auch dem nächsten; es *erinnert* sich an Mienen. Alle Eltern wissen, daß es für Babys harte Arbeit ist, Gesichtsausdrücke hervorzubringen und zu lernen, wie sie trotz gelegentlicher Rückschläge das beste Gesicht hinbekommen. Sie liegen da, üben und probieren einzelne Mienen an ihren Versorgern aus; ihr Gesicht wird zum ersten Körperteil, den sie beherrschen wollen, nicht nur zum Saugen, sondern auch zur Kommunikation. Meltzoff und Moore stellten die These auf, Kinder lernten durch Nachahmung der Großen, sie probten einzelne Handlungen regelrecht, und diese frühe Nachahmung repräsentiere keine motorischen Reflexe, sondern sei bereits soziale Interaktion und Kognition. Aus diesen ersten mimischen Lernschritten gingen die Anfänge von Individualität und Persönlichkeit hervor.

Mimisches Gebaren und Lernen kann jedoch weiterreichende Folgen haben. Durch propriozeptive Nachahmung kann ein Gesicht vom Ausdruck optischer Erfahrung zu dem gefühlter Erfahrung werden: Etwas von ›da draußen‹ in einem anderen kann in mein Ich überführt werden.[5] Einzelnen Gesichtern kann so ein Kontext zugewiesen werden; Gesichter sehen so aus, wie sich die Babys fühlen. Mimische Bewegungen unterscheiden sich nämlich insofern von Bewegungen der Arme und Beine, als sie die Grauzonen zwischen Bewegung, Verhalten und Geisteszustand oder Stimmung überbrücken. Mit dem Gesicht kann ein Kind äußerlich wahrgenommenes Verhalten auf innere Körpereindrücke übertragen. Wenn mentale Zustände im Bewußtsein und physische im und am Körper lokalisiert werden, könnte die Mimik zwischen beiden liegen, als Bewegungen in Verbindung mit inneren Zuständen. Der nächste Schritt besteht in der Initiation; Babys lernen nicht nur schnell zu reagieren, sondern auch, andere zu beeinflussen und zu manipulieren. Nach wenigen Monaten können sie optische Zuwendung herstellen und abbrechen.[6]

Wir werden allein geboren, und erst durch das Gesicht erfahren wir, daß es da draußen Dinge wie uns gibt, die auf uns reagieren und die wir durch verschiedene Mienen beeinflussen können. Durch Bewegen des Gesichts lernen wir andere und uns selbst kennen. Babys ziehen Gesichter, die sie bei anderen gesehen haben, nutzen sie zur Identifizierung und bestätigen diese durch Nachspielen. Sie bewältigen Probleme, beobachten die einen Gesichter und ignorieren andere.

Durch diese frühen Entscheidungen geben sie Erfahrungen Bedeutung. Das alles läuft ab, bevor das Kind bewußt den Kopf bewegen oder sitzen kann und nur mit den Armen und Beinen strampelt, als wollte es schwimmen oder mit den Flügeln schlagen. Aber es sieht seine Versorger an, gurgelt, lächelt und runzelt die Stirn, weint und schneidet Fratzen. Die Beherrschung des Gesichts ist viel weiter entwickelt als die anderer Körperteile. Das Baby kann – vor dem Spracherwerb, mit wenigen zweckdienlichen Bewegungen und praktisch ohne Körpersprache – eigentlich nur mit dem Gesicht und den Augen kommunizieren, nicht nur, wenn ihm etwas fehlt, sondern auch als beginnender Ausdruck von Individualisierung und Charakterprägung.

Im wechselseitigen Mienenspiel verschmelzen Mutter und Kind fast. Aus darwinistischer, biologistischer Perspektive muß das Kind die Mutter um jeden Preis an sich binden, um das eigene Überleben zu gewährleisten. Die Gemeinsamkeit von Leben und Erfahren, die das Elternsein so schön macht, beginnt im Gesicht. Im ganzen weiteren Leben eines Menschen wird das Gesicht vielleicht nie wieder so wichtig wie in diesen ersten Wochen und Monaten.

Kinderspiel

Das Vertrauen auf das Gesicht baut sich auf, wenn Mutter, Vater, Geschwister und andere sich über das Baby beugen, es lange und überdeutlich anlächeln und einladen, dieses Lächeln zu erwidern. In den ersten Wochen und Monaten übertreibt eine Mutter ihr Mienenspiel dem Baby gegenüber physisch und zeitlich. Wenn sich das Baby zu ihr dreht, schaut sie es übertrieben erstaunt an, mit aufgerissenen Augen, weit offenem Mund und hochgezogenen Augenbrauen. Diese Miene behält sie wie in Zeitlupe länger bei als in Gesprächen mit Erwachsenen. Mütter beschränken sich auf einige wenige Gesichtsausdrücke, übertreiben diese aber. Sie setzen im wesentlichen ein deutliches Stirnrunzeln ein, pantomimische Anteilnahme, ein eher neutrales Gesicht und vor allem natürlich ein breites Lächeln. Stern vertritt den Standpunkt, Mutter und Baby würden auf diese Weise jeweils die soziale Interaktion initiieren, aufrechterhalten, verändern und beenden.[7] Überraschung initiiert, Lächeln erhält und Stirnrunzeln beendet sie, während das neutrale Gesicht, besonders bei abgewandtem Blick, mangelnde Interaktionslust signalisiert.

Zwischen Müttern und Babys gelten andere Regeln für Blickkontakte als unter Erwachsenen. Diese sehen sich selten länger als ein paar Sekunden in die Augen, es sei denn, sie wollen gleich kämpfen oder miteinander schlafen. Mutter und Kind können sich dagegen dreißig Sekunden und länger in die Augen schauen, und beim Spielen schaut eine Mutter ihr Baby siebzig Prozent der Zeit an. Auch die Abwechslung beim Sprechen unterscheidet sich. Unter Erwachsenen sieht man meist den Sprecher an, aber wenn man selber spricht, sieht man weg. Beim Spielen kann eine Mutter gleichzeitig sprechen und ihrem Baby in die Augen schauen. Beim Stillen schaut sie nur, spricht aber nicht, um das Stillen nicht zu stören. Beim

Guck-Guck und anderen Spielen geht es sogar gerade um das Gesichtzeigen.

In den ersten Lebenswochen wird das Baby, wenn es wach ist, hauptsächlich gestillt und gewickelt, und dann ist es die ganze Zeit nur wenige Zentimeter von den Augen der Mutter entfernt. Als allererstes richtet sich sein Blick auf ihr Gesicht, und es lernt dort, wie Menschen Beziehungen eingehen.[8]

Mit etwa sechs Wochen kann das Baby der Mutter in die Augen schauen und ihren Blick erwidern. Die Mutter merkt, daß es sie richtig wahrnimmt. Das ändert sich, wenn das Kind wächst und unabhängiger wird. Dann geht es um zwei zunehmend gleichberechtigte Menschen und nicht mehr darum, daß der eine dem anderen alles gibt. Mit drei Monaten ist das Sehvermögen des Kindes so weit entwickelt, daß es Gegenstände und Personen durch ein Zimmer verfolgen und den Blick auch über weitere Strecken einsetzen kann, um Bindungen einzugehen. Außerdem kann es jetzt entscheiden, wann und wen es ansehen will. Mit etwa einem halben Jahr hält es nach Gegenständen Ausschau, mit denen es spielen kann. Die überragende Bedeutung des Gesichts nimmt dann ab, bis man sich als Erwachsener wieder verliebt, aber es behält seine Bedeutung für viele Aspekte der Kommunikation.

Mit etwa acht Monaten werden Kinder unruhig, wenn sie von der Mutter getrennt werden. Danach lockert sich die enge Bindung und erlaubt Kontakte mit anderen Menschen, Verwandten und Freunden. Kinder müssen andere kennenlernen, ein Sozialverhalten entwickeln, mit Gleichaltrigen klarkommen und sich in der Schule behaupten. Sprachliche und kognitive Fähigkeiten werden immer wichtiger, aber unser Empfinden behält Priorität.

Auf dem Spielplatz

Es gibt zahlreiche Untersuchungen der Faktoren, die die Beliebtheit eines Kindes bei anderen beeinflussen. Antony Manstead und Roselyne Edwards haben untersucht, wie Kinder parallel zur eigenen Entwicklung differenzierter Gesichtsausdrücke lernen, auf Stand-

photos die anderer zu erkennen.[9] Drei- bis Fünfjährige konnten nur
Glück eindeutig zuordnen; Ärger wurde mit sieben erkannt, Angst
mit zehn und Überraschung mit elf. Fehler bei der Zuordnung von
Gesichtern und Gefühlen ließen darauf schließen, daß kleine Kinder noch über breitere Gefühlskategorien verfügen; so warfen Drei-
jährige ›Verrücktheit‹ oft in einen Topf mit ›Angst‹ und ›Ekel‹.
Obwohl man sprachliche und emotionale Probleme in solchen
Experimenten nicht außer acht lassen kann, weisen die Ergebnisse
doch darauf hin, daß Kinder beim Heranwachsen Gefühle immer
genauer zuordnen können.[10]

Zu den wichtigen Resultaten der Arbeit gehört die Einsicht, daß
es bei Kindern derselben Altersstufen zu großen Abweichungen
kommen kann. Wirken sich diese Unterschiede auf die Beliebtheit
unter Gleichaltrigen aus? Die Fähigkeit, Gesichtsausdrücke anderer
genau zu erkennen, erlaubt Prognosen über die emotionale Kompetenz, die sich danach bemißt, ob man die eigenen Gefühle und die
anderer unterscheiden und wie man auf die der anderen angemessen
reagieren kann. Es überrascht nicht gerade, daß diese Kompetenz
mit der Beliebtheit unter Gleichaltrigen korreliert. Folgerichtig gibt
es einen Zusammenhang zwischen niedriger emotionaler Kompetenz und höheren Anteilen an vorzeitigem Schulabgang und Krimi-
nalität. Da nicht bekannt ist, ob hier eine Kausalbeziehung besteht,
entwickelten Manstead und Edwards eine Langzeitstudie, die in
einer Gruppe von 170 Fünf- bis Siebenjährigen Mimik, Beliebtheit
unter Gleichaltrigen und das Erkennen von Emotionen untersuchte.
Emotionen wurden anhand von Gesichtsphotographien analysiert,
die Beliebtheit unter Gleichaltrigen wurde mit der Frage gemessen,
mit wem die Kinder am liebsten spielten oder wen sie zu ihrer Ge-
burtstagsfeier einladen würden. Manstead und Edwards fanden heraus, daß die Beliebtheit eines Kindes mit fünf Jahren seine Fähigkeit
erklärte, mit sieben Jahren Emotionen zu erkennen, auch wenn
Unterschiede beim Erkennen mit fünf vernachlässigt wurden:
Beliebtheit hilft beim Erkennen von Gefühlen. Wie gut ein fünf-
jähriges Kind einen Gesichtsausdruck erkennt, erlaubt umgekehrt
Aussagen darüber, wie beliebt es mit sieben sein wird, wenn man
Unterschiede der Beliebtheit mit fünf unberücksichtigt läßt. Das

Erkennen von Gefühlen spielt also eine Rolle für die Beliebtheit in einer Gruppe von Gleichaltrigen. Auf dem Spielplatz funktioniert es mit sieben Jahren also in beiden Richtungen. Wenn man in der Peergroup an der Spitze steht und von allen gemocht wird, lernt man, Gesichter richtig zuzuordnen und angemessen auf sie zu reagieren. Wenn man die Mimik (und damit die Stimmung) anderer richtig einschätzen kann, kommt man besser mit ihnen klar. Niemand würde behaupten, eine gute Mienenkenntnis wäre der Schlüssel zu Karriere oder Macht, aber bei den ersten Freund- und Bekanntschaften spielt sie erwiesenermaßen eine Rolle und mag dies auch später noch tun.

Widerspiegelungen unseres Selbst

Beim Eingehen von Beziehungen, haben wir gesehen, erhalten wir aus den Reaktionen anderer auch ein Feedback über uns selbst. Aber die Haut- und Muskelbewegungen unseres Gesichts verschaffen uns auch ein inneres Feedback. Beeinflußt dieses nervliche Feedback unsere eigenen Stimmungen und Gefühle?[11] Und wenn unsere Gefühle in gewissem Maß von ihrem Ausdruck bestimmt werden, können wir durch seine Manipulation dann auch sie verändern? Die fast stanislavskische Technik, bei der sich der Schauspieler vollständig in die dargestellte Figur und ihre Situation hineinversetzt, wurde von Gotthold Ephraim Lessing antizipiert[12] und war auch Darwin bekannt, der in seinem Buch über die *Gemütsbewegungen* schrieb:

> Der freie Ausdruck einer Gemüthserregung durch äußere Zeichen macht sie intensiver. Auf der anderen Seite macht das Zurückdrängen aller äußeren Zeichen, so weit dies möglich ist, unsere Seelenbewegungen milder. Wer seiner Wuth durch heftige Geberden nachgibt, wird sie nur vergrößern; wer die äußeren Zeichen der Furcht nicht der Controle des Willens unterwirft, wird Furcht in einem bedeutenderen Grade empfinden; und wer in Unthätigkeit verharrt, wenn er von Kummer überwältigt wird, läßt sich die beste Aussicht entgehen, die Elasticität des Geistes wieder zu erhalten.[13]

Diese Passage hält fest, daß ein Gefühl durch seinen Ausdruck verstärkt werden kann und daß sich die Selbstbeherrschung bei Emotionen wie der Trauerarbeit nachteilig auswirken kann, was heute weit mehr gesehen wird als im Viktorianismus.

William James ging noch einen Schritt weiter. Für ihn definierte die Mimik eine Emotion erst; die Emotion war ihr körperlicher Ausdruck.[14] Fand eine Leidenschaft nicht zum Ausdruck, dann gab es sie nicht, und wenn sie einmal ausgedrückt, dann aber unterbrochen wurde, erlosch sie. Vor einigen Jahren hat Fridlund die Belege dieser Hypothese ›mimischen Feedbacks‹ untersucht und als nicht stichhaltig verworfen.[15] Allerdings sind seine Beispiele von vornherein nur bedingt aussagekräftig: Er untersuchte Patienten mit einseitigen Gesichtslähmungen und Fälle von drogeninduzierter, vorübergehender Muskelparalyse. Bei keiner dieser Reduktionen mimischer Aktivität kam es zu Stimmungs- oder Gefühlsumschwüngen, aber beides waren auch ungewöhnliche Situationen, die wohl kaum eine natürliche Funktionsweise widerspiegeln.

Adelmann und Zajonc waren von dieser Hypothese stärker überzeugt und beriefen sich auf Experimente, in denen die Probanden eine Emotion simulierten, während sie sich eine Szene oder einen Film anschauten, die oder den sie hinterher als traurig oder komisch einschätzen sollten.[16] Diejenigen, die ein Lächeln aufgesetzt hatten, fanden den Film lustiger als die, die eine Grimasse gezogen hatten. In einem anderen Experiment, das in einem geistreichen Artikel ausgewertet wurde, sollten die Versuchspersonen einen Zeichentrickfilm mit einem Stift im Mund ansehen, und zwar entweder zwischen den Lippen (was ein Lächeln verhinderte) oder zwischen den Zähnen (was ein Lächeln ermöglichte und fast erzwang). Die zweite Gruppe fand den Film lustiger. Auch diese Studien haben aber zwangsläufig nur begrenzten Aussagewert, weil ein aufgesetztes Lächeln eben nicht natürlich ist.

Ein Mensch, der nie mimisches Feedback gekannt hat, würde vielleicht andere Erfahrungen machen, obwohl bei ihm wiederum schwer zu sagen wäre, was auf die Erfahrung anderer zurückginge und was auf reduziertes Feedback. Ich unterhielt mich mit einigen der wenigen Menschen, die nie ein Feedback durch ihre Gesichtsbewegungen empfangen und nie erfahren haben, was es heißt, zu lächeln oder die Stirn zu runzeln. John Hull hatte gesagt, Menschen, die ihre Gesichter nicht verziehen könnten, hätten etwas Priesterliches und würden den Eindruck erwecken, viele Dinge seien nicht lebenswichtig. Ich traf mich mit einem solchen Priester.

James

»Ich fange am besten mit meiner Familie an. Ich wurde 1939 als drittes von sechs Geschwistern geboren. Ich hatte ein angewachsenes Zungenbändchen, und unser Hausarzt, ein Chirurg, versuchte es in mehreren Operationen zu lösen. Bis er Erfolg hatte, mußte jedoch ein Weg gefunden werden, mich zu ernähren. Schließlich nahm man einen Füllfederhalter und träufelte mir damit Milch in den Mund. Ich habe erzählt bekommen, jedes Stillen hätte zwei Stunden gedauert, danach wurde mir schlecht, und die Sache ging von vorn los. Meine Eltern hatten eine Hebamme, die bei jedem Wochenbett bei uns wohnte, und in meinem Fall blieb sie länger, viel länger als den üblichen Monat. In der Familie war ich einfach ein weiteres Familienmitglied. Ich glaube, ich merkte überhaupt nicht, daß ich anders war, bis ich mit acht Jahren aus dem engsten Familienkreis heraus und auf die Dorfschule kam. Ich wurde so spät eingeschult, weil man soviel mit mir anstellen mußte.

Staffordshire war in den vierziger Jahren noch sehr ländlich, und die Schule war eine echte Dorfschule. Die Kinder der Bauern und die Lehrer wuselten alle durcheinander. Es war kein grausames Milieu, nur sehr hart. Langsam dämmerte mir, daß ich anders war als die anderen Kinder. Zu Hause sabberte ich manchmal beim Reden, und manchmal spuckte ich angeblich, ohne das zu wollen. Das wurde mir bald auch in der Schule nachgesagt. Man behauptete, ich hätte in den Kakao gespuckt oder einen Mitschüler angespuckt, und dann war ich geliefert. In der Familie ist mir, glaub ich, nie aufgefallen, daß ich irgendwie ungewöhnlich war. Daß ich anders war, hab ich erst daran gemerkt, daß ich nach meinem komischen Gesicht gefragt wurde, was nicht sehr oft vorkam, aber von Zeit zu Zeit eben doch.

Als ich mit elf aufs Gymnasium kam, wurde ich gefragt, warum ich beim Essen immer weinte, denn der Tränenkanal, der sonst normal funktionierte, näßte beim Essen immer. Das macht er heute noch, und ich muß mir ständig das Gesicht abwischen. Mein Vater unterrichtete am Gymnasium, und mein großer Bruder ging in die Oberstufe. Am Anfang wurde ich auf die Schippe genommen, weil mein Vater zum Lehrkörper gehörte und mein Bruder schon so groß war; man wollte mir deswegen eins auswischen, mit dem Gesicht hatte das weniger zu tun. Mit mir hatte das vielleicht gar nichts zu tun, und das hab ich wohl in den falschen Hals bekommen. Man war neugierig auf mich und beachtete mich, nicht weil ich *so* war, sondern weil ich *jemand* war. Mir fiel allerdings auf, daß ich Schwierigkeiten hatte, mit den Leuten zu reden. In den ersten Jahren am Gymnasium haben mich manche Leute nicht verstanden. Wenn ich mich im Unterricht gemeldet habe, weil ich die Antwort wußte, haben mich einige Lehrer nicht drangenommen. Sie hatten einfach Angst, sie würden mich nicht verstehen. Ich fühlte mich richtig übergangen.

Zwei oder drei Jahre lang bin ich zu einer Logopädin gegangen. Die hat mir sehr geholfen, langsamer zu sprechen und die Wörter zu trennen. Sie hat mir gezeigt, daß ich am Ende eines Wortes den Konsonanten mitsprechen muß, damit mich die Leute besser verstehen. Als ich in die Oberstufe kam, hatten sich die meisten Lehrer an mich gewöhnt. Und am Ende meiner Gymnasialzeit meinten sie, es sei nicht gerade ein Vergnügen, sich mit mir zu unterhalten, aber zumindest bekäme man mit, was ich sagte. Es war eine reine Jungenschule, und wir wohnten rund zehn Kilometer außerhalb der Stadt. Ich hatte nicht nur Nachteile oder Probleme wegen meines Gesichts, sondern auch Schwierigkeiten, mich mit Freunden zu treffen, weil die alle in der Stadt wohnten und es nur einen Bus zu mir nach Hause gab, und den durfte ich nicht verpassen. Erst in der letzten Klasse bin ich ein paarmal zu Partys gegangen, die bis in die Puppen dauerten und wo ich ein bißchen was mitbekommen hab. Vor Mädchen hatte ich lange Zeit gleichzeitig Furcht und Ehrfurcht.

Ich war ein ziemlich friedfertiges Kind, und manchmal hat mir mein Gesicht eher genützt als geschadet. Wenn ich etwas angestellt hatte, hab ich immer gesagt: ›Das war ich nicht, Mama, das muß er gewesen sein‹, und auf meinen Bruder gezeigt, der dreizehn Monate jünger war als ich. Sie hat mir immer geglaubt. Ich hab ziemlich schnell gelernt, daß ich den Leuten durch mein Gesicht ein X für ein U vormachen konnte. Gepokert hab ich allerdings nie. Ich habe als Kind sehr viel gelesen, was ja schon auf einen Einzelgänger hindeutet. Als Teenager habe ich jede Menge Thomas Hardy verschlungen, was in dem Alter wahrscheinlich nicht die ideale Lektüre war, weder für mich noch für meine Umwelt. Ich habe mich die ganze Zeit in meine Bücher verkrochen.

Ich wollte schon immer Priester werden. Mit achtzehn Jahren habe ich mich beworben und einen Studienplatz in Cambridge angeboten bekommen, falls mich die Kirche als Priesterkandidaten akzeptierte. Also habe ich mich an ein Auswahlkomitee der Anglikanischen Kirche gewandt, wo ich mein Empfehlungsschreiben für die Universitätsleitung bekam, aber bei der ärztlichen Untersuchung in Chester bin ich wegen meines Sprachfehlers durchgefallen. Meine Haltung und mein Gang kamen erschwerend hinzu. Es war ein ziemlicher Schock, daß ich die theologische Aufnahmeprüfung bestanden hatte und vom Arzt abgelehnt wurde. Daran kann ich mich noch gut erinnern. Es war aber erlaubt, sich ein Zweitgutachten zu besorgen, also bin ich auf Kosten der Kirche zu einem Arzt in der Harley Street gegangen. Der sagte nur: ›Nun, Mr. Brown, ich verstehe Sie, und Sie sind problemlos durch mein weitläufiges Sprechzimmer gelaufen‹, und machte die Entscheidung rückgängig.

Irgendwann hab ich mich mal mit meiner Schwester, die fünf Jahre älter ist als ich, über die Ablehnung unterhalten, und sie meinte, das wäre damals sowohl bei uns in der Familie als auch im Dorf auf völliges Unverständnis gestoßen und hätte alle ziemlich verbittert, was ich gar nicht mehr wußte. Ich kann ziemlich gut vergessen. Das ist keine normale Vergeßlichkeit. Ich war damals achtzehn, und ich hätte es bestimmt nicht einfach so vergessen.

Mich in einer Prüfung mit Leuten auseinanderzusetzen, war eine Hürde, die ich überwinden, oder ein Martyrium, das ich durchstehen mußte. Das war weniger schlimm als freiwillige Angelegenheiten. Sachen, die gemacht werden müssen, fallen mir von jeher leichter als Sachen, die gemacht werden können.«

James war in seiner Geschichte bis zum achtzehnten Lebensjahr gekommen, hatte sein Gesichtsproblem, das seltene Möbius-syndrom, aber nur am Rande erwähnt. Diane Williams, eine ame-rikanische Krankenschwester, die ebenfalls daran leidet, beschrieb ihre Probleme in einem 1986 veröffentlichten Artikel:

Ich kann die Augenbrauen nicht hochziehen, die Augen nicht zukneifen oder nach links und rechts drehen, lächeln oder die Lippen verziehen [...]. Mein Gesicht macht einen maskenhaften Eindruck.[17]

Diese Beschreibung und die von Möbius' ursprünglichem Patienten treffen auch auf James zu. Er kann seine Gesichtsmuskulatur nicht bewegen, hat herabhängende Lider, weit offene Augen und einen halboffenen Mund. Er kann die Augen nicht nach links und rechts bewegen und muß den ganzen Kopf drehen, wenn er zur Seite sehen will. Ich wies ihn darauf hin, daß er sein Gesicht kaum erwähnt hätte.

»Ich hatte von Kindheit an eine Vorstellung, die ich nie ganz los-geworden bin – daß ich im Kopf leben könnte, nur in meinem Kopf. Ob das an meinem Gesichtsproblem lag, weiß ich nicht. Ich war sehr introvertiert. Ich unterteilte die Menschen in zwei Gruppen: Die einen wollten etwas mit mir zu tun haben, die anderen aus ver-schiedenen Gründen nicht. Ich glaube, ich hatte ziemlich wenig Selbstbewußtsein. Wenn ich darüber nachdenke, stimmt es zwar, daß ein Christ nicht auf dem hohen Roß sitzen sollte, aber des-wegen muß er sich ja nicht gleich runtermachen wie ich damals.«

»Aber seinen Nächsten zu lieben wie sich selbst, *setzt doch voraus*, daß man sich selbst liebt.«

»Ja, das hat mir auch zu schaffen gemacht. Für mich hatte es aber nicht speziell mit meinem Gesicht zu tun, deswegen habe ich es vorhin nicht weiter erwähnt. Ich habe eigentlich nichts auf mein Gesicht bezogen. Wenn ich allein in einer Gesellschaft aufkreuzte, fühlte ich mich einfach doof, einsam und isoliert, und wenn ich an einer langen Tafel beim Essen saß, hatte ich immer das Gefühl, das Gespräch würde um mich herumgeleitet, und ich müßte mich aufs Essen beschränken, was ich auch gern gemacht habe, aber glücklich war ich damit nicht. Solche Gefühle hatte ich insgeheim schon immer. Es ist mir schon immer schwergefallen, mich einzumischen.«

»Ein offenes Lächeln kann zum Beispiel eine Einladung sein, auf jemanden zuzugehen.«

»Das ganze Gebiet nonverbaler Kommunikation habe ich erst in jüngster Zeit entdeckt. Inzwischen weiß ich, daß ich nur wenige Signale empfange, weil ich nur wenige aussende. Diese Verarmung bringt ein gewisses Maß an Unsicherheit mit sich. Erkennt er mich heute, spricht er mich heute an, wenn er mich auf der Straße trifft? Wenn ich die High Street entlanglaufe und mir jemand entgegenkommt, weiß ich heute schon von weitem, ob er mit mir sprechen wird, wenn ich ihn anspreche, aber ich habe lange gebraucht, bis ich das kapiert hatte.«

»Mit der Entscheidung, im Kopf zu leben und das Gesichtsproblem zu ignorieren, haben Sie sich von anderen abgewendet und sich der Welt einfach nicht gezeigt. Sehe ich das richtig?«

»Ja. Ich weiß bloß nicht, ob das an dem Schock lag, den ich bekam, als ich meine Familie verließ, wo ich akzeptiert und normal behandelt wurde. Es war ein großer Schock, anders kann ich das heute nicht bezeichnen. Aber ich weiß nicht, ob es schon ein Versuch war, damit klarzukommen.«

»Wurden Sie jemals auf Ihr Gesichtsproblem angesprochen?«

»Nein. Mein Mangel an Mimik und mein starrer Gesichtsausdruck wurden so gut wie nie erwähnt. Ich glaube, in Cambridge war ich ziemlich einsam. Auch da hab ich meinem Gesicht keine Schuld gegeben, obwohl es eigentlich auf der Hand lag. Im ersten Studienjahr hatte ich ein möbliertes Zimmer und war mit ein paar Theologiestudenten befreundet. Ich bin nicht vielen Studentenvereinen beigetreten. Da war ich sehr einsam. Im zweiten und dritten Jahr hab ich im Wohnheim des Colleges gewohnt, und das war viel besser – da tobte das Leben.«

Ich überlegte, wie schwierig es gewesen sein mußte, mit dem Möbiussyndrom am College Selbstbewußtsein zu zeigen. James hatte diese Schwierigkeiten aber offenbar nie in Beziehung zu seinem Gesicht gesetzt. Ich fragte, inwiefern der Mangel an Mimik seiner Meinung nach damit zu tun hätte.

»Ich sehe da bis heute keine Beziehung. Man akzeptiert sich, wie man ist, und fragt nicht groß nach dem Warum.

Ich ärgerte mich, daß ich durchs halbe Land fahren mußte, um nach Cambridge beziehungsweise nach Hause zu kommen. Nach drei Jahren hatte ich das satt und wechselte an die theologische Fakultät in Lichfield. Nach einem Jahr hat mich der Bischof unter seine Fittiche genommen. Das war ein Riesenkerl, 1,93 groß, saß in den Dreißigern für Cambridge im Ruderteam. Er meinte: ›Passen Sie auf, Brown, ich werde alles tun, was in meiner Macht steht, denn wenn ich Sie einer Gemeinde vorstelle, will ich sagen können, daß wir nichts unversucht gelassen haben. Dann kann ich guten Gewissens sagen: Liebt ihn, und stellt euch nicht so an.‹

Ich bin also ins National Hospital in London gegangen und hab mir Elektroden anlegen lassen. Der Facharzt erklärte, es gäbe beim Möbiussyndrom einen Zusammenhang zwischen den Füßen und dem Gesicht. Er meinte, die Muskeln wären heil, aber die Nerven lädiert. Ich könnte die Augen nach oben und unten bewegen, aber weniger gut nach links und rechts. Er sah nur eine Behandlung, nämlich eine Muskeltransplantation an den Mundwinkeln, um eine Art Lächeln bewirken zu können, aber damals gab es noch keine Garantie, daß beide Seiten sich dann symmetrisch verziehen würden. Er selbst hielt es für keine gute Idee. Ich war heilfroh, daß ich nicht operiert werden mußte, und lehnte dankend ab. Ich glaube, das war auch richtig so.

Ich erinnere mich, daß der Arzt mich einer Studentengruppe vorführte und sagte: ›Schaut euch diesen Mann genau an, denn einen solchen Fall seht ihr vielleicht in eurem ganzen Berufsleben nicht wieder.‹ Das gefiel mir, und ich dachte ironisch: Klasse, ich bin was Besonderes. Apropos, das ist auch ein Problem. Ich werde grundsätzlich ernst genommen, weil ich nicht lächeln kann. Meine Pointen gehen oft in die Hose – bei Witzen wird unheimlich viel über den Gesichtsausdruck vermittelt, und ich bin schon ein paarmal ins Fettnäpfchen getreten, weil ich alles mit todernstem Gesicht vorbringe. Einmal wollte eine junge Frau wissen, was ich als Vikar machen würde, wenn ein Baby bei der Taufe weint. Ich meinte: ›Ich schlage es mit dem Schädel ans Taufbecken‹, und sie rauschte absolut empört zum Priester, weil sie nicht gemerkt hatte, daß ich bloß eine alberne Bemerkung gemacht hatte.«

Es ist kaum zu glauben, daß jemand keinen Humor ausdrücken kann, oder daß andere Leute gar nicht auf die Idee kamen, daß er humorvoll denken könnte.

»Ich wollte damals unbedingt ordiniert werden. Durch die lange Ausbildung baut sich eine gewisse Erwartungshaltung auf, und wenn man es sich einmal in den Kopf gesetzt hat, erfordert es sehr viel Mut, die Sache an den Nagel zu hängen. Wenn man durchfällt, dann war's das eben, aber wenn man weitermacht und eine Klippe nach der anderen schafft, ist das wie eine Verlobung: Man erwartet einfach, daß sie zur Hochzeit führt. Daran kann ich mich noch von der Uni und vom College her erinnern. Die Ordination war nicht mehr das höchste der Gefühle, weil ich einfach nur noch etwas machte, was eh zu erwarten war.

Nach der Ordination wurde ich einer Gemeinde im Industriegebiet bei Wolverhampton zugeteilt. Eine große Stadtgemeinde, und der Bischof meinte: ›Ich möchte, daß Sie in diese Gemeinde gehen und sich dem Priester vorstellen.‹ Punktum. Ich habe mich also dem Priester vorgestellt, und der hatte drei Söhne, von denen zwei Hasenscharte und Wolfsrachen hatten. Als ich wieder zum Bischof kam, meinte ich, in die Gemeinde würde ich nur zu gern gehen, was auch daran lag, daß ich sowieso alles gemacht hätte, was der Bischof sagte. Er meinte: ›Ich habe vorher mit Absicht nichts gesagt, aber es wird Ihnen nicht entgangen sein, daß der Priester zwei Jungen mit Hasenscharte und Wolfsrachen hat, also ist Ihr Problem ihm nicht ganz unbekannt. Er könnte Ihnen behilflich sein.‹ Ich war ihm unendlich dankbar und dachte, da haben wir mal einen Bischof, der sich um seine Geistlichen kümmert und sich jeden seiner Schritte genau überlegt.

Ich mochte den Priester und seine Frau, und anderthalb Jahre lang war ich da oben richtig glücklich. Ich fand nicht, daß mir zuviel zugemutet oder abverlangt wurde. Ich weiß noch, daß es mich Überwindung kostete, nicht nur mein Gesicht durch die Stadt zu tragen, sondern auch Beffchen und Soutane, das Gesicht und die Uniform für Besorgungen, Besuche und Gespräche mit den Gemeindemitgliedern. Dummerweise wurde dem Priester eine andere Stelle angeboten, und er nahm sie an, was ich ihm natürlich schlecht verbieten konnte, aber mit seinem Nachfolger kam ich längst nicht so gut klar. Wir standen in rein beruflichem Verhältnis, während ich den früheren Priester als jemanden sah, der sich mit mir angefreundet hatte.«

»Konnten Sie sich mit Menschen anfreunden? Sie sagen das im Passiv, als ob nur er sich mit Ihnen angefreundet hätte. Fiel es Ihnen schwer, auf andere zuzugehen?«

»Es ist weitaus schwieriger, auf sie zuzugehen. Ja. Und das war auch immer wieder so. An manchen Tagen bin ich losgegangen und habe gut und gern vier oder fünf Hausbesuche gemacht, an anderen saß ich zu Hause und konnte mich einfach nicht dazu durchringen. Ich sagte mir, ich bin der falsche Mann für den Job, und habe mir Vorwürfe gemacht.«

»Dabei haben Sie einen Beruf ergriffen, bei dem Sie ständig Kontakt mit Menschen hatten. Was reizte Sie an der Priesterlaufbahn?«

»Ich glaube, mir gefiel der Gedanke, einen Gottesdienst zu halten. Vieles am Beruf ist unsichtbar – vor der Ordination macht man sich nicht klar, was er alles beinhaltet. Als Kind sieht man den Priester nur in der Kirche, nicht in der Gemeinde. Das fand ich faszinierend. Schon komisch. Was hat mich bloß fasziniert, wo ich doch damals schon Sprach- und Kontaktschwierigkeiten hatte? Vielleicht war es das andächtig lauschende Publikum. Vielleicht suchte ich nach einer festgelegten sozialen Rolle anderen gegenüber. Eine Seniorengruppe hab ich gern zu Hause besucht und ab und zu eine Beerdigung übernommen, das mag ich heute noch. Das funktionierte einfach. Heute habe ich den Eindruck, daß vieles andere einfach nicht funktionierte. Sitzungen leiten war mir zum Beispiel immer ein Greuel, weil ich mich nicht besonders gut durchsetzen kann.

Ich mußte mich immer dazu aufraffen, neue Menschen kennenzulernen, wenn meinetwegen eine neue Familie in die Gemeinde gezogen war. Ich hatte eine soziale Rolle, hinter der ich mich in gewisser Weise verstecken konnte. Das dachte ich jedenfalls, aber genau auf diesem Gebiet gingen die Unsicherheiten los. Ich muß irgendwann mein Selbstvertrauen verloren haben. Es kann eine halbe Ewigkeit her sein, jedenfalls wurde mir irgendwann klar, daß ich kein Selbstvertrauen hatte.

Anne habe ich in meiner ersten Gemeinde kennengelernt. Sie gehörte zur Gemeinde, und wir lernten uns kennen, weil ich bei einer befreundeten entfernten Verwandten wohnte. Anne besuchte meine Vermieterin regelmäßig und wurde mir aufgedrängt. Die ersten Tage, nachdem wir uns kennengelernt hatten, fielen mir sehr schwer, aber ich hatte einen sehr praktischen Grund durchzuhalten: Meine Vermieterin war für sechs Wochen verreist, und allein wuchs mir alles über den Kopf. Natürlich gefiel Anne mir auch, und ich bin heilfroh, daß wir beide durchgehalten haben. Nach und nach gingen wir lockerer miteinander um, wurden uns vertrauter, und es entwickelte sich eine wechselseitige Beziehung, die mir völlig neu war. Zuerst habe ich mich gefragt, *sage* ich mir eigentlich, daß ich sie liebe, oder *fühle* ich es? Am Anfang hab ich's mir wohl nur gesagt. Mir ist erst nach einiger Zeit klar geworden, daß ich diese Liebe wirklich empfand.«

»Wann haben Sie erfahren, daß Ihre Krankheit einen Namen hat? Wann wurde Ihnen klar, daß Sie nicht der einzige waren?«

»Merkwürdigerweise erst vor einiger Zeit, als meine Schwiegermutter in *Weekly News* einen Artikel von Linda Anderson über ihren Sohn fand. Sie hat ihn mir ausgeschnitten. Als ich die Geschichte von dem kleinen Jungen las, der nicht lächeln konnte, habe ich mich selbst wiedererkannt. Da wurde mir zum erstenmal klar, daß es andere wie mich gibt.

In Cambridge und danach habe ich wahrscheinlich überlebt, weil ich so ein introvertierter Stubenhocker war. Ich habe aus dem Alleinsein eine richtige Tugend gemacht. Irgendwie hat es mir gefallen, anders zu sein. Ich muß ein komischer Vogel gewesen sein. Ich hab mich viel zu lange so verhalten. Ich war gern anders als die anderen. Ich fand es tröstlich.«

»Haben Sie sich selbst Sand in die Augen gestreut?«

»Ja, bestimmt. Später habe ich dadurch Schwierigkeiten bekommen, weil jede Lebenslüge auf lange Sicht scheitert. Es hat aber ziemlich lange funktioniert. Vielleicht bis zum Tod meiner Mutter 1980, da war ich schon in den Vierzigern. Ihr Tod brachte mich ins Nachdenken über meine Beziehung zu ihr, meine Lebenseinstellung und was ich eigentlich machen wollte. Plötzlich wurde mir vieles klar, was dann zu meiner vorzeitigen Pensionierung führte. Ich weiß noch, wie mir aufging, daß mein Beruf mir eigentlich keinen Spaß machte. Nach dem Tod meiner Mutter bekam ich Depressionen. Ich bin zu einem Psychiater gegangen, der mir sehr geholfen hat. Er war auch Priester, ich hatte also genau den Richtigen getroffen.

Vor einiger Zeit habe ich zum erstenmal geistlichen Beistand gesucht. Der Priester fragte, ob mich mein Dasein wütend mache, und darüber hatte ich noch nie nachgedacht. Sind Sie wütend auf Gott? Können Sie ihm je vergeben? Und ich dachte, stimmt, ich bin wütend. Vielleicht hat sich mein Zorn in anderen Sachen Luft gemacht, die ich angefangen hatte und an denen ich gescheitert war, aber ich habe es nie meinem Gesicht angekreidet.«

»Wütend zu sein und die Wut nicht auszudrücken –«

»Zum Teil liegt es daran, daß man nicht wütend werden soll. Wenn man wütend ist, kriegt man gesagt, man solle sich wieder einkriegen; aber Wut ist ein mächtiges Gefühl, und heute ist mir klar, daß man mit Wut sehr viel Schaden anrichten kann. Ich glaube, ich habe in der Beziehung zu meiner Frau, in der Haltung zu meiner Arbeit und bei der Seelsorge sehr viel Schaden angerichtet. Irgendwann wurde mir klar, daß ich mich zwischen der Priesterrolle und mir selbst entscheiden mußte. Das wurde mir im Gespräch mit einem Therapeuten klar, und ich habe mich lieber für mich als für die Rolle entschieden.«

»Haben Sie damit an Selbstvertrauen verloren oder gewonnen?«

»Hatte ich überhaupt welches? Ich verlor mich als Priester und versuchte verzweifelt, mich als James zu gewinnen. Das war das Neue. Vielleicht war ich ein Leben lang vor mir weggelaufen und hatte mich hinter einer Funktion versteckt.«

»Das hört sich nach einem sehr wichtigen Gedanken an.«

»Ja, nach der Erforschung meines wahren Ich. Ich ist jemand, den ich im Spiegel sehe. Mit Spiegeln und Photos hatte ich schon immer Schwierigkeiten. Ich werde nicht gern mit mir konfrontiert.«

»Aber das gesehene Ich ist doch nicht Ihr wahres Ich.«

»Nein. Stimmt. Aber auch im Spiegel ist es ein Abbild oder ein Teil davon. Ich schaue nicht gern in den Spiegel, abgesehen vom Rasieren vermeide ich es. Ich meide Spiegel genauso wie Photos, aber ich kann inzwischen besser damit umgehen als früher. Ich wurde nicht gern photographiert, aber zu einem Vikar oder Priester sagen die Leute nach einer Taufe oder Hochzeit eben: ›Hey, wir machen noch ein Photo‹, und da spielt man dann mit. Man kann sich immer sagen: ›Das bin ja nicht ich, das ist ja der Priester.‹«

»Diane Williams, eine amerikanische Krankenschwester, hat ihr Möbiussyndrom beschrieben und gesagt, ursprünglich hätte sie nicht gewußt, was mit ihr los war. Im Beruf stieß sie dann auf den Namen, und als sie den Namen hatte, konnte sie mit ihren Freunden und Bekannten leichter darüber sprechen. Dadurch wurde sie nicht mehr so sehr über das Gesicht definiert. Ihr Selbst trat in den Vordergrund, und damit konnte sie sich dem Problem stellen. Als Mädchen hatte sie sich jedoch sehr stark über das Gesicht definiert. Paradoxerweise konnte sie es in dieser Zeit nur verkraften, indem sie es verdrängte.«

»Das kenne ich sehr gut. Aber ich habe diese Erfahrung erst später gemacht. Wissen Sie, ich habe mich dem Problem lange Zeit nicht gestellt, sondern mich hinter dem Beffchen versteckt. Wenn in den letzten Jahren etwas in Bewegung gekommen ist, habe ich es zum Teil der Selbsthilfegruppe zu verdanken, wo ich Kranke und ihre Angehörigen gesehen habe, die viel schlimmer dran sind als ich und die viel mehr zu kämpfen haben. Ich glaube allerdings, daß ich auch viel zu kämpfen hatte, auch in letzter Zeit noch, in der ich mehr über das alles nachgedacht habe als früher.

Mein Entschluß zur vorzeitigen Pensionierung entsprang keinem Glaubensverlust, im Gegenteil. Ich wollte nur nicht mehr als Pfarrer arbeiten, aber außerhalb der Kirchengemeinde gibt es leider kaum Stellen für Geistliche. Der Therapeut schärfte mir ein, ich könnte mein Leben selbst in die Hand nehmen. Ich sollte Entscheidungen treffen und über meinen Schatten springen, dann würde man mir schon zuhören.

Man fand keine Stelle außerhalb der Gemeinde. Am Ende schlug der Bischof eine vorzeitige Pensionierung aus medizinischen Gründen vor. Ein Psychiater nannte es chronisches Streßsyndrom, und die Pensionskasse der Anglikanischen Kirche akzeptierte das. Erst fand ich, hey, ich habe kein medizinisches, sondern ein geistliches Problem, aber dann fand ich, darauf könnte ich wenigstens stolz sein. Ich hatte einen Großteil meines Lebens als Priester verbracht, jetzt wollte ich ich selbst sein. Jetzt will ich wissen, was das heißt. Ich glaube, ich kann viel besser mit mir umgehen, seit ich die Gruppe habe.

Es fällt mir heute leichter, über mich zu sprechen. Früher habe ich mich mit niemandem länger unterhalten. Ich liebe die Anglikanische Kirche, und es gibt wunderbare Männer an ihrer Spitze, aber sie interessieren sich nicht besonders für einen. Sie fragen vielleicht, wie's einem geht, und wenn man ›gut‹ sagt, finden sie das prima, aber wenn man sagt ›Ich laß gleich die Teekanne fallen‹, sind sie aufgeschmissen. Oder sie machen den Eindruck, als wollten sie sagen: ›Bitte, lassen Sie sie fallen. Dann können wir Ihnen helfen. Vorher sind uns die Hände gebunden.‹ Ende der Achtziger war ich eine Zeitlang ziemlich verzweifelt und wirklich drauf und dran, ›eine Teekanne fallen zu lassen‹. Vielleicht suchte ich bloß Aufmerksamkeit, denn ich wollte sie eigentlich gar nicht fallen lassen, ich wollte bloß, daß mir jemand zuhörte und mir half. Diese Probleme habe ich nicht ausdrücklich auf das Möbiussyndrom zurückgeführt. Sie haben eher mit meinem allgemeinen Problem zu tun, mich selbst zu finden, was natürlich wiederum mit dem Möbius zusammenhängt.«

»Üblicherweise geht man in der Jugend ›in die Welt hinaus‹, lernt Beziehungsfähigkeit und damit sich selbst kennen.«

»Da war der Zug für mich abgefahren. Vielleicht lag mir nichts daran, mich auszudrücken. Vielleicht war ich auch nicht dazu imstande. Ich hatte alle Hände voll zu tun, mich von Tag zu Tag durchzuwurschteln. Die Möbiusgruppe hat mir ungeheuer gut getan. Da war ich dreiundfünfzig und hatte die Bezeichnung ›Möbius‹ noch nie gehört. Ich hatte nie darüber nachgedacht, ich hatte mich bewußt nicht einmal gefragt, ob es wohl andere wie mich gab.«

»Filmstars, Photomodelle und Prinzessinnen führen ein Leben, in dem ihr Gesicht im Zentrum steht. Bei Ihnen klingt es, als wären Sie lange Zeit praktisch ohne Gesicht klargekommen.«

»Wollen Sie damit sagen, ich hätte meinem Gesicht den Rücken gekehrt? Da bin ich mir nicht so sicher; ich hab es noch nie so gesehen, aber spontan könnten Sie recht haben. Ich habe vorhin meine Vorstellung erwähnt, dahinter zu leben; das könnte eine Flucht vor etwas gewesen sein, das ich nicht ertragen konnte. Als ich mich entscheiden mußte, ob ich nun in der Möbiusgruppe mitmache oder nicht, war ich schon pensioniert. Ich fragte mich, ob das überhaupt noch eine Rolle für mich spielte, und hab mir gesagt, ich gehe hin und versuche, mehr über mich herauszufinden. Ich glaube, dazu hat auch beigetragen, daß ich's eben überstanden hatte. Ich dachte, wenn ich hingehe, gehöre ich zu den Älteren und kann den Jüngeren zeigen, daß man es überstehen und weitermachen kann, egal wie unüberwindlich einem die Probleme vorkommen. In gewissem Grad bin ich für die anderen hingegangen.«

»So haben die sie auf jeden Fall auch gesehen. Sie waren begeistert, einen reifen und erfolgreichen Menschen zu sehen. Sie wurden eine Art Rollenmodell für sie.«

»Ich habe auch gemerkt, daß einige weit schlimmer dran sind als andere. Das erinnert mich wieder an meine Erziehung. Ich glaube, es war ein Segen, daß meine Familie mich genauso behandelt hat wie meine Geschwister. Mir wird zunehmend klar, daß ich mich damals für vieles verantwortlich gemacht habe, was der Krankheit zuzuschreiben war. Statt mir zu sagen, daß ich durch die Krankheit ein ziemlich schweres Leben hatte, habe ich mir immer gesagt: ›Ich habe mir das Leben schwer gemacht. Es ist alles meine Schuld. Ich bin ein Versager.‹ Ich glaube, ich bin mit meinem Job nicht klargekommen, weil ich mir nicht ins Gesicht sehen konnte. Ich bin einer Auseinandersetzung mit meinem Problem aus dem Weg gegangen.«

»Um ein ganzer Mensch zu werden, mußten Sie vielleicht in den Spiegel schauen und sich sagen: ›Das ist mein Gesicht, aber ich bin es nicht: Ich existiere dahinter und damit jenseits von ihm.‹«

»Da könnten Sie recht haben. Tendenziell fühle ich mich jetzt auf jeden Fall freier. Freier in dem Sinn, daß ich mich eher wie ich selbst fühle und nicht mehr eine Rolle spiele. Ich wollte natürlich herausfinden, was für ein Ich sich eigentlich hinter der Maske des Priestertums versteckte. Wenn Sie mich fragen, wo ich mein Ich heute ansiedle, kann ich nur sagen, ich komme langsam aus dem Kopf heraus. Ich weiß nicht, ob ich angeben könnte, wo ich bin, aber ich glaube, ich bin nicht mehr ganz so im Kopf, auch nicht mehr ganz so im Geist. Ich habe immer gesagt, ich führe ein ›Leben des Geistes‹, aber ich weiß, daß der Geist oder das Bewußtsein Gedanken oder Gefühle nicht so einfach kommunizieren kann. Ich glaube, ich hatte keine Verbindung zu meinen Gefühlen oder muß sie unterdrückt haben. Ich habe oft zu hören bekommen, ich wäre ein gutmütiger Mensch. Meine Schwester meint, ich hätte nie geweint, in der Hinsicht wäre ich ein braves Kind gewesen. Dabei hatte ich alles mögliche, was ein Kind so hat: Operationen, ausgerenkte Gelenke oder Knochenbrüche, aber ich weiß nicht, wieviel von meiner Reaktion auf ein friedliches Wesen zurückgeht und wieviel auf unterdrückte Gefühle.«

»Jedenfalls ist es Ihnen schwergefallen, Emotionen körperlich zum Ausdruck zu bringen, also ›Gefühle‹ zu zeigen.«

»Es ist eine Geißel, wenn man in der Pubertät nicht lächeln kann, viel schlimmer als alles andere, auch schlimmer als das Essen in der Öffentlichkeit. Man wird mißverstanden, man kann nicht zeigen, ob man jemanden erkennt und grüßt, und am schlimmsten ist es bei Mädchen. Wenn man den Eindruck macht, man würde eine nicht kennen, dann reagiert sie nicht auf einen, oder? Erst in den letzten Jahren ist mir klar geworden, wieviel sich mit nonverbaler Kommunikation erreichen läßt, und daß man jemandem auch zuwinken und ihn grüßen kann. Früher habe ich meine Hände immer eng am Körper gehalten oder gefaltet. Bis vor kurzem waren sie bloß Werkzeuge und hatten nichts mit Kommunikation zu tun. Als ich vor dreißig Jahren als Berufsanfänger unterwegs war, bin ich zwar nicht an den Hauswänden langgeschlichen, aber jedenfalls sehr defensiv aufgetreten. Heute trage ich unter der Woche kein Beffchen mehr, weil ich ich selber sein will und nicht nur ein Amtsträger. Ich habe mich in der Uniform immer unbehaglich gefühlt, noch auffälliger, aber heute ist mir das nicht mehr so wichtig. Wenn mich jemand grüßt, grüße ich zurück, manchmal grüße ich sogar als erster. Es geht bergauf.«

»Wir haben über Ihr Selbstgefühl gesprochen und darüber, wo

Sie es ansiedeln. Anscheinend lokalisieren Sie es jetzt zunehmend im Körper, in den Armen, und nicht mehr nur im Kopf. Je mehr man im Körper ist, desto näher ist man der Welt.«

»Ja, ich glaube, das stimmt.«

»Wie betrachten Sie die Gesichter anderer Menschen?«

»Früher wurde mir immer vorgeworfen, ich würde die Leute anstarren, weil ich die Augen ja nicht bewegen kann und deswegen den ganzen Kopf drehen muß. Wenn das Gesicht dann auch noch regungslos bleibt, fragen junge Leute eben: ›Was starren Sie denn so?‹ Vielleicht habe ich die Leute deswegen nicht mehr angesehen. Einer meiner Brüder meinte neulich, ich würde ihn heute mehr ansehen als früher. Darüber habe ich mich gefreut.«

»Ein gewisses flüchtiges Glücksgefühl kann ich mir ohne Lächeln gar nicht vorstellen. Ist es Ihnen schwerer gefallen, großes Glück, großen Schmerz oder auch weniger eindeutige Stimmungen so zu empfinden, oder haben Sie Ihre Erfahrung von Stimmungen einfach vom körperlichen Ausdruck getrennt?«

»Vieles ist bestimmt getrennt worden. Ich glaube, ich sitze manchmal im Bewußtsein oder im Schädel fest. Ich *denke* mich eher glücklich oder *denke,* ich bin traurig, aber ich *fühle* mich nicht glücklich oder traurig. Vielleicht hatte ich Schwierigkeiten zu erkennen, daß dieses etwas, dem ich einen Namen gebe, gar kein Gedanke, sondern ein Gefühl ist. Vielleicht muß ich Stimmungen intellektualisieren. Ich muß mir bewußt sagen, dieser Gedanke ist ein glücklicher Gedanke, und deswegen bin ich glücklich.

Ich habe manchmal auch Angst, die Kontrolle über meine Emotionen zu verlieren, etwas zu fühlen, womit ich nicht umgehen kann. Es ist mir schon immer schwergefallen, Gefühle zu zeigen, ob als Kind oder meiner Frau gegenüber. Das wird allerdings langsam besser. Ich weiß nicht genau, wie ich vermittle, daß ich glücklich oder traurig bin. Schwer zu sagen. Manche Leute weinen, wenn sie traurig sind. Ich weine nicht. Ich würde manchmal gern weinen, aber ich kann es eben nicht, verstehen Sie? Meine Tränen fließen, aber das ist alles. Außerdem fließen sie nur, wenn ich esse. Vor solchen Gefühlen habe ich Angst. Die versuche ich zu verdrängen.«

»Die meisten Leute verstehen unter dem Gefühl Traurigkeit

sowohl einen inneren Zustand als auch einen Gesichtsausdruck. Die Erfahrung des ›äußeren‹ Gefühls von Traurigkeit auf dem Gesicht bleibt Ihnen verschlossen.«

»Wenn ich sehr traurige Dinge höre, sage ich dem Betreffenden, daß ich mit ihm fühle, aber ich denke es eher, als es wirklich zu empfinden. Da ich mein Gesicht nie bewegen konnte, habe ich Gesichtsbewegungen natürlich auch nie mit Emotionen assoziiert. Um ein Gefühl zum Ausdruck zu bringen, muß ich es aussprechen. Natürlich kann ich jemanden auch einfach in den Arm nehmen. Aber um noch einmal auf meinen Beruf zurückzukommen: Das Gute daran ist ja, daß ich nicht fühlen muß, was ich ausdrücken möchte.«

»Lachen Sie bei komischen Fernsehsendungen, wenn Sie die Lachkonserven hören?«

»Wenn ich die Sendung komisch finde, lache ich, glaub ich, aber das kommt selten vor.«

»Weil Sie das Gefühl nicht durch Lachen verstärken können, erfahren Sie es innerlich vielleicht auch nicht so stark?«

»Das trifft's in etwa. Ja, da könnten Sie recht haben. Die Gefühle sind da, aber abgeschwächt.«

»Die Trennung reduziert die Anteilnahme.«

»Ja. Ich habe mich oft als Betrachter und nicht als Beteiligten gesehen.«

»Ein Priester ist ja eine Art Betrachter von Beruf.«

»Stimmt.«

»Vielleicht entdecken Sie ihr wahres, nicht-betrachtendes Ich, seit Sie aus dem Pfarramt ausgeschieden sind. Sie müssen sich dafür Ihrem Möbius stellen und sagen: ›Ich habe dieses Problem, aber dahinter bin ich genauso wie alle anderen.‹«

»Ja, nur: Andere Leute *sind* ihre Gesichter. Ich wäre auch gern mein Gesicht. Allmählich möchte ich auch mein Gesicht sein. Vielleicht kann man das mit einem Schwarzen vergleichen, der sich zuerst schämt, dann aber stolz darauf wird, daß er schwarz ist. Vielleicht kann ich mich heute besser durchsetzen, ohne daß ich aggressiver geworden wäre. Früher hatte ich oft irgendeine Idee, hab's aber nicht geschafft, sie umzusetzen, während ich heute alles erledige, was ich mir in den Kopf setze, egal ob ich nun jemanden anrufen oder ihm eine Karte schicken will. Und ich mische mich schneller ein. Ich bin mehr in der Welt anwesend als früher.«

»Beim Auszug des Volkes Israel aus Ägypten durfte Moses Gottes Antlitz nicht schauen, wohl aber seine Rückseite. Warum?«

»Weil das Antlitz zuviel gewesen wäre; es ist zu intensiv, zu strahlend. Ich bin überfragt, warum man Gottes Gesicht nicht sehen kann. Im Neuen Testament gibt es keine Beschreibung von Jesus. Aber das liegt nicht an Jesus; andere Leute werden auch nicht beschrieben.«

»Der Herr lasse leuchten sein Angesicht über dir.«

»Genau, so heißt es im liturgischen Segen. Ein sehr poetisches Bild. Ich kann Gesichter deuten, aber ich kann mit meinem Gesicht nicht auf sie antworten. In dem Sinn bin ich unsichtbar oder leer. Manchmal habe ich von dieser Leere sogar profitiert. Wenn es mir schlecht ging, habe ich manchmal gedacht, wenn andere Menschen bloß wüßten, was ich gerade durchmache. Im allgemeinen mag man die Vorstellung wohl nicht, die eigenen Gedanken allzu deutlich zur Schau zu stellen. Ich weiß, daß man mir niemals auch nur einen einzigen Gedanken vom Gesicht ablesen wird.«

Ich entschuldigte mich einen Moment, aber in einem Wirrwarr von Gefühlen und Gedanken ging mir das Verhältnis von Emotionen zu ihrer Mitteilbarkeit nicht aus dem Kopf. Als ich zurückkam, las James in der Bibel.

»Ich habe gerade eine Passage bei Jesaja gelesen, die sich auf Jesus beziehen soll. In Kapitel 53, Vers 2 folgende, heißt es:

Er hatte keine Gestalt und Hoheit. Wir sahen ihn, aber da war keine Gestalt, die uns gefallen hätte.
Er war der Allerverachtetste und Unwerteste, voller Schmerzen und Krankheit. Er war so verachtet, daß man das Angesicht vor ihm verbarg; darum haben wir ihn für nichts geachtet. […]
Als er gemartert ward, litt er doch willig und tat seinen Mund nicht auf […].
[E]r ist aus dem Lande der Lebendigen weggerissen.

Ich wage erst seit kurzem, mich in dieser Passage wiederzufinden. Es wäre vermessen, sie vollständig auf mich zu beziehen, aber ich glaube, daß ich damit gemeint bin. Vor einigen Jahren hätte ich nicht im Traum daran gedacht, mich darin wiederzuerkennen, oder wenn doch, hätte ich gedacht, das darfst du nicht, das ist Blasphemie. Heute verstehe ich die Verse besser, sie betreffen mich, und ihre Botschaft lautet: ›So bin ich nun einmal, so muß ich mich akzeptieren, und so kann ich mich akzeptieren‹, und in Beziehung auf mich sind es sehr positive Verse. Ich bin bei einer Predigt oder Ansprache noch nie persönlich geworden oder auf meine Lage eingegangen. Eines Tages habe ich dafür vielleicht genug Selbstvertrauen oder finde mich in Umständen wieder, die es erlauben, das zur Sprache zu bringen.

Jesus ist schließlich nicht Mensch geworden, um das Leiden für das Göttliche zu beanspruchen, sondern um uns zu zeigen, daß es zur *condition humaine* gehört und daß Gott es versteht. Welchen Sinn hätte die Bibel, wenn sie nichts enthielte, was uns das Leiden besser verstehen ließe? Es ist doch wohl keine Blasphemie, wenn man es mit denselben Begriffen beschreibt wie die Bibel.

Früher hätte ich mein Gesicht oder meine Erfahrungen nicht damit in Zusammenhang gebracht, aber es gehört in diesen Kontext. Heute ist mir das viel klarer. Vor dreißig Jahren war es unmöglich, es gehörte sich nicht, war eine richtige Verweigerungshaltung. Ich verneinte das Gesicht. Mein Gesicht. Ich glaube, so langsam fühle ich, daß ich auf diese Art denken kann, mir mein Gesicht bewußt machen und es in gewisser Weise akzeptieren kann. Ich hatte das Gefühl verloren, Gott als meinen Vater zu betrachten, aber langsam gewinne ich es zurück. Ein kirchlicher Therapeut hat mich mal gefragt, wie ich mich im Verhältnis zu Gott sehe, und das hat mir zu denken gegeben. Langsam wird mir klar, daß ich sein Sohn sein kann. Ich kann würdig sein, würdig, ohne es krampfhaft versuchen zu müssen. Langsam erkenne ich, daß wir uns nicht darum bemühen müssen, seiner würdig zu werden, sondern daß seine Anerkennung und Liebe absolut und bedingungslos sind, eine Aufnahme, und ich glaube, das ist auch sehr wichtig dafür, wie wir auf andere zugehen, auf Menschen, die wir lieben. Es hat eine gewisse Ironie, daß ich die Kirche im Sinne des Pfarramts verlassen mußte, um das zu begreifen.«

Als ich nach dem Tee losfuhr, winkte James mir nach. Nicht viel, aber mehr, als er vielleicht einen Großteil seines Lebens lang vermocht hatte. Er hatte mir Dinge erzählt, die er noch niemandem erzählt hatte, und während er sie erzählte, waren sie ihm vielleicht klarer geworden. Ich fühlte mich beschämt und war tief beeindruckt von seinem persönlichen Neuen Testament.

EINE GROSSE FAMILIE

James' priesterliches Zeugnis hatte mir gezeigt, wie reich und bewegend ein Leben ohne bewegliches und ausdrucksvolles Gesicht sein konnte. Aber ich war mir nicht sicher, wie typisch seine Geschichte war. Seine Darstellung behielt unabhängig von den Erfahrungen anderer ihren Wert, aber ich wollte noch andere Menschen mit Möbiussyndrom hören.

Vor allen Dingen wollte ich Kinder mit Möbiussyndrom miteinander spielen sehen. Bis vor einigen Jahren hielt man diese für autistisch, weil es ihnen extrem schwerfiel, mit anderen umzugehen. Angenommen, sie litten nicht gleichzeitig an Autismus, dann mußten ihre Probleme mit der sozialen Entwicklung und Selbstwahrnehmung aus ihren mimischen Problemen herrühren. Ich wollte eine Gruppe solcher Kinder beim Spielen beobachten. Zankten und rauften sie, bildeten sie Freundschaften und Banden wie andere Kinder auf lärmenden Spielplätzen, oder waren sie ruhig und blieben für sich, distanziert von ihresgleichen?

Wie James erzählt hatte, gibt es in Großbritannien seit einiger Zeit eine Selbsthilfegruppe für Menschen mit Möbiussyndrom und ihre Angehörigen. (Inzwischen gibt es eine solche Gruppe auch in den USA.) Ich fuhr zu ihrem Sommertreffen in einem Städtchen an der Ostküste, wollte zuhören und beobachten. Am Vorabend stieg ich im Hotel ab, ging joggen und verbrachte den Abend am Strand, wo ich den Menschen beim Flanieren zusah. Die meisten genossen die Abendsonne ebenso wie ihr Miteinander. Familien und Pärchen lächelten sich an, lachten und schwatzten über Gott und die Welt – die Inhalte waren Nebensache, ihre Gesichter erzählten die interessanteren Geschichten, sprachen von Gefühlen und Stimmungen.

Beim Treffen am nächsten Morgen stellten sich die Anwesenden zunächst vor. Die Möbiuspatienten oder ihre Eltern standen auf und erzählten ihre Geschichte. Es waren vielleicht fünfzehn oder zwanzig Betroffene da, meist Kinder, aber auch Teenager und Erwachsene. In meinem kurzen Beitrag erzählte ich, wie Mary mein Interesse geweckt hätte und daß die meisten Ärzte in meinem Bekanntenkreis über die Mimik und ihre Bedeutung kaum Fachkenntnisse besaßen. Dann faßte ich kurz meine Überlegungen darüber zusammen, wie wichtig das Gesicht für den Ausdruck und vielleicht auch die Erfahrung von Emotionen ist.

Von meinen Worten angeregt, erzählte Jane Walker, Cheforthoptistin am Great Ormond Street Hospital, die im Lauf von fast drei Jahrzehnten mehr als vierzig Patienten mit Möbiussyndrom behandelt hat, von einem Experiment, bei dem ein klinischer Psychologe betroffenen Kindern eine Reihe von Gesichtsphotos vorlegte und sie fragte, wie sich die Menschen, nach ihrem Gesicht zu urteilen, wohl fühlten. Die Kinder waren fast durchweg unfähig, die dargestellten Gefühle zu deuten. Das überraschte einige Eltern, die der Meinung waren, ihre Kinder hätten weder Probleme damit, sich auszudrücken noch auf andere einzustellen.

Dann stand Robert auf, ein zweiundzwanzigjähriger Student, und erzählte mit beträchtlicher Zivilcourage und herrlich trockenem Humor seine Lebensgeschichte.

»Als ich erfahren hab, daß es eine Selbsthilfegruppe für Möbiusleute gibt, war mein erster Gedanke: ›Schock! Horror! Dann gibt's ja noch mehr wie mich.‹ Und da hab ich gedacht, ich komm mal vorbei und erzähl euch was aus meinem Leben.

Bei meiner Geburt meinte der Arzt, ich würde nicht durchkommen. Sprechen hab ich erst mit fünf gelernt. Als Kind bin ich total auf Autos abgefahren, und mein erstes Wort war ›Renault‹.

Ich war auf einer ganzen Reihe von Sonderschulen. Ich fand sie wunderbar, aber vielen Leuten geht das anscheinend anders. Meine waren voll korrekt. Als ich mit vierzehn auf eine Gesamtschule gekommen bin, mußte ich leider feststellen, daß alles bloß darum ging, sich nicht unterkriegen zu lassen und von den jeweiligen Schlägern keine Senge zu beziehen. Ich bekam ständig von irgendwelchen Rowdys, die größer waren als ich, die Fresse poliert. Als mich irgendwann einer von denen schlug, hab ich volle Pulle zurückgeschlagen; danach waren die Schläger nicht mehr so schlägermäßig drauf, und die Schule fand, ich hätte das prima gemacht. Ich fand mich auch prima; das kam echt saustark. Danach bin ich aufs Hereward College gegangen [eine weiterführende Schule für Behinderte]. Da wurde man mal als Mensch behandelt, der zwar seine Schwierigkeiten hatte, aber trotzdem ein Mensch war. Ich hab die mittlere Reife gemacht und bin dann zum Gymnasialabschluß ans örtliche College gegangen.

Da war ich zweiundzwanzig und dachte, so, und was fang ich mit dem Rest vom Leben an? Zum Photomodell taugte ich anscheinend nicht gerade, aber ich wollte schon immer zum Journalismus. Ich fand eine Stelle, und die Gemeindeverwaltung hat mich bei der Ausbildung und Unterbringung tierisch unterstützt. Erst hatte ich meine eigene Wohnung – aber nach einem Semester hatte ich Lust auf ein eigenes Haus; hab mich mit drei Freunden zusammengetan, und jetzt bewohnen wir ein Haus zusammen. Eine WG ist echt der Bringer, solange sich keiner vor dem Abwaschen drückt. Wir stehen zusammen auf, wir waschen zusammen ab, und wir betrinken uns zusammen. Man muß in so einem Haus leben, da schnallt man erst, was Unabhängigkeit eigentlich bedeutet. Ich hab das Mansardenzimmer mit meilenweit Ausblick über die Hügel, da geht nichts drüber.

Vor einiger Zeit gab's ein journalistisches Preisausschreiben für Studenten – die Aufgabe war ein Essay über die Funktion von Studentenzeitungen. Na, da hab ich ne Reise nach Los Angeles gewonnen. Muß man sich mal vorstellen, vor kurzem hab ich mich kaum auf die Straße getraut, und jetzt geht's horrido nach Amerika. Die Sache ist, auf der Sonderschule hab ich immer gedacht, ich würd's nie zu was bringen. Ich dachte, ich würde ewig bei meiner Mum und meinem Dad wohnen. Aber man muß sich nur die Ziele hoch genug stecken – unrealistisch dürfen sie natürlich nicht sein –, dann kann man's auch schaffen. Allen Behinderten kann ich nur eintrichtern: Zieht los und macht, was ihr wollt. Der einzige, der euch im Weg steht, seid ihr selber.«

Das trug er ohne Notizen vor, mit meisterhaftem Timing und

Humor. Das Publikum lag ihm zu Füßen, und das Möbiussyndrom war vergessen. Er war einfach Rob, der mit den Sprüchen.

Es gab eine lange Mittagspause, und ich setzte mich zu Clare und ihren Eltern. Sie war schon vorab informiert worden, daß ich kommen wollte, und hatte in ein Gespräch eingewilligt. Clare war Anfang Dreißig. Ich hatte sie in der Gruppe gesehen, aber sie war von ihrer Mutter vorgestellt worden. Als erstes erkundigte ich mich bei dieser nach Clares Kindheit.

»Nach der Geburt konnte sie nicht saugen. Wir haben alles mögliche ausprobiert, um sie zu füttern, von kleinen Löffeln bis zu Babyflaschen für Frühgeburten, und am Ende klappte es mit einem weichen Gummisauger. Als sie acht Monate alt war, sind wir mit ihr ins Great Ormond Street gegangen, wo man ihre Krankheit erkannte, uns aber nicht richtig erklärte, was das nun zu bedeuten hatte. Ihr Vater nahm sie und fragte den Arzt: ›Glauben Sie, daß sie zurückgeblieben ist?‹, und der Arzt sagte: ›Nein, sie ist nur etwas langsam.‹ Bestimmte Entwicklungsstufen hat sie sehr spät erreicht – richtig gesprochen beispielsweise erst, als sie in eine Schule für Lernbehinderte kam. Niemand kann sich erklären, warum sie nicht sprach. Wir glauben, es war ein Fehler, sie auf diese Schule zu schikken. Wenn sie auf einer Normalschule mit ihrem Gesicht klargekommen wäre, dann hätte sie es intellektuell auf jeden Fall geschafft.

Sie war immer sehr reizbar. Wenn sie dasaß oder ich sie in den Kinderwagen setzte und aus dem Zimmer ging, schrie sie los. Sie schrie viel. Im Krankenhaus hieß es, sie wäre frustriert. Sie attakkierte ihre älteren Schwestern. Wenn ich sie nicht überallhin mitnahm, schrie sie; ging ich nach oben, mußte sie mit – sie kam überallhin mit.

Vier Jahre lang haben wir keine einzige Nacht durchgeschlafen; immer hat uns ihr Brüllen geweckt. Im Rückblick weiß ich, daß sie die Augen nicht schließen konnte. Sie ist wahrscheinlich einfach aufgewacht, hatte Angst vor der Dunkelheit und konnte die Augen nicht zumachen. Hätten wir ihr eine Nachttischlampe hingestellt oder sie bei uns schlafen lassen, wäre vielleicht alles anders gekommen. Aber in der pechschwarzen Finsternis aufzuwachen und nichts sehen zu können, das muß entsetzlich gewesen sein.«

Wenn sie erst mit fünf Jahren gesprochen hatte, fragte ich mich, was in ihrem Kopf wohl vorgegangen sei.

»Ich könnte mir vorstellen, daß sie viel gedacht hat, aber ich kann es auch nur vermuten. Wenn ich bei ihr im Zimmer war, verfolgte sie mich natürlich mit den Augen und dem Kopf, aber sobald ich den Raum verließ, brüllte sie los. Wir gewöhnten sie ganz langsam an die Schule, erst nur am Morgen, dann ein bißchen länger, schließlich den ganzen Tag, und dann bin ich zum erstenmal weggegangen. Daraufhin hat sie wieder Zeter und Mordio geschrien, aber irgendwann meinte man zu mir: ›Beachten Sie sie gar nicht, gehen Sie einfach.‹ Als ich sie dann zum Mittagessen dagelassen habe, blieb sie endlich ruhig, und von da an gab es keine Probleme mehr. Bis zum Ende der Schulzeit bekam sie keine Tobsuchtsanfälle mehr. Sie war einfach beschäftigt.

Heute fühlt sie sich vom Leben betrogen. Sie liest die Epistel in der Kirche und teilt das Abendmahl aus. Sie wäre zu mehr imstande gewesen. In ihrem jetzigen Lebensabschnitt ist sie frustriert. Sie sieht, wie ihre Schwestern vorankommen, und sie selbst tritt auf der Stelle. Sie beteiligt sich an verschiedenen Projekten in einem Altenheim, einfach, damit sie etwas zu tun hat. Ihre Freunde sind alles alte Leute, sowohl in der Kirche als auch im Altenheim.«

Clare saß neben mir, aber ich hatte mich an ihre Mutter gewandt, die uns gegenüber saß, und bei meinen Fragen darauf geachtet, keinen Fauxpas zu begehen. Einige Antworten der Mutter überraschten mich, aber Clare wirkte fasziniert, ja fast erleichtert, daß diese Dinge einmal zur Sprache kamen. Sie unterbrach uns kein einziges Mal, sondern machte erst den Mund auf, um auf eine direkte Frage zu antworten.

»Meine früheste Erinnerung ist die, wie mir mit drei Jahren die Zähne gezogen wurden. Man legte mir eine große schwarze Maske aufs Gesicht. Ich kann es bis heute nicht ertragen, wenn mir jemand zu nah kommt.«

Man kann sich selbst als Erwachsener kaum vorstellen, was es heißt, wenn einem die Augen verbunden werden, und man kann weder wegsehen noch die Augen schließen – wie muß das erst auf ein Kind wirken? Die Mutter nahm ihren Faden wieder auf.

»In Streßsituationen verlor sie die Kontrolle. Sie war überfordert, und dann warf sie sich auf den Boden, trat um sich, spuckte, schrie und wollte nicht wieder aufstehen. Einmal mußte sie in die Notaufnahme. Man machte zwei EEGs, um festzustellen, ob sie epileptische Anfälle hatte. Anfang des Jahres hatte sie einen schweren Anfall. Sie war zu Hause mit ihrem Vater, weil ich ins Krankenhaus mußte. Plötzlich wurde ihr alles zuviel. Wegen ihrer Wutausbrüche war sie schon ein paarmal in der Psychiatrie gewesen, einmal hatte man sie sogar in eine Zwangsjacke gesteckt. Diesmal ging sie jedoch zu unserem Hausarzt und bat ihn, sie in die örtliche Psychiatrie einzuweisen. Ein erstaunlich beherrschtes Vorgehen, wenn man sich vorstellt – ein Gefühlsausbruch, bei dem sie mehr als einen Kilometer zur Praxis des Arztes laufen mußte. Ihr Vater kam ihr nach, aber sie weigerte sich, nach Hause zu kommen. Sie wurde für eine Nacht im Krankenhaus aufgenommen und zog danach für ein paar Wochen zu ihrer Schwester.«

Ich fragte, wie sich solch ein Anfall äußerte. Clare lachte, ein kurzes schrilles Lachen, das verschiedene Reaktionen auf meine Fragen beinhalten konnte, wie ich inzwischen gemerkt hatte. Sie sah immer noch ihre Mutter an. »Was denn«, meinte diese, »willst du behaupten, du wüßtest nicht mehr, wie sich das anfühlt?«

Clare antwortete: »Und ob ich das weiß. Aber ich versuche, es zu verdrängen. Ich kenne den Ablauf. Ich glaube, Sheila hat recht, ›es ist ein Koller‹; manche Situationen wachsen mir einfach über den Kopf.«

Ich meinte, wir könnten etwas als schlimm, als echt scheiße bezeichnen, aber für sie sei es vermutlich schwer bis unmöglich, Emotionen zum Ausdruck zu bringen, und irgendwann kochten sie dann einfach über. »Bei Leuten, die Sie nicht kennen und die Ihre Gedanken und Gefühle nicht einschätzen können, brennen Ihnen wahrscheinlich einfach die Sicherungen durch.«

»Stimmt genau. Ja.«

Ihre Mutter schaltete sich ein. »Vielleicht haben Priester deswegen Nervenzusammenbrüche, weil sie ihre Gefühle nicht äußern können.«

Clare sagte: »Ich fand es schon immer schwer zu sagen, wie ich mich fühle. Erst seit einigen Jahren schaffe ich es, jemandem, den ich meinetwegen in der Kirche treffe, zu sagen: ›Ich kann nicht lächeln‹, was alles viel einfacher macht. Dreißig Jahre lang habe ich das verdrängt. Es beunruhigte mich nicht weiter, aber heute ist es mir bewußter.«

Ich fragte sie: »Haben Sie ähnlich wie James [sie kannte James von einem früheren Treffen der Gruppe] den Eindruck, daß Ihre emotionalen Höhen und Tiefen anders waren als die anderer Leute?«

»Als Kind nicht. Heute schon eher. Als Kind habe ich nichts davon gemerkt und mich einfach akzeptiert, wie ich war.«

»James meint, er *denkt* eher, daß er lächelt oder glücklich ist, richtig *fühlen* könne er das aber nicht.«

»Das geht mir genauso. Man hat eigentlich keine spontanen Gefühle.«

Jetzt konnte Clare das Gespräch von sich aus fortsetzen. »Ich habe erst beim Treffen vor zwei Jahren andere Menschen mit Möbius kennengelernt. Es war herrlich. Wir saßen im Hotel und wußten, es würde noch jemand kommen und dann noch jemand und noch jemand. Erst waren wir etwas schüchtern, aber am nächsten Tag unterhielten wir uns schon und tauschten Erfahrungen aus. Weil wir alle gleich aussehen, ist es wie eine große Familie.[2] Ich habe mich wohl gefühlt ... [lange Pause] ... glücklich, richtig glücklich.«

»Fanden Sie Weihnachten oder Geburtstage aufregend?«

»Nicht besonders.«

Die Mutter intervenierte wieder: »Sie war immer sehr ruhig. Jahrelang ist sie nur mit ihrer Schwester oder uns Eltern ausgegangen. Sheila hat sie manchmal in die Nachbarstadt mitgenommen. Als Clare zwanzig war, stellten sie sich manchmal an die Bushaltestelle. Sheila stieg in den ersten Bus und wartete am Ziel, bis Clare mit dem nächsten nachkam, damit sie wenigstens im Bus mal allein sein konnte. Allein mit dem Zug nach London oder sonstwohin zu fahren, kam nicht in Frage.«

Mir lag schon eine ganze Weile die Frage auf der Zunge, warum Clare, wenn ich sie ansah und ansprach, immer lachte, aber dann nur stumm und auffordernd zu ihrer Mutter hinübersah.

»Ich weiß. Das kommt ganz automatisch. Wenn Mum dabei ist

... ich mach schon den Mund auf, aber meistens antwortet sie. Wenn sie nicht dabei ist, geht das leichter.«

»Was halten Sie dann davon, wenn wir zu zweit durch den Garten spazierten?«

»Ich weiß nicht.«

Kurz darauf schlug sie ihrer Mutter vor, uns ein paar Minuten allein zu lassen. Ich hatte den Eindruck, daß sie das große Überwindung kostete. Wir saßen da und schwiegen eine Weile. Ich hatte nichts zu sagen, und sie suchte vielleicht weniger nach dem Was als nach dem Wie, nach den richtigen Worten und dem richtigen Gewicht.

»Ich habe meine Eltern lieb, aber sie sind überängstlich. Und mir fehlt das Selbstvertrauen. Gut, ich kann jetzt mit Ihnen reden, aber ich wurde zunehmend nervös, als unser Gespräch näher kam.«

Ich versicherte ihr, mir wäre es nicht anders gegangen. Ich fragte, ob ihre Freunde ebenfalls überwiegend in der Kirche wären, so daß sie sie seit ihrer Geburt kannten.

»Mein Vater war katholisch, aber meine Mutter und ich sind erst vor zehn Jahren zum Katholizismus übergetreten, also auch erst seit dieser Zeit in der Kirche.«

»Da müssen Sie sich ja einen tüchtigen Ruck gegeben haben, um dort hinzugehen, wo man Sie überhaupt nicht kannte.«

»Stimmt. Es gibt kein Patentrezept für mein Gesichtsproblem, wenn ich jemanden kennenlerne. Wenn ich die Leute dann kenne, wird es einfacher. Den meisten erkläre ich es inzwischen. Ich habe zum Beispiel seit einiger Zeit eine neue Frisöse. Sie hat mich gleich beim ersten Termin angelächelt und ins Gespräch gezogen, und schließlich mußte ich ihr einfach sagen, daß ich nicht lächeln kann. Hinterher fühle ich mich immer besser.«

»Können Sie darüber reden, wenn Sie traurig sind?«

»Hm, na ja, im Grunde – nein, eigentlich nicht. Ich glaube, das war mir schon immer bewußt. Neulich sagte der Photograph bei einer Hochzeit immerzu: ›Lächeln, bitte‹, und ich mußte sagen: ›Ich kann nicht lächeln.‹ Noch vor wenigen Jahren hätte ich das nicht so unverblümt sagen können.«

»Wie sagen Sie jemandem, daß Sie sich wohl fühlen?«

»Gar nicht.«

»Setzen Sie Körpersprache ein? Hilft das?«

»Ich glaube, ich benutze sie, ja, in der Kirche. Neulich habe ich mich zu jemandem vorgebeugt und ihn berührt. Das konnte ich vor ein paar Jahren noch nicht. Jemandem zuzuwinken, selbst wenn ich ihn gut kenne, erfordert Selbstvertrauen, und vielleicht war ich dazu lange Zeit nicht imstande, weil ich nicht bestimmt genug auftrat, zu schüchtern war. Ich weiß, daß mir meine Mutter immer leid tat und heute noch leid tut, weil es ihr peinlich sein muß, daß mich die Leute so anstarren. In meiner Jugend bin ich nur selten ausgegangen. Im Rückblick hätte ich gern ein unabhängigeres Leben geführt. Ich war unheimlich gern Altenpflegerin. Ich hab's genossen, die alten Leute zu füttern, und ich glaube, sie mochten mich, jedenfalls haben sie mir zum achtzehnten Geburtstag Porzellanfiguren und eine Schallplatte geschenkt.«

Ich kam noch einmal auf ihre Wutausbrüche zu sprechen und fragte, ob sie diese kommen spüre.

»Ja, ich merke sie ein paar Minuten im voraus. Wenn ich aufwache, fühle ich mich oft traurig und schlecht, das staut sich in mir auf, und ich weiß, daß ich es nicht aufhalten kann. Meine Mutter bestreitet es zwar, aber ich weiß genau, was ich tue. Ich glaube, die meisten Leute merken gar nicht, wie verkrampft ich bin. Es ist sehr frustrierend, wenn niemand weiß, daß ich kurz vor dem Explodieren bin. Es ist besser geworden, weil ich das Ventil gefunden habe, es ihnen einfach zu sagen. Das Epistellesen in der Kirche habe ich aufgegeben – ich war einfach zu nervös dafür. Dafür teile ich jetzt das Abendmahl aus. Ich gehe hin und her, stehe richtig da und teile es aus. Viele Leute sagen, sie könnten das nicht, sie wären dem nicht gewachsen. Mir wird dabei auch etwas mulmig, aber ich möchte das machen.«

»Haben Sie das Gefühl, eher ein außenstehender Beobachter des Lebens zu sein als ein aktiver Teilnehmer? Würden Sie es besser finden, wenn Sie Dinge anregen könnten?«

»Ja, genau. Das ist es. Das ist eine sehr gute Beschreibung. Wenn mich jemand fragen würde: ›Was würden Sie gern machen?‹, wüßte ich keine Antwort, weil ich nichts ausprobiert habe.«

Ich wußte nicht genau, ob ich ihr Antworten in den Mund legte, oder ob sie Dinge erzählte, die sie oft geahnt, sich aber nie eingestanden hatte. »Könnte man sagen, daß Ihr Unvermögen, verschiedene Emotionen auszudrücken, nicht nur Glück und Traurigkeit – das sind ja Extreme –, sondern das ganze Spektrum der Gefühle, daß dieses Unvermögen Sie passiv wirken läßt?«

»Ja, genau. Ich kenne diese Erfahrungen ja nicht. Ich will nur dabeisein.«

»Ich hoffe, Sie stimmen dem zu, weil es stimmt, und nicht bloß, weil ich es sage.«

»Nein, Sie scheinen mich zu verstehen.«

»Glauben Sie manchmal, daß Sie Ihre Emotionen besser empfinden würden, wenn Sie sie besser ausdrücken könnten?«

»Ja, das Gefühl kenne ich.«

»Sie finden es also nicht nur schwierig, Gefühle zum Ausdruck zu bringen, sondern auch, sie selber zu erfahren.«

»Ja, allerdings.«

Ihre Schwester Sheila tauchte auf und wollte wissen, wie wir zurechtkämen, und damit Clare sich ausruhen konnte. Sie meinte, ohne den Möbius wäre Clare genauso geworden wie sie, zunächst etwas schüchtern, dann jedoch kontaktfreudig und im Freundeskreis fröhlich. Sie war mit ihrer Schwester aufgewachsen und kannte Clare besser als jeder andere. Ich dankte Clare für die Unterhaltung, und sie dankte mir. »Ich mag tiefschürfende Gespräche«, meinte sie. Ich hatte dasselbe Gefühl wie beim Abschied von James. Beide hatten im voraus gewußt, daß ich kommen würde, und hatten sich entschieden, ihr Leben auf eine für sie neue Art und Weise auszubreiten. Ich hoffte, daß beide ihre Probleme besser verstanden, nachdem sie darüber gesprochen hatten. Beide hatten etwas ›Priesterliches‹ in John Hulls Sinn und fanden in den Zeremonien der Religion eine Identität und einen Sinn, die ihnen anders nicht verfügbar waren.

Für den Nachmittag waren keine Gespräche angesetzt, und wir konnten uns frei zwischen den Räumen bewegen. Unter den Kindern war auch der achtjährige Duncan, den ich einige Monate zuvor kennengelernt hatte. Damals hatte ich ihn und seine Eltern besucht. Als Duncan sich nach einem vollen Schultag einem Fremden gegenübersah, war er draußen spielen gegangen. Also hatte ich mich zu seiner Mutter gesetzt.

»Meine anderen Kinder waren frühreif; sie lächelten, saßen und standen früher als viele andere Kinder, aber bei Duncan war es umgekehrt. Er war ein richtiges Baby für mich, und dagegen hatte ich auch nichts. Aber schon damals fiel mir einiges auf, zum Beispiel erkannten mich die anderen Kinder sofort, wenn ich ins Zimmer kam. Duncan hat mich nie erkannt. Dann merkte ich plötzlich, daß er kein Baby mehr war, aber noch immer völlig passiv. Als er acht Monate alt war, behaupteten böse Zungen, mit ihm wäre etwas nicht in Ordnung. Seine Geschwister konnten in seinem Alter längst lächeln und krabbeln, aber Duncan lag völlig apathisch da. Er war ein sehr verschmustes Baby, aber er erwiderte nie ein Lächeln. Daß überhaupt etwas in ihm vorging, merkte ich erst, als ich mal eine Windelklammer für mein Kleinstes suchte. Da sagte er plötzlich: ›Ich holen‹, ging zur Wickelkommode und holte sie. Da war er drei. Bis dahin hatte niemand gewußt, ob er überhaupt Intelligenz besaß. Er war völlig passiv gewesen, hatte gesehen und gehört, war seiner Umwelt aber nie durch Geräusche, Gedanken oder Gefühle aufgefallen.

Zum Glück wurde sein Problem erkannt, und er kam schon früh auf eine Sonderschule – sprechen konnte er erst ab dreieinhalb –, und dank Physiotherapie und Logopädie holte er ziemlich schnell auf. Er bekam pro Woche fünfundzwanzig Stunden Einzelbetreuung, und der Betreuer brachte ihm Greifen und Sprechen bei und half ihm beim Lernen. In der Schule wollte er bloß einen Rollstuhl haben, damit er die Arme trainieren und sich genauso wie die anderen Kinder an den Wänden abseilen konnte. Er lernte ziemlich schnell, daß ein Möbius auch Vorteile hatte. Manchmal schikanierte er Jüngere. Weil er immer so unschuldig aussieht und keine Gefühle zeigt, traut man ihm nichts zu. Man weiß nie, ob er einem nicht gerade die Hucke voll lügt. Man muß ihn auf frischer Tat ertappen. Und weil sein Gesicht für ihn keine Bedeutung hatte, beachtete er es auch weniger als andere Kinder und Erwachsene.

Duncan sitzt einfach bloß da wie eine Schaufensterpuppe – nie berührt er sein Gesicht in einer Geste.[3] Wir mußten ihm beibringen, sein Gesicht zu betasten, weil er sabberte. Jetzt, wo er es weiß, spielt er auch mehr mit dem Gesicht und befingert es, aber immer noch hauptsächlich, um zu merken, ob es naß ist.«

Statt der spontanen Gefühlsausbrüche, die Kinder erleben, zeigen und kontrollieren lernen, lebte Duncan wie Clare in einer relativ isolierten Welt bedächtiger Nachdenklichkeit.

»Als seine Brüder mal gemein zu ihm gewesen waren, wartete er, bis sie draußen spielten, dann ging er in ihre Zimmer und schmierte ihnen Zahnpasta ins Bett. Wir rochen es lange vorher, aber erst abends wurde klar, was er angestellt hatte. Er überlegt sich ganz genau, was er macht, und denkt sich jedesmal was Neues aus. Er versteckt beispielsweise Sachen, um die Leute zu nerven, zum Beispiel einen Schuh. Er denkt viel länger als andere Kinder über eine Idee nach, bevor er sie in die Tat umsetzt. Oft taucht er in seine Privatwelt ab und heckt den nächsten Plan aus. Er kann bis drei, vier Uhr früh wach bleiben, und dann schleicht er runter und holt sich aus dem Küchenschrank was zu essen. Wir haben keine Ahnung, was in ihm vorgeht. Er hat zu viel zu tun, um zu schlafen.«

Die Höhepunkte einer normalen Kindheit schien er verpaßt zu haben.

»Ich erinnere mich an die Feier an seinem fünften Geburtstag. Er saß in seinem Hochstuhl und schlief ein. Für ihn war das ein Tag wie jeder andere. Er wollte nichts davon wissen, er wollte nicht spielen. Er ist an Geburtstagen nie besonders aufgeregt, auch nicht an seinen eigenen; wie gesagt, für ihn ist das ein Tag wie jeder andere. Man weiß auch nie, ob ihm etwas Spaß macht oder nicht. Wenn er aus der Schule kommt, wissen wir nicht, wie er sich fühlt, wir müssen ihn fragen. Nichts geht ohne Fragen und Antworten. Er war immer ein sehr friedliches Kind. Er regt sich nie besonders auf, wird nie richtig wütend. Zu schaffen macht ihm bloß, daß er in der Schule kaum Freunde hat. Er geht nach oben, brütet vor sich hin und weint, was bei ihm eher ein Wimmern ist, und kommt erst wieder runter, wenn er sich abreagiert hat. Wenn er sich ärgert, schiebt er die Unterlippe etwas vor.«

Obwohl seine Eltern ihm den Möbius nicht groß erklärt hatten, wußte er ganz genau, was mit ihm los war. Vor einiger Zeit war er zu seiner Mutter ins Bad gerast gekommen und hatte gerufen: »Es hat sich bewegt, es hat sich bewegt.« Er war richtig aufgeregt gewesen. »Meine Augen haben sich bewegt.« Seine Mutter hatte weitererzählt: »Ich hätte mehr Photos von ihm machen sollen. Normalerweise nimmt man die großen Entwicklungssprünge auf, aber weil die ausblieben, hab ich auch keine Photos gemacht. Er sitzt immer nur da, hört zu und merkt sich Dinge, er ist sehr nachdenklich. Wir schmusen viel mit ihm, aber wahrscheinlich stimmt es: Weil er so still und nachdenklich ist, gehen wir nicht so spontan mit ihm um. Ich habe immer viel mit ihm geschmust, aber er hat wenig zurückgegeben. Ich schmuse immer noch mit ihm, er ist schließlich mein Baby, aber er sitzt bloß da und sagt: ›Dafür bin ich zu alt, Mum.‹«

Als ich Duncan beim Treffen ein halbes Jahr später wiedersah, waren seine mimischen Fortschritte unübersehbar; er trabte mit seinem typischen fragenden Gesicht umher und ließ sich nichts entgehen. Mit den Händen in den Hosentaschen kam er sogar zu mir, sagte: »Hi, Jonathan«, und lächelte. Lächelte mit dem Körper und der Stimme, aber auch ein bißchen mit den Augenwinkeln und dem Gesicht. Ich war hellauf begeistert, daß er auf mich zugekommen war, und wir unterhielten uns ein bißchen. Er hatte eine schnelle Auffassungsgabe und einen sarkastischen Humor, und sein Möbius war nicht so schlimm wie bei anderen. Ich hoffte, er würde aufholen, und da er noch so klein war, traute ich es ihm auch zu.

George

Danach unterhielt ich mich mit dem Kanadier George, der zufällig den Sommer in England verbrachte und – wenn auch nur zögernd – zum Treffen gekommen war. Seine Großmutter hat Aufnahmen, auf denen er als Zweijähriger singt und Gedichte aufsagt. Heute ist er ein Dichter, der häufig öffentlich auftritt.

George ist ein attraktiver Mann mit ausladender Gestik und Stimme, und seine Anwesenheit belebt jeden Raum. Seine Stimme hat einen melodischen Klang, und man hört ihm gern zu. Sein Möbius tritt in den Hintergrund. Ich fragte ihn, ob er sich je bewußt entschieden habe, mehr Körpersprache einzusetzen.

»Ja, ich glaube schon, aber ich weiß nicht genau, wann. Komischerweise bekomme ich ab und zu noch von Freunden zu hören, sie wüßten nicht, was ich fühle oder vorhabe. Mit zunehmendem Alter habe ich versucht, den Leuten durch mein Verhalten, durch Körpersprache und Stimme deutlicher zu zeigen, was ich wollte oder fühlte. Ich versuche, alles einzusetzen, was ich habe. Ich produziere mich mehr. Ich denke kaum über mein Gesicht nach – eigentlich nur, wenn ich jemanden neu kennenlerne. Dann habe ich ständig präsent, daß ich ihm mein Problem noch erklären muß, und spreche etwas anders.«

Später veranstaltete George eine kleine Lesung, und seine Stimme hallte durch den Saal. Die Eltern und Großeltern der jungen Leute mit Möbius waren ganz ergriffen. Ich dachte an John Hull und Peter White, die gesagt hatten, ihre Charaktere seien in der Stimme zu Hause. Georges Stimme verriet einen Menschen, der mit seinem Leben nicht nur spielend fertig wurde, sondern auch soviel Vitalität und Schönheit besaß, daß er die meisten anderen in den Schatten stellte. Daß er dazu imstande war und seine Persönlichkeit auf solche Weise präsentieren konnte, war für die Anwesenden eine beispiellose Inspiration.

Es gab nur einen leisen Mißton. George wollte wie jeder andere Mensch in seiner Individualität wahrgenommen werden. Es störte ihn, daß sich meine Aufmerksamkeit wie die des ganzen Tags nur um das Möbiussyndrom drehte. Warum konnte ich ihn nicht einfach so akzeptieren, wie er war, und mir meine Fragen schenken? Ich kam mir schäbig vor, denn ich interessierte mich nicht per se für die Krankheit, sondern weit mehr für ihre Auswirkungen auf einzelne. Ich war nicht als Arzt hergekommen, sondern als jemand, der verstehen wollte, wie sich bei Menschen mit Möbiussyndrom die Persönlichkeit entwickelte und wie man mit der Krankheit leben konnte, ohne sich von ihr unterkriegen zu lassen.

Was wäre, würden Möbius-Kinder in einer Welt der Blinden aufwachsen? Sie könnten ihren Freunden helfen. Entspräche ihr Gefühlsleben dann dem ihrer blinden Geschwister? Das waren einige meiner Gedankenspiele. Diffuser drängten sich Fragen auf, wie man den Anwesenden helfen konnte, wie man überhaupt mit ihrer Behinderung umgehen sollte. Wie konnte eine Möbius-Generation ihre Erfahrungen an die nächste weitergeben? Solchen Fragen war der Tag gewidmet, und Georges Kritik zum Trotz mußte sich deswegen alles um das Möbiussyndrom drehen. Obwohl er dieses Vorgehen ablehnte, fand er seine eigene Lösung und half den Eltern eines kleinen Kindes mit Möbius.

Mehrere Eltern sprachen mich an. Sie glaubten, problemlos zu verstehen, was ihre Söhne und Töchter fühlten oder zum Ausdruck bringen wollten. Auch winzige Lippenbewegungen oder ein leises Augenzucken hatten sie als Ausdruck verschiedener Stimmungen zu interpretieren gelernt. Ich blieb skeptisch. Diese Kinder waren noch im Vorschulalter und kannten nur das behütete Familienleben. Wie würde es ihnen in der Schule ergehen, wo sie sich mit neuen Menschen auseinandersetzen mußten? Eine Mutter erzählte mir, ihr kleiner Junge könne sich in der Familie einwandfrei verständlich machen, aber sobald er zum Spielen ins Freie käme, nähmen ihn die anderen Kinder kaum zur Kenntnis.

Ich wollte mir noch das runde Dutzend Kinder im Hort anschauen. In der Ecke liefen auf einem großen Fernsehbildschirm Disney-Videos – die Kinder beachteten das Gerät kaum, und ich schaltete eine Weile zum Cricket um. Die meisten Kinder saßen für sich und beschäftigten sich mit Legosteinen und anderen Spielen oder ließen sich von Eltern oder Babysittern vorlesen. Es kam so gut wie nirgends zu den Interaktionen und schnell geschlossenen Freundschaften wie bei anderen Kleinkindern, und der Raum war ganz ruhig, viel ruhiger als jeder andere Raum voller Kinder, den ich je erlebt hatte. Vielleicht lag es an meinen Vorurteilen, aber die Kinder schienen einander viel weniger zu beachten, als ich es von Schulen und Kindergeburtstagen gewohnt war. Es lag nicht nur daran, daß sie sich nicht kannten, sie machten auch keine Anstalten, auf die anderen zuzugehen. Vielleicht hatte man sie deswegen früher für Autisten gehalten.

Der Tag machte mir aber auch klar, daß die Lebensgeschichten von James und Clare untypisch waren und daß viele Menschen mit Möbiussyndrom ihrem Leben gewachsen waren. Vor einigen Jahren hatte Jane Walker einen Fragebogen an Menschen mit Möbiussyndrom verschickt. Die Fragen waren schmerzhaft direkt, und daß Jane sie stellen konnte, zeigte, daß sie ihre Patienten kannte und liebte und von ihnen geschätzt und respektiert wurde. Die Eltern oder Erziehungsberechtigten der Jüngsten hatte sie gefragt, wie sie die Nachricht aufgenommen hatten, daß ihr Kind keine Emotionen würde ausdrücken können, und wie es sich mit seinen Gefühlen dann doch verständlich gemacht hätte. Teenager wurden nach ihren Schwierigkeiten gefragt, neue Kontakte zu schließen, und ob sie mit einer ausgefeilteren Mimik leichter mit anderen klargekommen wären; ob sie sich für glücklicher, deprimierter oder aggressiver hielten als ihre Altersgenossen. Erwachsene wurden gefragt, ob sie mit ihrem beruflichen und sozialen Erscheinungsbild zufrieden wären.

Die Antworten waren umwerfend positiv. Die meisten Befragten fanden, sie hätten die Kurve gekriegt. Eine Frau schrieb, sie dächte praktisch nie an ihren Möbius. Im großen und ganzen waren alle zufrieden mit dem, was aus ihnen geworden war. Nur einer von den zwanzig Antwortenden meinte, kein gutes oder vergleichsweise gutes Sozialleben zu haben. Unklar bleibt, warum die einen Erfolg haben und die anderen nicht: Vielleicht ist das Syndrom bei manchen Menschen stärker ausgeprägt, vielleicht wird die Entwicklung des Kindes von der Zuwendung der Eltern und nächsten Verwandten beeinflußt. Viele Fragen bleiben offen.

Ich verließ das Treffen, als die Kinder in den örtlichen Freizeitpark aufbrachen. Eine Frau, die über dreißig Jahre lang zahlreiche Menschen mit Möbius betreut hatte, erzählte, sie fände das Syndrom weit schwieriger zu verstehen als Taubheit oder Blindheit. Daß Menschen mit Möbius so unterschiedliche Erfahrungen gemacht hatten, bestärkte mich jedoch im Glauben, daß man Gesundheits- und Entwicklungsprobleme auf eine Art und Weise in den Griff bekommen kann, die Individualität erlaubt und ermöglicht.

Und doch kam ich immer wieder auf James zurück. James, der in seinen Fünfzigern couragiert zu erforschen begann, wer er war, und sich mit seinem Gesicht abfand, das er lange Jahre abgelehnt hatte. Seine Erfahrung konnte vielleicht nicht verallgemeinert werden, aber er hatte die Sache weiter vorangetrieben als andere, einfach weil er älter war. Seine Überlegungen waren wichtig nicht nur für seine

Entwicklung, sondern sagten auch etwas darüber aus, wie das Gesicht normalerweise Ausdruck ermöglicht, und in welchem Maße der Ausdruck die Ausbildung eines Selbst begünstigt. An seine Erfahrung knüpften Duncan und Clare an mit ihrer Introvertiertheit und ihren fehlenden Hochgefühlen an Geburtstagen. Es war, als ermöglichte erst das Display von Emotionen im Gesicht ihre volle innere Erfahrung, wie William James angenommen hatte. Wenn man sie nicht zeigen konnte, war eine soziale Existenz im Vollsinn praktisch ausgeschlossen, und ohne Verbindungen zwischen beiden konnten sich keine inneren Gefühle ausbilden.

Ein Mann in den Zwanzigern mit Möbius hatte die Teilnahme am Treffen abgesagt, aber brieflich von seinem beruflichen Erfolg als Lehrer berichtet. Privat hatte sein Zustand jedoch tiefe Depressionen ausgelöst. Sie verschlimmerten sich noch durch die Verstellung, die man beruflich wie privat von ihm erwartete. Schließlich erlitt er einen Nervenzusammenbruch, weil er von seiner Selbstverleugnung erdrückt wurde und es ähnlich wie James nicht mehr aushielt, sein Leben lang eine Fassade aufrechterhalten zu müssen. Nach einer Kur lernte er, seinen Möbius zu akzeptieren, mit ihm und ihm zum Trotz zu existieren. Er hatte seine Geschichte aufgeschrieben, um anderen die Augen zu öffnen, damit sie ihrem Zustand nicht auswichen, sondern sich ihm stellten und mit ihm leben lernten. »Helft euch untereinander«, schrieb er, »eure Erfahrungen sind einzigartig.«

James schrieb mir später und betonte noch einmal, er hätte noch nie zuvor über sein Gesicht gesprochen. Es sei eine völlig neue Vorstellung für ihn gewesen, seine Probleme im Leben auf sein Gesicht und nicht auf sich als Person zurückzuführen. Seine Angehörigen, die ihn in den ersten Lebensjahren ganz normal behandelt hatten, wollten nur sein Bestes und hatten ihm einen herrlichen Start verschafft. Aber indem sie sein Gesichtsproblem auf sich beruhen ließen, hatte er womöglich leichter über die daraus resultierenden Schwierigkeiten hinwegsehen können, bis sie sich mit fünfzig Jahren nicht mehr ignorieren ließen. Als er meine Mitschrift unseres Gesprächs las, überraschte ihn die Wucht, mit der er sich geäußert hatte; anscheinend hatte seine Sprache etwas von dem transportiert, was ohne nonverbale Kommunikation verlorengegangen war.[4]

Im Gespräch sowohl mit James als auch mit Clare hatte ich so persönliche Dinge nur behutsam zur Sprache gebracht, aber unabhängig voneinander hatten sie das Gespräch als Möglichkeit verstanden, ihre Gefühle auf neuartige Weise zu erforschen. Clare schrieb mir zum Beispiel, während meines Besuchs hätte sie sich zum erstenmal im Leben zu ihren Gefühlen bekannt und so Einblicke in ihr Selbst erhalten.

James und Clare zogen sich aus vielen zwischenmenschlichen Aktivitäten zurück, weil sie in diesen nicht verständlich agieren konnten. Durch ihre unbeteiligten Gesichtszüge konnten sie vielleicht schlechter zu sich und ihren Emotionen stehen, was die Gefühle dann abschwächte.[5] Dadurch konnten sie ihren Gefühlen nicht mehr stufenweise Luft machen. James hatte die Angst erwähnt, »die Kontrolle über seine Emotionen zu verlieren, etwas zu fühlen, womit er nicht umgehen« könne. Bei Clare kam es offenkundig zum Kontrollverlust, wenn sie sich nicht mehr beherrschen, ihre Gefühle aber trotzdem nicht ausdrücken konnte – oder nur in absichtlich produzierten Tobsuchtsanfällen. Das Möbiussyndrom scheint nicht nur die Erfahrung von Emotionen zu dämpfen, sondern erzeugt auch Angst vor großen Emotionen, die aufsteigen und zu unkontrollierbaren Eruptionen führen können. Indem wir diese ausdrücken, lernen wir normalerweise Wut, Trauer und viele andere Emotionen kennen und wissen, wie akzeptabel sie für uns und andere sind. James glaubte, er könne seine Gefühle nur langsam erkennen und einschätzen, und ihre Übersetzung in Vorstellungen und Ausformulierung als Gedanken falle ihm schwer. Wenn er es sich recht überlege, schrieb er, hätte sein Gesicht vielleicht eine Kluft zwischen dem inneren Gefühl und seinem körperlichen Ausdruck erzeugt, was dann auch erklären würde, warum im Gespräch ›ich denke‹ und ›ich fühle‹ für ihn austauschbar gewesen seien.[6]

Ich dachte daran, wie wir alle als Kinder allmählich die Welt und uns selbst verstehen lernen. Von anderen Tieren unterscheiden uns nicht bloß Sprache, Hände und Werkzeuge, sondern auch eine emotionale Vielschichtigkeit, die sich in unserer mimischen Mobilität nicht nur widerspiegelt, sondern diese zur Kommunikation sowie zum Ausdruck und zur Entwicklung von Persönlichkeit auch dringend benötigt. Von Menschen mit Möbius können wir viel über das Gesicht lernen. James schloß einen Brief mit den Worten:

Ich glaube nicht, daß man ausschließlich im Kopf leben oder auch nur existieren kann. Das wird wichtig, wenn ich mich frage, wo ich mein Selbstbewußtsein ansiedle. Ich glaube, daß ich ein gutes Stück aus meinem Kopf herausgekommen bin. Sie haben etwas gesagt, das mir sehr viel gegeben hat: »Je mehr man im Körper ist, desto näher ist man der Welt.« Dazu kann ich nur »Amen« sagen und es mir zum Ziel für die Zukunft setzen.

BESCHRÄNKT UND LANGWEILIG?

Bei Menschen mit Möbiussyndrom ist die fehlende Mimik ein Geburtsfehler; man kann sie jedoch durch verschiedene Nervenerkrankungen auch im späteren Leben verlieren. Mary, deren Geschichte mich auf dieses Problemfeld aufmerksam gemacht hatte, war mein erster solcher Fall gewesen. Ihr Problem war zwar nie als solches diagnostiziert worden, ging aber mit ziemlicher Sicherheit auf Schlaganfälle zurück, von denen sie sich leider nie wieder erholte.

Eine in Erfahrungsberichten oft anzutreffende Binsenweisheit bezieht sich auf die angebliche Unfähigkeit etwa eines von Geburt an Blinden zu verstehen, was Sehen bedeute, während sehende Menschen sich in Blinde hineinversetzen könnten. Für ›blind‹ muß man hier bloß ›Autist‹ oder ›Möbius‹ einsetzen. John Hulls Bericht ist unter anderem deshalb von unschätzbarem Wert, weil er beides kennt, das Sehen und die völlige Blindheit. Für den Autismus und das Möbiussyndrom sind vergleichbare Übergänge aus naheliegenden Gründen nicht beschrieben worden (obwohl gelegentlich versucht wird, die Mimik von Möbius-Patienten operativ wiederherzustellen). Es gibt jedoch andere, neurologisch begründete Formen des wiederherzustellenden Mimikverlusts, die es erlauben, die beiden Seiten des Themas aus erster Hand anzugehen.

Charles Bell beschrieb den Funktionsausfall des Gesichtsnervs, der zu einseitiger Gesichtslähmung (Fazialisparese) führt, eine Krankheit, die heute auch Bell-Lähmung genannt wird: Die meisten Menschen kennen solche Fälle aus der Öffentlichkeit oder dem Bekanntenkreis, und in den meisten Fällen erholen sich die Betroffenen wieder. In seltenen Fällen werden beide Gesichtshälften in Mitleidenschaft gezogen. Bell schrieb, im zweiten Fall sei das Gesicht eines Menschen schlimmer als das einer Statue, denn diese habe wenigstens *einen* erkennbaren Gesichtsausdruck. Ich unterhielt mich

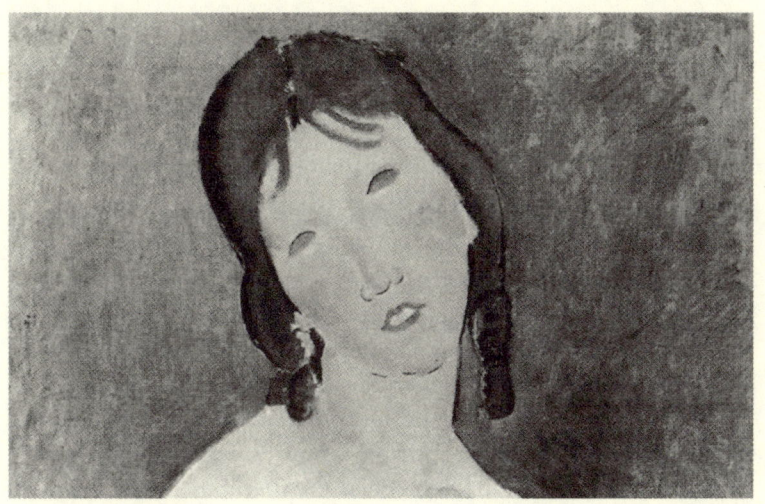

Das kleine Milchmädchen (Ausschnitt) von Amedeo Modigliani, ca. 1918. Die ausdruckslose Glätte und die heruntergezogenen Mundwinkel ähneln dem Gesicht von Menschen mit Möbiussyndrom. Modigliani hat verschiedentlich mit nichtssagenden Schülergesichtern gearbeitet, und meines Wissens kannte er niemanden mit Möbiussyndrom. (Sammlung George Friedland, Philadelphia, Pennsylvania, aus: Gaston Diehl, *Modigliani*, New York: Crown Publishers 1969)

mit zwei Menschen, die daran litten und die ihre Mimik schlagartig verloren hatten. Bei der Parkinsonkrankheit kann es dagegen zum schleichenden Verlust der Mimik kommen, der oft gar nicht zur Kenntnis genommen wird. Diese Menschen eröffnen eine andere Perspektive auf den ›Gesichtsverlust‹, denn ihr geschwundenes Mienenspiel bleibt unbemerkt, und Freunde und Verwandte sagen sich einfach, der oder die Betreffende sei allmählich beschränkt und langweilig geworden.

Ich wollte im Gespräch die Unterschiede herausfinden zwischen Menschen, die ihre Mimik als Erwachsene verloren haben, und solchen, die nie eine besessen haben, weil ich mich erinnerte, wie unterschiedlich in dieser Hinsicht angeborene und erworbene Blindheit eingeschätzt wurden. Wenn es zur Wiederherstellung gekommen war, wollte ich außerdem wissen, wie die Betreffenden die zeitweilige mimische Starre einschätzten.

Nach seinem mäßigen Abschluß an einer Privatschule brauchte Oliver einige Semester an einem Londoner Repetitorium, um die universitäre Aufnahmeprüfung zu schaffen. Er wollte in die Fußstapfen seines Vaters treten und Architektur studieren. Da die prestigeträchtigeren Colleges ihm verschlossen waren, landete er als einziger Südengländer in Middlesborough, einer trostlosen Stahl- und Chemiestadt in Nordostengland. Etwaige Bedenken waren überflüssig: Er lebte sich schnell ein und konnte seinen neuen Freunden die Vorurteile über Softies aus dem Süden bald austreiben.

Im Abschlußjahr wachte er kurz vor Weihnachten mit Bindehautentzündung auf. Beide Augen waren blutunterlaufen, und er ging zum Arzt, der seine Diagnose stellte und ihm Antibiotika verschrieb. Ein paar Tage später wollte er mit Freunden nach einer Fete in einen Pub und merkte, daß seine linke Gesichtshälfte ›taub‹ wurde, eine Betäubung, die er schnell als Lähmung erkannte. »Ich dachte, das liegt am Alkohol, und hab's nicht weiter beachtet. Es wurde schlimmer, also hab ich mehr getrunken. Am nächsten Tag war es immer noch nicht weg, und ich hab langsam kalte Füße gekriegt, aber da meine Freunde übers Wochenende gekommen waren, wollte ich sie nicht enttäuschen. Wir haben einen Ausflug nach Newcastle gemacht, sechzig Kilometer weit.«

Unterwegs merkte er, daß er seit dem Mittagessen am Vortag nichts mehr gegessen hatte. Sie gingen zu einem McDonald's, wo man zum Glück nebeneinander am Tisch sitzen konnte, so daß ihm niemand gegenübersaß. Als sie wieder zu Hause waren, konnte er seinen Zustand aber nicht länger verhehlen, und sein Mitbewohner schickte ihn zum Arzt. Der Unfallarzt diagnostizierte eine Gesichtslähmung und verschrieb ihm Steroide. Nachdem sich Oliver vergewissert hatte, daß Alkohol seinen Zustand nicht verschlimmern würde und sich mit den Tabletten vertrug, machte er sich wieder ans Feiern. Am Tag darauf sah er sich nachmittags einen Film an, aber seine Augen waren so entzündet, daß er am Ende kaum noch etwas erkennen konnte. Rund eine Woche nach seinem ersten Termin ging er wieder zu seinem eigenen Arzt. Dieser kam zur selben Diagnose und meinte, deswegen würden auch die Augen nicht besser. Oliver wußte jedoch, daß beide Augen angegriffen waren, was sollte also die halbseitige Gesichtslähmung damit zu tun haben?

Als er am Wochenende aufwachte, war auch seine rechte Gesichtshälfte gelähmt. Er ging sofort zu einem anderen Arzt, der ihm sagte, er solle in einer Woche wiederkommen.

»Da bin ich langsam ausgetickt. Bis dahin hat mich das nicht groß gekratzt, aber als dann beide Seiten ausgefallen sind, hab ich Schiß bekommen. Was war mit meinem Gesicht bloß los? Ich konnte nicht mehr allein aus dem Haus gehen und mußte immer einen Mitbewohner fragen, ob er mitkommen konnte. Ich wollte auch überhaupt nicht aus dem Haus, und ein Freund brachte mich zum Arzt. Auch zum Einkaufen hab ich immer wen mitgenommen – ich brauchte einfach jemanden. Ich konnte nicht mehr anständig sprechen, und es war fürchterlich, sich nicht mehr verständigen zu können.«

Er verlor zusehends an Selbstvertrauen und wandte sich an seinen Kursleiter, der ihm riet, bis zum Semesterende nach Hause zu fahren. Dort kamen die Dinge endlich in Bewegung. Seine Eltern sorgten dafür, daß er ins Krankenhaus kam, und man führte alle möglichen Untersuchungen durch, inklusive Computertomographie und Analyse des Liquors, und rund um die Uhr fanden alle paar Stunden neurologische Untersuchungen statt.

Auf seiner Station lag ein Mann, der gerade erfahren hatte, daß er Krebs im Endstadium hatte. Am letzten Tag setzte er sich zu Oliver ans Bett und schilderte ihm seine Krankheit. »Tut mir schrecklich leid für Sie‹, meinte ich. Meine Mutter war dabei, und als ich mal rausmußte, unterhielt sie sich mit der Frau von dem Mann. Wegen meines Gesichts hat die gedacht, seine Krankheit hätte mich total kaltgelassen.«

Wenige Tage später wurde der stark Erschöpfte entlassen und ging zu einem Augenarzt, der eine Entzündung des Innenauges feststellte. Er hielt es für ein Sarkoid und setzte die Steroide wieder an.[1] Oliver blieb ein paar Wochen bei seinen Eltern, ohne daß sich der Zustand seines Gesichts wesentlich gebessert hätte, aber immerhin konnte er etwas besser sehen. In dieser Zeit trafen wir uns.

Während des Gesprächs bedeckte Oliver die untere Gesichtshälfte und stülpte die Unterlippe auf, um den Mund zu schließen, den er nur wenig bewegen konnte. Die Muskeln um die Augen und Augenbrauen herum funktionierten etwas besser, aber sein Gesicht war immer noch praktisch unbeweglich wie bei Bells allerersten Patienten.

»Weil ich mich nicht sehen kann, vergesse ich das Problem. Und weil ich den Mund ein bißchen bewegen kann, was ich zwar spüre, was Sie aber nicht sehen können, sehe ich schlimmer aus, als ich mich fühle. Solange ich nicht vor dem Spiegel stehe, wo ich dann sehe, daß ich nicht lächeln kann, denk ich kaum daran. Als die eine Hälfte noch funktionierte, saß ich mal beim Essen. Links von mir erzählte jemand einen Witz, und ich lachte mit der rechten Gesichtshälfte, aber nicht mit der linken. Für die Leute auf der einen Seite war ich völlig normal, die auf der anderen fanden mich furchtbar ernst. Es war unheimlich, als wäre ich zwei verschiedene Leute.«

Wie bei den Menschen mit Möbiussyndrom hatte ich den Eindruck, daß sich auch bei Oliver Stimmungen und Gefühle abschwächten, wenn sie ihre mimischen Begleiterscheinungen verloren. Ich erkundigte mich, wie er sich fühle, nicht wegen der Krankheit – das gebot die Höflichkeit sowieso –, sondern um zu erfahren, welche *Gefühle* er mit einem regungslosen Gesicht verspüre.

»Es wäre übertrieben zu sagen, ich wäre ständig überglücklich, aber richtig traurig bin ich eigentlich auch nicht … Ich habe den Eindruck, ich würde zwischen den Gefühlen in der Luft hängen – irgendwie nichtemotional … wie soll ich das beschreiben …«

»Sie hängen ja auch wirklich in der Luft, sind bei Ihren Eltern, während Sie sich auf Ihre Seminare vorbereiten sollten, bei Ihren Freunden sein und was vom Leben mitkriegen wollen.«

»Ja, aber ich meinte es eher innerlich; ich hänge emotional in der Luft. Ich freue mich immer noch, wenn ich etwas zu sehen oder zu hören bekomme, das ich mag, aber ich fühle es nicht mehr so stark, weil ich dazu nicht lächeln kann. Ich führe neuerdings Tagebuch … Das Aufschreiben ist eine große Hilfe. Das und das ist passiert, und ich *fühle* mich dabei soundso. Beim Schreiben kann ich es ausdrücken.«

Auch bei Oliver zeigte sich, daß der Verlust der Mimik nicht nur hieß, sich anderen gegenüber schlechter ausdrücken zu können, sondern daß Gefühle vom eigenen Ich weniger bewußt und intensiv empfunden wurden. »Das Gesicht drückt Gefühle aus. Wenn Sie sie dort nicht vermitteln können, müssen Sie sich nach anderen Möglichkeiten umsehen, und ein Tagebuch ist eine davon. Ich könnte mir denken, wenn sich die eine Gesichtsseite noch bewegt, merkt die andere dadurch, was sie machen soll, aber wenn beide starr werden, weiß man überhaupt nicht mehr, wie man das Gesicht verziehen soll.«[2]

»Genau. Ich weiß, daß ich etwas fühle, und deswegen übe ich. Ich setze mich vor den Spiegel und übe jedesmal eine halbe Stunde lang.«

Eine enge Freundin von mir hatte mit Anfang zwanzig eine ähnliche beidseitige Gesichtslähmung erlitten und sich vollständig davon erholt. Das erzählte ich Oliver und hoffte, es würde ihm genauso gehen. Ich dankte ihm für die Erlaubnis vorbeizuschauen, und auch er bedankte sich. Vielleicht hatte ich ihm in einer neuen und unbekannten Situation einige Fragen beantworten können. Wir vereinbarten, uns nach ein paar Monaten noch einmal zu treffen.

Als ich ihn wiedersah, hatte er enorme Fortschritte gemacht. Die obere Gesichtshälfte konnte er wieder gut bewegen, und obwohl es mit der unteren noch haperte, konnte er den Mund beim Essen und Trinken schon wieder schließen und eine Zigarette zwischen den Lippen halten. Ich fragte, ob er dank seiner Erholung im Rückblick die Zeit ohne Mimik und ihre unangenehmen Begleiterscheinungen beschreiben könne, denn das hätten bislang nur wenige Menschen getan. Seine Antwort übertraf all meine Erwartungen.

»Ja, ich glaube schon. Ich habe das Gefühl, seit der Lähmung bin ich wie ausgewechselt. Vorher war ich mit mir nie ganz im reinen, jetzt bin ich das. Gerade im Lauf der letzten Wochen habe ich einen Punkt erreicht, wo ich mit mir zufrieden bin. Wegen meiner Augen konnte ich wochen- und monatelang nicht lesen oder fernsehen: das hat mich richtig zur Selbstbesinnung gezwungen. Ich glaube, ich hatte es schon fast geschafft, aber jetzt habe ich mich vollkommen verändert. Es hat zum Beispiel wahnsinnig geholfen, mir Auszüge aus Brian Keenans Buch anzuhören.[3] Er sprach aus einer Zelle heraus, und ich fühlte mich auch in einer Zelle eingesperrt. Ich konnte nachvollziehen, was er durchmachen mußte.

Ich hatte das Gefühl, ich würde immerzu eine Maske tragen, aber anders, als Sie vielleicht denken. Das Gesichtsproblem hatte etwas von einer Maske, einer Maske der Anonymität, was auch mit meiner Schüchternheit und Unsicherheit zu tun hatte. Eine Maske kann aber auch eine Schutzhülle abgeben – mein Gesicht wurde eine solche Maske, hinter der ich mich verstecken und Selbstvertrauen gewinnen konnte.

Weil ich wußte, daß meine Krankheit die Leute verunsicherte, wurde ich energischer und verlor meine Unschlüssigkeit. Ich bekam eine positivere Einstellung. Ich habe mir Mühe gegeben, mich mehr verbal und durch Gebärden zu verständigen. Ich hab mit den Armen rumgefuchtelt wie ein Franzose.«

Es war fast unglaublich, daß ein so umfassender Funktionsverlust sich schließlich als Wohltat herausstellen sollte. Ich paraphrasierte Wittgensteins Satz, das Gesicht sei transparent und erlaube uns hindurchzusehen – auf den Grund einer Persönlichkeit, ihre Seele.

»Meine Seele lag eher in meiner Stimme, glaube ich. Mir ist aufgefallen, daß ich Schwierigkeiten hatte, mich am Telephon emotional zu kontrollieren, weil ich mein Gesicht nicht kontrollieren konnte – mein Gesicht stellte sich darauf ein. Normalerweise kann man eine Stinklaune haben und am Telephon trotzdem fröhlich klingen. Während der Krankheit konnte ich das nicht mehr; ich konnte nicht mehr lügen.«

Oliver war ähnlich wie Peter White zunehmend in der Stimme zu Hause. Damit hatte er auch die soziale Verstellung und Heuchelei abgelegt. Auch er hatte John Hulls Erfahrung gemacht, daß es wichtig wurde, die Zweideutigkeit auf ein Minimum zu reduzieren. Mit Stimme *und* Mimik kann man unterschiedliche Signale abgeben und etwa eine unbewegte Miene aufsetzen, aber gleichzeitig mit der Stimme lachen. Wenn man nicht mehr über beide verfügt, muß man seine wahren Gefühle zeigen und auf solche Gesellschaftsspiele verzichten.

»Weihnachten war mein Gesicht gerade am schlimmsten, und ich hab mich über alle Geschenke gleich gefreut. Solange ich nicht den Mund aufmachte, wußte niemand, ob ich mich wirklich freute – was ich gar nicht mal schlecht fand. Je mehr ich mich mit meinem Gesicht abfand, desto mehr fand ich mich auch mit mir selber ab. Bei einem Beinbruch wäre das etwas völlig anderes gewesen, aber das Gesicht zwang mich, aus mir herauszugehen. Und sobald ich etwas überwunden hatte, freute ich mich, *weil* ich es überwunden hatte. Heute komm ich im Pub viel besser mit den Leuten klar. Ich habe den Eindruck, daß ich mich viel besser mit ihnen verständigen kann.

Als meine Krankheit auf dem Höhepunkt war, klingelte einmal der Briefträger und drückte mir meine Post in die Hand. Ich grinste oder versuchte es jedenfalls. Genau in dem Moment sah er hoch; von da an wich er meinem Blick aus. Klar: Er muß mich für unaufrichtig gehalten haben. Ich habe mehr Mitgefühl entwickelt, weil ich inzwischen weiß, was Menschen mit einer ganzen Latte von Problemen durchmachen müssen. Ich habe ein paarmal erwähnt, daß Sie mich für Ihr Buch interviewt haben. Vorher war mir das nicht groß aufgefallen, aber ich hab gemerkt, daß die Leute merkten, wie sie auf mich reagierten. Wahrscheinlich war es genau das Richtige, Sie zu erwähnen, jedenfalls hat es geholfen.«

Es muß eine fast unvorstellbare Erfahrung gewesen sein, für, sei's auch nur kurze Zeit, am Möbiussyndrom zu leiden. Oliver beschrieb jedoch kein Fegefeuer, sondern ein Refugium, eine Zuflucht. Er hatte Schutz und Unterstützung erfahren und seine erzwungene Loslösung vom Display und von der Befragung anderer hinterfragen können. Bei ihm war es zu einem emotionalen und geistigen Reifeprozeß gekommen, auf den ich nicht gefaßt gewesen war. In seinem großartigen Epilog zu *Awakenings – Zeit des Erwachens* zitiert Oliver Sacks Friedrich Nietzsche:

Erst der große Schmerz, jener lange langsame Schmerz, der sich Zeit nimmt, [...] zwingt uns [...], in unsre letzte Tiefe zu steigen [...]. Ich zweifle, ob ein solcher Schmerz »verbessert« –; aber ich weiß, daß er uns *vertieft*. [...] man kommt [...] *neugeboren* zurück, gehäutet, [...] hundertmal raffinierter, als man jemals zuvor gewesen war.[4]

Wo die Welt nur eine Maske sah, hatte Oliver völlig neue Vorstellungen und Gefühle erforscht und Selbstvertrauen, Mitgefühl und Reife gelernt. Durch den zeitweiligen Verlust der Mimik hatte er mehr Verständnis für sich und andere gewonnen.

Mrs. Doubtfire

Wie Kafkas Protagonist in *Die Verwandlung* wachte Brenda eines Morgens auf und wußte nicht, was mit ihr geschehen war. Sie kochte Tee und ging mit dem Tablett zu ihrem kurz zuvor pensionierten Mann. Erst als sie die Tasse zum Mund führte, fiel ihr etwas auf. Sie sah in den Spiegel: Ihre linke Gesichtshälfte hing herab und war gelähmt. Sie lief zu ihrem Mann, der einen Schlaganfall vermutete. Aber sie hatte ihre Mutter nach einem Schlaganfall gesehen, betastete ihre Arme und Beine und stellte fest, daß dort alles normal war. Nein, das konnte kein Schlaganfall gewesen sein. Sie zog sich an und lief zum Arzt, der ihr mitteilte, daß sie eine Gesichtslähmung hätte. Helfen konnte er ihr jedoch nicht. Sie ging wieder nach Hause und blieb dort, der Schreck war ihr in die Glieder gefahren, und sie war zu erregt, um sich Menschen außerhalb des engsten Familienkreises zu zeigen.

Wie Gregor Samsa entdeckte sie bald die unübersehbaren praktischen Probleme: Sie hatte Schwierigkeiten beim Essen und Trinken und mußte auf eine Schnabeltasse für Kleinkinder ausweichen (zu Hause gönnte sie sich den Luxus, den Tee direkt aus der Untertasse zu trinken).[5]

Sie setzte nur noch selten einen Fuß vor die Tür. Langsam erholte sich ihr Gesicht jedoch, und nach vier Monaten war bis auf eine gewisse Schwäche, die nur dem Arzt und ihren nächsten Angehörigen auffiel, praktisch nichts mehr zu sehen. Plötzlich bekam sie jedoch auf der rechten Seite eine, wenn auch schwächer ausgeprägte Gesichtslähmung. Jetzt komplizierte sich die Lage. Mit der Schwäche auf der rechten Seite gingen links die Komplikationen los. Als sich die rechte Seite etwas erholte, spürte sie unerklärliche Verspannungen im Gesicht. Sie hatte den Eindruck, ihre Nase wandere nach rechts, und die Konturen ihres Gesichts und seine Elastizität, die zur Wahrung seiner Funktionen so wichtig ist, änderten sich auf unerklärliche Weise.[6] In den nächsten Monaten fiel es ihr schwer, Augen und Mund zu öffnen. Ihr zunächst schlaffes Gesicht wurde straff und starr, und der Mund bildete ein kleines, immer gleiches Oval. Sie konnte nur noch kleine Bissen zu sich nehmen; es wurde schwierig, sich die Zähne zu putzen, und unmöglich, ihren Mann zu küssen.

Im Lauf der Zeit wurde sie immer depressiver, hauptsächlich wegen ihrer Augen. Über Weihnachten war sie fast blind, nicht weil ihre Augen nichts mehr sahen, sondern weil ihre Lider wegen der hyperaktiven Gesichtsmuskulatur ständig geschlossen waren. Auch vorher hatte sie schon große Schwierigkeiten gehabt. Wegen der Lider konnte sie nicht nach unten sehen und erkannte weder Bordstein noch Gehweg. Als wäre das nicht schon schlimm genug, mußte sie feststellen, daß sie nicht nur nicht lächeln, das Gesicht verziehen oder den Mund öffnen konnte, sondern auch, daß ihre Mundwinkel unwillkürlich nach oben schossen, wenn sie die Augen schließen wollte.[7]

Wir suchen auch in zufälligen Begebenheiten nach einer Bedeutung. Vier Jahre vor ihrer Gesichtslähmung hatte Brenda wieder geheiratet und sich auf den behaglichen Lebensabend mit ihrem neuen Freund und Gefährten gefreut. Ihre erwachsenen Kinder aus erster Ehe waren voll und ganz dafür und hatten sie unterstützt. Bei Colins Angehörigen sah das leider anders aus. Sie kränkten Brenda und stellten schließlich die Besuche ein. Das verletzte Brenda um so mehr, als sie Colins Sohn und Tochter bereits gekannt hatte, bevor sie Colin kennengelernt hatte. Colin brachte es völlig aus der Fassung, und oft konnte er in ihrer Gegenwart die Tränen nicht zurückhalten. Sie beschloß, ihre Gefühle für sich zu behalten und sich nichts anmerken zu lassen. Die Situation hatte sich kurz vor der Lähmung zugespitzt, und sie machte den Streß für diese verantwortlich. Dafür gab es zwar keinen objektiven Grund, aber sie sah einen Zusammenhang zwischen den Gefühlen, die sie in sich hineingefressen hatte, und der Tatsache, daß ihr Gesichtsausdruck plötzlich erstarrt war.

Für ihren Mund gab es kaum eine Behandlungsmöglichkeit, aber sie ging zu einem Augenarzt. Ihre Oberlider wurden operativ verkleinert und die Brauen geliftet, damit die Muskulatur und Haut in der Augenregion von der Pupille nach oben gezogen wurden. Die Operationen waren nicht besonders erfolgreich.

Brenda war jedoch nicht bereit, das Handtuch zu werfen; schließlich wollte sie nicht den Rest ihres Lebens zu Hause hocken. Colin und sie luden ihre Freunde ein und erklärten das Problem. Schon bald stellte Brenda zufrieden fest, daß sie genauso behandelt wurde wie eh und je. Innen war sie dieselbe geblieben, und das war für ihre Freunde das Wichtigste.

Als nächstes kehrte sie zum Bingo zurück, erklärte fröhlich ihr Problem, und auch hier überwand man schnell die anfängliche Zurückhaltung. Brenda kehrte in das Dorf zurück, wo sie viele Jahre gewohnt und beim Bäcker und im Lebensmittelladen gearbeitet hatte. Neuen Bekannten mußte sie immer erst erklären, daß ihr mandarinartig erstarrtes Gesicht nur eine Maske war, und daß sie dahinter genauso ausgelassen sein konnte wie jeder andere. Da sie schon in den Siebzigern war, fiel ihr merkwürdig starres Gesicht normalen Passanten meist gar nicht auf. Nur Kinder merkten es sofort, kamen auf sie zu und starrten sie unverhohlen an.[8] Sie wußte nicht recht, wie sie damit umgehen sollte: Sie hätte das Problem gern erklärt, wußte aber, daß sie die Kinder damit überfordert hätte. Sie mußte sie also starren lassen oder einfach weggehen.

Brenda war immer ein fröhlicher Mensch gewesen. Sie konnte die Menschen zwar immer noch zum Lachen bringen, selber jedoch nicht mehr lächeln. Ganz bewußt trainierte sie Ausgleichsmöglichkeiten. Wenn sie ein Lächeln kommen spürte, lachte sie. Das Problem war, daß ihre Mundwinkel fratzenartig nach oben schossen, wenn sie dabei die Augen schloß. Sie brachte sich daher bei, beim Lachen die Hände vors Gesicht zu halten, um anderen die Verlegenheit zu ersparen und zu kaschieren, wie peinlich es ihr selber war. Lachen war wenigstens laut. Ohne Möglichkeiten, das Gesicht zu verziehen, fand sie es praktisch unmöglich, Trauer oder Mitleid mit Freunden zum Ausdruck zu bringen, denen es gerade schlecht ging. Die Maske ihres Gesichts konnte sie zwar mit Humor überwinden, aber weniger positive Emotionen konnte sie so gut wie gar nicht mehr ausdrücken. Trotz der Augenoperationen blieb die Hyperaktivität der Nerven jahrelang bestehen. Schließlich konsultierte sie einen Arzt, der ihr vorschlug, in die Muskeln Botulinustoxin zu injizieren, das Muskelkontraktionen unterbindet. Sie fand es widersinnig, Nerven lahmzulegen, wenn ihr Problem auf Nervenschäden zurückging, willigte jedoch ein. Ihr Sohn und ihre Tochter begleiteten sie. Man sagte ihr, der Effekt würde sich vielleicht erst nach drei oder vier Tagen einstellen. Brendas Sohn erinnert sich, daß ihre Augen am nächsten Tag offener wirkten. Nicht nur konnte sie sehen, sondern auf wundersame Weise war auch wieder mehr von seiner Mutter in ihrem Gesicht zu sehen. Inzwischen kümmerte es sie kaum noch, wie sie aussah, solange sie selber nur besser sehen konnte. Die Wirkung des Medikaments hielt jeweils nur einige Monate an. Seit einem Jahr ließ sie die Injektionen regelmäßig wiederholen, und bis zu unserem Gespräch waren sie ziemlich erfolgreich. Der Arzt meinte, sobald sie das Augenproblem überwunden hätte, könne er versuchen, die Injektionen auf den Mund auszudehnen.

Bei jedem Termin bat er sie, ihm ein Lächeln mit entblößten Zähnen zu schenken. Sie schwor mir, eines Tages würde sie ihm ihr Gebiß in die Hand drücken. Aber sie hofft natürlich, daß die Injektionen erfolgreich sind und ihr Lächeln eines Tages zurückkehrt. Und wenn nicht, dann wissen sie und ihre Umgebung, daß sich ihre Unverwüstlichkeit durchsetzen wird. Allerdings kennt nur sie die Veränderungen des Gefühlslebens, die der Verlust der Mimik ihr auferlegt hat. Anders als Gregor Samsa wird sie sich nicht unterkriegen lassen. Sie hat ihr Problem weitgehend überwunden, indem sie ihr Selbst in Stimme und Gebärden verlagert und sich dickköpfig und standhaft geweigert hat, ein bescheideneres Leben zu führen.

Ich gab Brenda den Spitznamen »Mrs. Doubtfire«, weil sie dem ›stachligen Kindermädchen‹ ähnelte, das Robin Williams im gleichnamigen Film spielte. Er trug so viel Make-up, daß er das Gesicht nicht mehr verziehen konnte. Brenda und er kompensierten ihre geschwundene Mimik durch gesteigerte Stimm- und Gebärdensprache.

Oliver und Brenda erlitten plötzliche und katastrophale Fazialisparesen, auf die sie verschieden reagierten. Bei den meisten Menschen geht der Verlust der Mimik jedoch so langsam vonstatten, daß er erstaunlicherweise oft gar nicht bemerkt wird.

Iona Lister ist Logopädin und hilft bei der Überwindung von Funktionsstörungen der Stimme und Sprache. Ihre Patienten leiden an verschiedenen Krankheitsbildern, vom Schlaganfall bis zu motorischen Nervenerkrankungen. Nachdem eine einzige Begegnung ihr Interesse entfacht hat, streckt sie seit einiger Zeit ihre Fühler in ein anderes Gebiet der Kommunikation aus.

»Ich habe eine Frau mit Parkinson-Krankheit behandelt. Ehrlich gesagt, waren die Gespräche mit ihr mühsam und schwerfällig – genau wie die Krankheit. Gegen Ende einer Sitzung erwähnte sie, daß sie sich früher viel mit bildender Kunst beschäftigt hätte, und beschrieb eigene Bilder. Außerdem hatte sie mal Bauchtanz gemacht! Auf dem Nachhauseweg merkte ich, wie sehr mich ihre interessanten Hobbys überrascht hatten – ich muß sie vorher für eine langweilige, farblose Person gehalten haben, die überhaupt keine Interessen hatte, nichts, was sie interessant machte. Nach und nach wurde mir klar, wie ich darauf gekommen war, und ich war verblüfft und schämte mich, weil ich mich genauso verhalten hatte, wie ich es der breiten Öffentlichkeit immer vorwarf. Ich beurteilte sie nur nach ihrem fehlenden mimischen Temperament, dabei hätte ich es wirklich besser wissen müssen.[9]

Ich ging zu einer Fallbesprechung, in der es um diese Frau ging, und all meine Kollegen beschrieben sie als fade und uninteressant. Ihre Physiotherapeutin meinte sogar, das Treppensteigen bräuchte sie ihr gar nicht beizubringen, weil sie ja sowieso nicht ausgehen würde. Nur weil sie keine Mimik hatte, hatten wir ihr eine bestimmte Persönlichkeit und einen langweiligen Lebensstil zugeschrieben, dabei hatte sie nicht mal die monotone Stimme vieler Parkinsonpatienten. Zum Glück hatte ich ihr zugehört, sonst hätte ich gar nichts von ihrem bewegten Leben erfahren und auch nicht beschämt feststellen müssen, wie viele Vorurteile ich hatte.«

Ich fragte sie, ob ihre Patientin gewußt hätte, wie sie auf andere Menschen wirkte, und ob sie sich genauso sah, wie andere sie sahen.

»Sie war sich nicht bewußt, wie sie wahrgenommen wurde. Ich versuchte, dieses Thema zur Sprache zu bringen, und sie fand meine Beobachtungen sehr interessant. Ein paar Wochen später kam sie wieder und meinte, es wäre doch ein Problem für sie. Wir haben ihre Übungen dann bewußt auf mimischen Ausdruck ausgedehnt.«

Von da an interessierte sich Iona mehr und mehr für die Probleme mangelnder Mimik, die manche Menschen mit Parkinson bekommen. Sie engagierte sich in der örtlichen Parkinson-Selbsthilfegruppe, die sich einmal monatlich traf, und durchschaute auf Anhieb die soziale Dynamik der Treffen:

»Ich hatte es nicht erwartet, und als ich es sah, fiel ich aus allen Wolken. Danach habe ich oft dasselbe erlebt. In einer Gruppe von vierzig Menschen – Parkinsonpatienten und ihren Begleitern – gab es jeweils, sagen wir fünf mit mimischen Problemen, denen man nach Möglichkeit aus dem Weg ging. Nicht nur das, meist erkundigte man sich auch nur bei ihren Begleitern, wie es ihnen ging. Ihnen selbst stellte man in der Regel nur Fragen, die sich mit ja oder nein beantworten ließen, damit bloß kein Gespräch aufkam.«

Iona meinte, nachdem diese Menschen lange Zeit als langweilig und unsozial wahrgenommen worden seien, wären sie unsozial geworden und hätten sich zurückgezogen. Eine sich selbst bewahrheitende Hypothese also.

»Bei den Treffen ging man zu diesen Menschen eindeutig auf Distanz. Vielleicht bekam man kein Feedback von ihnen und hatte deshalb keine Lust, sie anzusprechen. Ihre Partner versuchten anscheinend, ihre Defizite auszugleichen, und taten manchmal des Guten zuviel. Sie waren zum Teil redselig bis zur Aufdringlichkeit. Die Botschaft für den Parkinson-Patienten lautete offenbar: ›Setz du dich ruhig hin und amüsier dich, ich übernehme das Reden, vielleicht vergeß ich dann eine Weile deine Bedürfnisse.‹«

Ich fragte, ob sich ihrer Meinung nach das Selbstwertgefühl des Patienten durch das verkümmerte Ausdrucksvermögen verminderte und ob sich dadurch unbewußt ein Gefühl der Herablassung in die Beziehung einschlich.

»Ein Gesicht, das nicht den Konventionen entspricht, verkündet: ›Komm nicht her, es lohnt sich nicht.‹ Neulich habe ich in einem Film ein Mädchen mit entstelltem Gesicht gesehen. Die Kleine hatte prima Mittel und Wege gefunden, um sich attraktiv zu machen und die Aufmerksamkeit auf sich zu ziehen. Im wirklichen Leben geschieht das leider sehr selten. Nur im Kino haben die Leute übermenschliche Fähigkeiten, und ihre Behinderungen können ihr Selbstvertrauen nicht erschüttern. Was ist mit denen, die keine besonderen Talente haben?«

Das war eine wichtige Frage. Ganz sicher verlieren Menschen mit beeinträchtigter Mimik außerhalb von Hollywood ihr Selbstvertrauen und damit die Fähigkeit, gegen ihre Probleme anzugehen. Eine Funktionsstörung des Gesichts, die für uns nicht der Rede wert ist, stürzt sie in tiefes Elend, und allein können sie vielleicht nicht damit fertig werden.

»Sie sind in doppelter Hinsicht sozial isoliert. Erstens durch ihre statische Unattraktivität, weil sie ja bloß dasitzen. Wenn das menschliche Gesicht nicht wie im Kontakt mit anderen ein überraschendes Mienenspiel zeigt, wird es starr und wirkt allmählich verdrießlich und bedrückt. Das sehen die Leute nämlich auf den Ruhegesichtern dieser Patienten. Wenn das Gesicht in Bewegung kommt, steht es ständig in irgendeinem Verhältnis zu unseren Äußerungen. Während unseres Gesprächs jetzt nehmen Sie beispielsweise immerzu meine Gesten zur Kenntnis. Das steigert die Anziehungskraft. Die Subtilität der Kommunikation erhält im Gesicht den letzten Schliff: Falsche Hinweise verändern die Bedeutung. Wenn Sie sagen: ›Schön, Sie zu sehen‹, ohne das Gesicht zu verziehen oder die richtige Geste zu machen, gilt das als Sarkasmus oder sonstwas.

Die Patienten werden von oben herab behandelt. Das isoliert sie, und sie erhalten keine Selbstbestätigung mehr. Ich habe einer Gruppe von Parkinsonkranken mein Video gezeigt, und hinterher meinte jemand: ›Das ist ja fürchterlich, ich bin bloß froh, daß ich nicht so bin.‹ Ich bin fast vom Stuhl gefallen, denn wenn irgend jemand mimisch unbeweglich war, dann dieser Mann. Ich wußte erst gar nicht, wie ich das ansprechen sollte. Zum Glück kannte ich seine Partnerin ganz gut, also habe ich sie um Rat gefragt. Wir brachten es zur Sprache, und er absolvierte das Programm. Es schlug aber nicht besonders an, weil er nur widerwillig mitmachte. Seine Frau ließ ihm keine Ruhe, und er wollte mich nicht enttäuschen, also tat er so als ob.«

»Vielleicht wußte er, daß er seiner chronischen und fortschreitenden Nervenkrankheit sowieso nicht davonlaufen konnte, und deswegen hat er sie verdrängt. Als Sie darauf zu sprechen kamen, haben Sie ihm vielleicht gezeigt, wovor er die Augen verschloß, um in sich selbst eine intaktere Welt zu finden?«

»Ich wollte ihm eigentlich nur zeigen, daß er eine Wahl hatte. Durch die bloße aktive Teilnahme und den Willen, den Gesichtsausdruck, der sonst automatisch gegeben ist, in den Griff zu bekommen, konnte er sein Leben trotz der Krankheit bereichern.«

Ich erkundigte mich, mit welcher Therapie sie das mimische Ausdrucksvermögen ihrer Patienten verbessere.

»Als erstes habe ich die vorliegenden Bücher und Artikel zum Thema gesichtet. Viel ist da nicht zu holen. Ein Artikel zur Kommunikation widmet sich ausgiebig der Stimme, Intonation und Körperhaltung, das übliche eben, geht aber kaum auf den Gesichtsausdruck ein. Außerdem war das alles so trocken und langweilig. ›Fordern Sie Ihren Patienten auf, das Lächeln und Grimassieren zu üben.‹ Ich dachte, wenn ich ihnen das sage, tun sie es nicht, weil es für sie keine Bedeutung hat. Also habe ich ein Programm entwickelt, das sie anregen sollte, mit der Mimik *anderer* etwas anzufangen. Am Anfang habe ich sie gebeten, den Ton ihrer Fernseher abzustellen und zu versuchen, die in einer Soap-Opera dargestellten Emotionen von den Gesichtern abzulesen. Nachrichtensprecher sind ebenfalls gut geeignet, weil sie ausdrucksstark lesen, und auch das sollten sie nachahmen.«

Darüber hinaus fand Iona Zeit für die Materialsammlung und das Schreiben und Inszenieren eines Videofilms, der Betroffenen zeigen sollte, was sie tun können, um den Gesichtsausdruck wiederzuerlangen.[10]

In der ersten Szene des Films sitzen vier Menschen an einem Tisch, spielen Karten, trinken Wein und albern herum. Als die Kamera um den Tisch herumschwenkt, sieht man jedoch, daß eine

Frau nicht lacht. Sie hat das strenge, teilnahmslose und starre Gesicht von Parkinsonkranken. Während die anderen ihre Fröhlichkeit mit lebhaften Gesichtern zeigen, die ständig in Bewegung sind, ist diese Frau nicht dazu imstande. Aus dem Off wird erklärt, daß sie lächeln und die Stirn runzeln kann, wenn sie bewußt daran denkt, daß es in normalen Gesprächssituationen jedoch nicht automatisch geschieht. Dadurch werde sie innerlich ausgegrenzt. Sie gelte einfach als beschränkt und langweilig, ohne daß sich jemand fragte, warum.

»Wenn unsere Patienten ein erstes Verständnis für die Bedeutung der Mimik entwickelt haben, beginnt die Stimulationsphase, und wir tasten und streichen über ihre Gesichter. Meist kribbelt es bloß, aber dadurch konzentrieren sie sich auf das Gesicht. Ich erkläre ihnen, daß ihr Gesicht dadurch lebendig wird. Solche Berührungen sind in unserer Gesellschaft so tabu, daß eigentlich nur sie selbst oder ihre Partner das machen können. Das Vereisen und Betasten gefällt den meisten. Außerdem wird dadurch eine neue Art von Kontakt hergestellt.«

Im Video wird empfohlen, sich regelmäßig Zeit zu nehmen und sich anfangs täglich, nach einigen Wochen seltener an einen ruhigen Ort zurückzuziehen. Als erstes sollen sie dann abschalten – »Jetzt dürfen Sie sich erholen«. Mit zwei Fingern berühren sie auf verschiedene Weisen ihr Gesicht, dann streicht man mit in Mull gewikkeltem Eis darüber. Dann sollen sie das Gesicht verziehen und verschiedene Ausdrücke annehmen: Pfeifen, Lächeln, Stirnrunzeln und Gähnen. Das wird verstärkt, indem die Augenbrauen mit den Fingern hochgezogen und die Augen gegen den Widerstand geschlossen werden, oder indem man zwei Finger in den Mund steckt und die Lippen um sie zu schließen versucht. Sie werden gefragt, ob sie spüren, was sie da machen, und ob sie merken, wie sie ihre Muskeln anspannen.

»Ich könnte mir denken, wenn das Gesicht über einen gewissen Zeitraum nicht mehr expressiv bewegt worden ist, dann vergißt man, welcher Ausdruck zu welcher Bewegung gehört und wie man diese auslöst. Vielleicht muß man sich dabei sehen, weil man sich nicht mehr zutraut, es von innen zu spüren.«

»Ich frage mich, ob Menschen mit immer schlimmer werdenden

Behinderungen wie dem Parkinson dieses innere Wissen verlieren oder eher den Respekt vor, das Interesse am und die Sorge für den Körper.«

Ich stellte Iona meine These vor, daß sich Menschen mit solchen chronischen Problemen abkapseln, sich vom Gesicht und von der Welt zurückziehen, wobei ich an James' Ausdruck dachte, ›im Kopf zu leben‹. Iona antwortete: »Als mein Auto noch neu war, habe ich es ständig poliert und konnte mich gar nicht daran satt sehen. Ich war stolz darauf und habe ihm eine Persönlichkeit gegeben. Inzwischen ist es sechs Jahre alt, der Hund hat die Bezüge auf dem Rücksitz zerfetzt, es ist verbeult, und ein Scheinwerfer fehlt. Es sieht ziemlich ramponiert aus und ist einfach nur noch ein Objekt – ein Ding. Ich spreche es nicht mehr mit Namen an; es ist ein Gebrauchsgut geworden. Es hat für mich keine Persönlichkeit mehr, weil ich es vernachlässigt habe. Aber machen Menschen so was mit ihren Körpern?«

»In den Übungen mit Ihren Patienten ermöglichen Sie ihnen also, ihren Gesichtern und damit sich selbst wieder eine Persönlichkeit zu geben.«

»Es ist eine unangenehme Vorstellung, einen lädierten Wagen zu besitzen, auf den man trotzdem viel Sorgfalt verwendet und auf den man stolz ist. Vielleicht vernachlässigt man einen verfallenden Körper, um die Selbstachtung zu wahren. Ich nenne meine Übungen nie ›Übungen‹. Wenn man sagt: ›Geh jetzt und mach täglich deine Übungen‹, hält sich kein Mensch daran. Ich sage lieber, sie sollen sich Zeit nehmen, sich etwas gönnen, sich verwöhnen oder sich etwas Gutes tun. Dann machen sie die Übungen, die ihnen helfen, aber sie nehmen sich auch Zeit für sich selbst, respektieren ihren Körper und nehmen ihn neu wahr. Zusätzlich bitte ich sie, sich nach den Übungen bestimmte Sätze vorzustellen und darauf zu reagieren, zum Beispiel ›Guck mal, die große Spinne da‹ oder ›Ich bin dir gerade in dein Auto reingefahren‹, und davon ausgehend in ein Gespräch einzusteigen. Ich frage sie: ›Was haben Sie heute gemacht?‹ Allgemeine Fragen, um sie zu verbalen und mimischen Antworten zu bringen.«

Im Video wird auch empfohlen, sich bei Nachrichtensendungen

vorzustellen, der Sprecher säße im selben Raum, und man müsse mimisch auf seine Meldungen reagieren. Auch auf diese Weise können sie üben, bevor sie die wiedererlangten Fähigkeiten in echten Gesprächen einsetzen. Es wird darauf hingewiesen, daß man das Gesicht vermutlich eine Zeitlang bewußt verziehen müsse, aber dann würde sich die Belebung bald wieder ohne bewußtes Zutun einstellen.

»Sie sagen also nie: ›Mach ein fröhliches Gesicht‹, sondern stellen Ihren Patienten eher die entsprechenden komischen Situationen vor?«

»Genau, denn nur dann reagieren sie richtig. Ich will ihnen ja nicht vorschreiben, was sie in einer bestimmten Situation zu fühlen haben, sondern sie sollen reagieren. Wenn sie lachen wollen, gehört das zu ihrer Persönlichkeit und ist okay. Wir ermuntern sie, sich nach und nach mehr unter Leute zu mischen. Dabei müssen sie natürlich von ihren Partnern unterstützt werden. Man kann die Menschen nur motivieren. Es ist schließlich ihr gutes Recht, sich dafür oder dagegen zu entscheiden. Hat man ihnen erst einmal ein funktionsfähiges Gesicht in Aussicht gestellt, erkennen Sie vielleicht ihr Problem als Ganzes. Bei Menschen, die wie etwa Lehrer ihr Leben lang mit Kommunikation zu tun gehabt haben, klappt das meist reibungslos; die gehen von allein stärker aus sich heraus und bringen schon eine bestimmte Gewandtheit im Umgang mit.

Auf den Verlust der Mimik reagieren andere Menschen nicht mit demselben Mitleid wie meinetwegen auf ein gebrochenes Bein. Die Situation ist eine völlig andere; oft erregt die Krankheit überhaupt kein Mitleid. Ganz im Gegenteil.

Man sagt: ›Ich bin beschränkt und langweilig.‹ Manchmal ist es noch schlimmer, weil die Veränderung beim Parkinson als nachlassendes Interesse gedeutet wird.«[11]

Trotz meiner Proteste hatte Iona mein Mittagessen bezahlt, über dem wir den halben Nachmittag verschwatzt hatten. Als wir durch Oxfords Norden zu unseren Autos zurückgingen, bat ich sie um Namen von Patienten, die mit dem Video gearbeitet hatten. Kurz darauf schickte sie mir einige Adressen von Menschen, die sie nie kennengelernt hatte, weil sie ihre ehrliche Meinung über das Programm durch keine persönlichen Kontakte beeinflussen wollte.

Mißmutig

Edward hat die Parkinsonkrankheit und wohnt mit seiner Frau Helen in einer Kleinstadt im Themsetal. Vor einiger Zeit sind sie in die Stadtmitte gezogen. Wir hatten uns zwar am Telephon unterhalten, aber ich hatte keine Ahnung, wie weit fortgeschritten seine Krankheit war. Ich wurde von einem etwas argwöhnischen (wer wollte ihnen das verdenken?) und sehr vitalen Paar in den Siebzigern empfangen. Edward hatte die typischen Gehschwierigkeiten, das Zittern und die stereotypen und zähen unwillkürlichen Kopfbewegungen, die manchmal als Nebenwirkung der Medikamente auftreten. Hätte man ihn auf der Straße gesehen, wäre sein Gesicht einem jedoch nicht weiter aufgefallen.

Helen berichtete, es hätte vor über zehn Jahren eingesetzt. Sie seien im Auto unterwegs gewesen und hätten Radio gehört. Ein Arzt diskutierte die Parkinsonkrankheit und erwähnte dabei, daß in manchen Fällen die Gesichtszüge erstarrten, so daß der oder die Betroffene beschränkt und mißmutig wirkte. Helen sah ihren Mann an, der früher immer zu Scherzen aufgelegt gewesen war, und dachte spontan, er hätte diese Krankheit. Sie vergaß es aber gleich wieder; Edward gegenüber hatte sie es bis zu unserem Gespräch nie erwähnt. Beide waren kurz zuvor pensioniert worden, und sie sagte sich, mit dem Älterwerden verlöre das Gesicht wahrscheinlich einen Teil seiner Lebhaftigkeit.

Zwei Jahre vergingen. Edward hatte viele Hobbys, darunter auch die Photographie. Er hatte im Lauf der Zeit eine große Fachbibliothek zusammengestellt, mit deren Hilfe er Vorträge in der Umgebung hielt.

»Ich habe viel über Kirchen und Brücken aus Laiensicht gesprochen. Einmal habe ich drei Kilometer weiter einen Vortrag gehalten, und als ich wieder zu Hause war, wußte ich weder, wie ich heimgekommen war, noch konnte ich mich an den Vortrag erinnern.«

Sein Gedächtnis hatte bis dahin tadellos funktioniert, weswegen er am Tag darauf zum Arzt ging und zu einem Neurologen überwiesen wurde, der sich für Amnesie interessierte. Dieser konnte Edward nach den üblichen Computertomogrammen und psychologischen Untersuchungen beruhigen: Zu weiteren Gedächtnisverlusten würde es nicht kommen. Die schlechte Nachricht war jedoch, daß er die Parkinsonsche Krankheit hätte, was Edward völlig aus der Bahn warf, denn ihm waren keinerlei Symptome aufgefallen.

In den folgenden fünf Jahren brauchte er nur wenige Medikamente. Helen kann sich nicht erinnern, daß sich Edwards Gesichtsausdruck in dieser Zeit drastisch verändert hätte. Ihr fiel höchstens auf, daß er gleichgültiger wurde und an Lebhaftigkeit verlor, weswegen sie öfter für ihn antwortete, teils, um das Gespräch zu beschleunigen, und teils, um Edwards Farblosigkeit zu kaschieren. Edward merkte das gar nicht, und ihm gegenüber brachte sie auch nie aufs Tapet, daß er durch seinen Gesichtsausdruck so erbärmlich aussah. Ein neuer Arzt riet zum Aufsuchen eines Physiotherapeuten und einer Logopädin, die mit Parkinsonkranken arbeitete.

»Mein ganzes Leben lang hat für mich der Mund eine große Rolle gespielt. Ich war Lehrer und habe eine Theatergruppe geleitet, hatte zu dieser Zeit aber schon festgestellt, daß ich Schwierigkeiten hatte, mich in ein Gespräch einzumischen. Das war mir früher nie passiert, und ich hatte keinen blassen Schimmer, woran es liegen konnte. Vielleicht hatte es psychische oder geistige Gründe, eine Art Hemmung, meine eigene Meinung vorzubringen. Ich wußte noch immer nicht, daß mein Gesicht betroffen war. Ich hätte wahrscheinlich widersprochen, wenn das jemand behauptet hätte.

Die Logopädin meinte, an der Aussprache könne sie wenig ändern, aber sie kannte Iona Lister und besorgte mir ihre Broschüre und das Video. Es war richtig dramatisch, in der Frau im Film habe ich mich auf Anhieb wiedererkannt. Ich hatte mir nie klargemacht, daß auch mein Gesicht geschädigt war, begriff aber sofort, daß die Antworten auf einige Fragen dort zu suchen waren.

Wir probierten alles aus, das Eis, das Betasten und Streichen. Ich habe die Übungen vor dem Spiegel gemacht. Ich hatte mir immer eingebildet, durch das Unterrichten und Schauspielern hätte ich ein recht agiles Gesicht, mußte aber schnell einsehen, daß das längst nicht mehr der Fall war. Durch die Übungen habe ich es gewissermaßen befreit, und nach einiger Zeit bewegte es sich wieder automatisch. Ich mußte gar nicht bewußt daran denken.«

Bei Edward hatte es gereicht, dem Gesicht Übungen zu verordnen, und diese Übungen wurden zumindest teilweise nach und nach verinnerlicht.

»Als ich mich wieder häufiger mit anderen unterhielt, fiel mir auf, daß ich mein Gesicht wieder mehr bewegte. Dank der Übungen habe ich an Selbstvertrauen gewonnen. Ich bin mir bewußter als früher, wo mein Gesicht ist.«

»Wobei wir uns normalerweise nicht bewußt sind, was das Gesicht macht.«

»Stimmt, es begleitet die Worte einfach. Ich habe mir nie klargemacht, daß ich immer etwas weggetreten aussah. Heute weiß ich, daß mich die Leute deshalb nie ins Gespräch gezogen haben.«

Das Problem war anscheinend, daß er einerseits nicht viel zu sagen gehabt hatte, aber andererseits wollten die Leute ihn wegen seiner mimischen Reglosigkeit auch nicht einbeziehen. Das Gesicht war unerläßlich, um mit anderen die Wechselseitigkeit eines Gesprächs aufbauen zu können. Nicht nur hatte er wenig zu sagen, es gab auch keinen Zuhörer. Daß selbst Helen oft keine Reaktion bekam, wenn sie das Wort an ihn richtete, konnte sie sich nur mit seiner Gleichgültigkeit erklären, und so unterhielten sie sich immer weniger.

»Ich dachte, ich würde ihm auf den Wecker fallen. Seit der Therapie hat er ungeheure Fortschritte gemacht. Seine Stimme ist nicht mehr so monoton. Nach seiner Pensionierung wollte er Hörbücher für Blinde aufnehmen, aber seine Stimme war so eintönig, daß er abgelehnt wurde. Seit den Gesichtsübungen ist er viel lebendiger geworden, das kann ich ihm gar nicht oft genug sagen. Er ist eigentlich so fröhlich, aber wenn er immer so mißmutig dreinschaut, ist das wirklich bedrückend. Ich war baß erstaunt, wie sehr sich das durch das Video geändert hat. Im Kirchenchor hat er nie den Mund aufgemacht. Jetzt singt er richtig mit, und es klingt viel schöner. Auch für die Gespräche mit der Familie war es ein Segen. Wir haben schon ein paarmal zu hören bekommen, daß er am Telephon viel besser klingt, viel lebendiger.«

Aber das Video drehte sich doch nur um die Mimik, meinte ich. Helen erwiderte, am Telephon würde man das Gesicht doch genauso verziehen wie beim Gespräch von Angesicht zu Angesicht. Wenn das Gesicht also wiederbelebt werden konnte, wirkte sich das auch auf die Stimme aus. Und das war noch nicht alles.

Die Wiederbelebung des Gesichts hatte zu einem neuerwachten Interesse und neuer Begeisterungsfähigkeit für alles mögliche geführt. Das zeigte einmal mehr, wie wichtig das Gesicht für die emotionale Erfahrung war. Vielleicht durfte man die verschiedenen Kommunikationskanäle nicht getrennt voneinander betrachten: Körpersprache, Stimme und Mimik. Edwards Erfahrungen deuten darauf hin, daß sie in wechselseitiger Verbindung stehen. Edward und Helen ruhten dermaßen in sich, und ich fühlte mich so wohl bei ihnen, daß es mir schwerfiel, das Gespräch auf die rund sieben Jahre zu lenken, bevor die Krankheit diagnostiziert wurde oder aber zwar erkannt, aber ohne Rücksicht auf das Gesicht behandelt worden war. Eines Tages hatten sie Sozialamtsformulare ausgefüllt und Fragen zur Mobilität beantwortet, wie weit sie gehen und ob sie Treppen steigen konnten, aber das Gesicht war mit keiner Silbe erwähnt worden. Und doch war bei Edward im Rückblick das Gesicht der Schlüssel zur emotionalen und sozialen Depravierung durch die Parkinsonkrankheit.

Oliver und Brenda hatten den Verlust ihrer Mimik sehr bewußt wahrgenommen. Dem einen bot er Zuflucht vor sozialer Interaktion und Inquisition, die andere war dadurch isoliert und frustriert. Der eine hatte sich erholt und war unendlich reicher in seine Welt zurückgekehrt; die andere hatte eine so starke Persönlichkeit, daß sie sich trotz geringer funktionaler Wiederherstellung nicht hatte kleinkriegen lassen. Im Vergleich zu beiden war bei der Parkinsonkrankheit der Verlust kaum wahrzunehmen, seine Folgen jedoch schon. Wittgenstein schrieb:

Man sieht nicht die Gesichtsverziehungen und *schließt* nun, er fühle Freude [...]. Man beschreibt sein Gesicht unmittelbar als traurig, glückstrahlend, gelangweilt.[12]

Bei manchen Menschen mit Parkinson ist das Gesicht transparent; wir übersehen es praktisch und halten die Betreffenden für beschränkt und langweilig, ohne uns klarzumachen, daß unsere Wahrnehmungen auf einem mimischen Problem beruhen. Bis jemand wie Iona des Weges kommt. Ihre Erfahrung läßt darauf schließen, daß das Gesicht kein isolierter Teil des Zugangs zur und der Kommunikation mit der Welt ist, sondern unentbehrlich für unsere emotionale Selbstdarstellung und die Kontakte und Beziehungen, ohne die unsere soziale Existenz undenkbar wäre. Wenn man an Oliver denkt, dessen Stimme nicht mehr lügen konnte, als sein Gesicht erstarrt war, und an Edward, dessen Stimme und Körpersprache sich belebten, als er das Gesicht wieder bewegen konnte, dann macht man es sich wahrscheinlich zu einfach, wenn man diese verschiedenen Bereiche emotionaler Kommunikation analytisch trennt. Vielleicht ist das Gesicht, das für die anderen und für das Selbst Gefühle ausdrückt, hierin Primus inter pares. Schließlich ist es, wie wir gesehen haben, für Babys der erste Ort emotionaler Kommunikation.

Nun stellen Sie sich vor, Sie wären seit Ihrer Geburt so. Dann wird vielleicht plausibel, warum James so wenig Körpersprache und selbst Verbalsprache einsetzte und versuchte, ›im Kopf‹ zu leben. Da er die Mimik nie kennengelernt hatte, waren ihm vielleicht auch andere Ausdrucks- und Kommunikationskanäle verschlossen. Seine Erzählung lief jedenfalls auf einen Primat des mimischen Ausdrucks emotionaler Erfahrungen hinaus.

CHANGING FACES

Der Autismus ist eine äußerst private Welt, vielleicht die privateste aller Existenzformen, in die man nur über autobiographische Berichte bruchstückhaft Einblick gewinnt und zu der selbst andere Autisten kaum Zutritt bekommen. Die emotionslosen Gesichter von Parkinsonkranken sind ebenfalls privat, aber insofern, als man durch sie hindurchsieht und sie nicht als das erkennt, was sie sind.

Am öffentlichsten ist im Vergleich dazu das entstellte Gesicht. Es wird immerzu vorgeführt, und die Menschen starren es aus nächster Nähe an, weil die Neugier das Taktgefühl überwiegt. Eine Entstellung kann die ganze Existenz und Persönlichkeit eines Menschen definieren. Als letztes wandte ich mich daher an Menschen mit Entstellungen, nicht um ihre Gesichter zu kategorisieren, sondern um zu erfahren, wie sie damit umgingen und ihre Unabhängigkeit und Individualität behaupteten.

Sieben Jahre Ausprobieren

Sie kamen nie zu ihrem Wanderurlaub nach Wales. Als sie eines Nachts zu ihrer Lieblingsregion unterwegs waren, überschlug sich James Partridges Landrover in einer Kurve. Während sich seine Freunde rechtzeitig befreien konnten, wurde James, der zum Glück angeschnallt gewesen war und daher nicht das Bewußtsein verloren hatte, im Wrack eingeklemmt. Während er noch auf dem Sitz lag, fing der Wagen Feuer. Als er endlich ins Freie gelangte, hatte er schwere Verbrennungen an Körper und Händen sowie im Gesicht erlitten. Ein vorbeikommendes Ehepaar rettete ihn, und der Pelzmantel der Frau hielt ihn während der kritischen Minuten warm, bis sie das Krankenhaus erreicht hatten.

Mit einem Schock und schweren Brandwunden kam er auf die Intensivstation. Nach den dringendsten Wiederbelebungsmaßnahmen wurde er auf die Chirurgie verlegt, wo man die ersten Hauttransplantationen vornahm und sich dann etwas ruhiger an die plastische Chirurgie machte. Monate später wurde er entlassen, konnte endlich sein Studium in Oxford aufnehmen und kehrte in den Semesterferien zur plastischen Chirurgie zurück. Eine narbenübersäte Hand und ein Patchwork-Gesicht blieben ihm. Er wurde Ökotrophologe, dann Bauer und schließlich Teilzeitlehrer auf einer Kanalinsel.

Inzwischen war er verheiratet und hatte Familie, war in die Welt der Normalen zurückgekehrt und hätte einen Strich unter diesen Teil seiner Vergangenheit ziehen können, einen zunehmend vergessenen Alptraum. Er hätte auch einen fesselnden Erfahrungsbericht schreiben können, in dem er schilderte, daß seine Wiederherstellung nicht den Wundern der plastischen Chirurgie zu verdanken hatte, die ihn wieder ›normal‹ machten (obwohl die Eingriffe Wunder wirkten, lag das außerhalb ihrer Reichweite), sondern weil er den Kampf gegen seine Entstellung aufgenommen und sie als solche akzeptiert hatte; weil er andere ermutigt hatte, durch sie hindurchzusehen und schließlich als nebensächlich zu begreifen.

Dieses Buch schrieb er nicht. Statt dessen schrieb er ein Buch – ein wunderschönes Buch – in leichter und eingängiger Prosa über seine Erfahrungen, nicht mit ihm als Held oder auch nur als zentraler Figur, sondern einen klassischen Leitfaden, ein Handbuch für Menschen mit entstellten Gesichtern.[1] Er berichtete von den Gefühlen und praktischen Schwierigkeiten, während er sich langsam von den Verbrennungen erholte, und von den zahllosen anderen Problemen, mit denen man fertig werden mußte, wenn man plötzlich ein anderes Gesicht hatte. So hatte man ihn unmittelbar nach dem Unfall auf eine keimfreie Station gebracht, um Infektionen vorzubeugen. All seine Pflegerinnen und Ärzte trugen Kittel und Masken. Er entdeckte ziemlich schnell, welche Schwestern ihm sympathisch waren, weil sie ihre Augenbewegungen und Körpersprache instinktiv verstärkten, um den Kommunikationsverlust infolge ihrer Masken auszugleichen. Schon bald wurde ihm klar, daß sich seine Welt auf unerwartete Weise verändert hatte.

John beschreibt, wie und wann er nach den Verbrennungen zum erstenmal sein Gesicht begutachtete. Er stellte fest, daß seine Besucher oft Anleitung brauchten, wie sie mit ihm umgehen sollten, und daß man ihnen die Befangenheit nehmen mußte. Er merkte, daß kaum jemand wußte, wie er auf ein entstelltes Gesicht reagieren sollte. Als der Entstellte wurde er zum Experten, ihnen dabei zu helfen. Er schildert, wie er nach seiner Rückkehr in die Außenwelt damit fertig werden mußte, ständig angestarrt zu werden. Sein Buch ist in so offener, emotionsloser Prosa abgefaßt, daß man kaum merkt, wieviel es ihn gekostet haben muß, dieses Wissen zu erwerben, sowohl in bezug auf die Entstellung als auch auf das jahrelange Elend. Nur selten erwähnt er diese Vergangenheit, wenn er etwa darauf eingeht, daß er täglich neuen Menschen begegnet, denen er sein Gesicht zeigen muß.

In Großbritannien hatte das Buch so durchschlagenden Erfolg, daß John in eine TV-Talkshow eingeladen wurde. An der Diskussion nahm auch Nicola Rumsey teil, eine Psychologin, die über Entstellungen promoviert hatte. Nach der Sendung kamen die beiden ins Gespräch und stellten fest, daß sie die Erfahrungen von Gesichtsentstellungen zwar aus entgegengesetzten Richtungen angegangen, aber zu verblüffend ähnlichen Schlußfolgerungen gelangt waren: Im Gesundheitswesen klaffte eine Lücke für die Zeit, nachdem die plastische Chirurgie ihre Arbeit getan hatte. Was geschah dann mit entstellten Menschen? Sie erhielten keine Hilfestellungen, um mit ihren neuen Gesichtern zurechtzukommen, und bekamen nicht gezeigt, wie sie in der Öffentlichkeit damit umgehen konnten. Nicolas Forschungen und James' Erfahrungen am eigenen Leibe überzeugten beide davon, daß solche Menschen Hilfe brauchten, um wieder ein erfülltes Leben in der Gesellschaft führen zu können.

Wochen- und monatelang trafen sie sich immer wieder und diskutierten, was zu tun war. Sie wollten eine Selbsthilfegruppe gründen, die nach James' Buchtitel »Changing Faces« heißen sollte. Sie brauchten Geld, Räumlichkeiten, Personal und Werbung. James mobilisierte einige Freunde und begann mit der Lobbyarbeit bei den oberen Zehntausend. Er wurde Galionsfigur und PR-Manager, Spendensammler und Organisator. Sie fanden Räume in London und brachten die Anlaufkosten auf. James ging das Risiko ein, seinen Beruf an den Nagel zu hängen, und widmete sich hauptberuflich seiner neuen Aufgabe. Als ihre Mittel ausreichten und die Räume eingerichtet waren, gaben sie Inserate auf. Sie betrachteten die Entstellung als schmerzlichen Verlust, dem enorme, fast übermächtige Isolation und Minderwertigkeitsgefühle folgten. Sie wollten entstellten Menschen helfen, ein neues Selbstbewußtsein zu entwickeln, das auf ihren eigenen Fähigkeiten beruhte, und ihnen das Selbstvertrauen zurückgeben, in die Welt hinauszugehen und andere Menschen dazu zu bringen, sie zu akzeptieren.

Menschen mit entstellten Gesichtern werden oft passiv und sondern sich ab, reagieren nur noch auf andere, geben aber nie Anstöße zu Gesprächen oder Entscheidungen. Sie brauchten Hilfe, um ihre sozialen Beziehungen nach ihren Vorstellungen und zu ihrem Vorteil gestalten zu können. Durch Mundpropaganda in Behindertennetzwerken und Auftritte in Radio und Fernsehen gewannen James und Nicola Betroffene, die sie zu einem zweitägigen Workshop einluden. Dort legten sie den Akzent auf soziale Fähigkeiten und soziale Interaktion: Wenn man von Gesprächspartnern positive Reaktionen bekommt, steigen Selbstachtung und Selbstwertgefühl. Auf ihrem Workshop lehrten sie, daß soziale Beziehungen sowohl über positives wie über negatives Feedback funktionieren.

Sie stellten schon bald fest, daß sie die Mitmachenden als erstes zu etwas bringen mußten, was diese oft große Überwindung kostete: Sie sollten einander direkt ins Gesicht sehen und ihre Probleme beschreiben. Die leidvollen Erfahrungen von Behinderung und Verlust sollten geteilt werden. James und Nicola forderten die Teilnehmer des Workshops auf, sich auf ihre schlimmen Erfahrungen zu konzentrieren und vor wildfremden Menschen in völlig unbekannter Umgebung darüber zu sprechen. Die Gruppenmitglieder durchlebten gemeinsam noch einmal die entsetzlichsten Augenblicke ihres Lebens. Indem sie sich diesen stellten und sie bekannt machten, erkannten alle Anwesenden, daß ein weiter Weg vor ihnen lag. Die Menschen, die zu den Workshops kamen, hatten die verschiedensten Probleme: Verbrennungen und Folgen von Krebsoperationen, aber auch Schönheitsfehler, die auf den ersten Blick weniger schlimm schienen, sie aber trotzdem zutiefst verunsicherten. James und Nicola waren zunächst erstaunt darüber, daß sich keine einfache Korrelation zwischen der objektiven körperlichen Entstellung und ihrer subjektiven Wahrnehmung formulieren ließ.

Das ganze Ausmaß des Problems wurde klar, als ein Mann sagte: »Ich meide öffentliche Verkehrsmittel, ich meide Partys, ich vermeide es, irgendwo hinzugehen, wo ich Unbekannte treffen oder angestarrt werden könnte. Ich halte es einfach nicht aus, ich drehe mein Gesicht weg. Ich finde mich dermaßen häßlich, daß ich den Eindruck habe, ich sollte nicht unter Leute gehen, ich falle ihnen ja doch bloß zur Last. Ich werde nervös, und damit mache ich mein Gegenüber nervös. Ich verbreite überall schlechte Laune.«

James und Nicola wurde zunehmend klar, daß sie bei der Planung ihrer Workshops auf die Empfindlichkeit der Teilnehmer Rücksicht nehmen mußten. Sie wußten, daß sich viele jahrelang verschanzt und ihre Schwierigkeiten verleugnet hatten und nun den Feind sehen mußten, bevor sie es mit ihm aufnehmen konnten. Munchs berühmtes Gemälde »Der Schrei« ist ja auch deshalb so eindrucksvoll, weil der Grund des Entsetzens nicht gezeigt wird. Man muß die Ursache erkennen, um Lösungen zu finden.

Die Verletzlichkeit mochte prekär und entsetzlich sein, aber sie war für die nächste Phase erforderlich. Die TeilnehmerInnen mußten begreifen, daß sie nicht allein waren. Sie mußten erkennen, daß sie gerade das für sie Schwierigste lernen mußten, und zwar nicht nur, um sich besser durchzuschlagen, sondern um geheilt zu werden. Um wieder soziales Selbstwertgefühl zu gewinnen, mußten sie auf andere zugehen. James und Nicola arbeiteten verschiedene Wege aus, auf denen das geschehen konnte und die sich viele Menschen mit Gesichtsproblemen von sich aus nicht zutrauen. Ein Teilnehmer meinte, seine Probleme wären so riesig, daß er sich keine Strategie vorstellen könnte, um sein Sozialleben wieder ins Lot zu bringen.

Man diskutierte, daß man es mit verschiedenen Gruppen zu tun hatte. Auf Partner, Familienangehörige und enge Freunde, die einen schon von früher kannten, konnte man sich verlassen. Auch Krankenschwestern und andere Menschen, die beruflich mit Entstellungen zu tun und entsprechende Umgangsformen gelernt hatten, waren nicht allzu schwierig. Nur Fremde reagierten oft anders und quälend. Solche Unterschiede mußten sich die Workshop-Teilnehmer vergegenwärtigen, um Bewältigungsstrategien zu entwickeln.

Es wäre wunderbar, könnte der Rest der Welt mit entstellten Gesichtern umgehen. Dann bräuchten deren Besitzer nichts zu unternehmen. Das mag eine schöne Utopie sein, aber ist sie erstrebenswert? Es läge doch immer ein Funke Mitleid darin, außerdem konnte man nicht warten, bis sich der Rest der Welt eine solche Denkungsart angewöhnt hatte. Man mußte zur Kenntnis nehmen, daß die Welt wohl niemals imstande sein würde, mit entstellten Gesichtern umzugehen – die meisten Menschen verdrängen nun einmal die verschiedenen Formen geistiger und körperlicher Behinderung.

Die Workshop-Teilnehmer mußten sich klarmachen, daß sie die Initiative ergreifen und dafür sorgen mußten, daß man Notiz von ihnen nahm. Es wurde betont, daß entstellte Menschen ihr Leben und ihre Begegnungen mit anderen als Gleichrangige bewältigen mußten, ohne auf Mitleid angewiesen zu sein. James und Nicola benutzten Akronyme wie *REACH OUT* (›zugehen auf‹) – *Reassurance, Energy, Assertiveness, Courage, Humor, Otherness, Understanding* und *Tolerance*[2] –, gingen diese Begriffe durch und diskutierten die mit ihnen verbundenen neuen Fähigkeiten.

Entstellte Menschen brauchten die Bestätigung, daß sie sich in keiner ›Ich kann ja doch nichts machen‹-Situation befanden. Wenn sie nicht erwarteten, daß andere Menschen ihnen in die Augen sahen, dann mußten sie sie dazu *bringen*. Auch die anderen brauchten Sicherheit. Wenn Menschen mit entstellten Gesichtern meinen, den anderen nicht in die Augen sehen zu können, reicht manchmal die Nasenspitze (kaum jemand merkt, daß der Blick in Wirklichkeit auf der Nasenspitze ruht). Wenn man die Haut um die Augen herum nicht bewegen kann, tut's manchmal auch die Stirn oder der Mund. Wenn man das Gesicht nicht verziehen kann, können Körper, Arme oder Stimme einspringen. Nutze, was du noch hast, aber nutze es.

Die Teilnehmer verließen den Workshop mit neuer Sicherheit und hatten, wichtiger noch, gelernt, sie ihren Gesprächspartnern zu vermitteln, denn die Öffentlichkeit weiß meist nicht, wie sie mit entstellten Menschen umgehen soll. Ein Mensch mit einer Entstellung muß anderen signalisieren, daß er oder sie normal ist und für eine normale Konversation und Interaktion zur Verfügung steht. Schon ein Händeschütteln kann anderen ihr Unbehagen nehmen, und James lehrte diese simple Geste, die Selbstvertrauen und gutes Timing erfordert.

Menschen mit Behinderungen jeglicher Art müssen hart daran arbeiten, sozial zu funktionieren, und das kostet Energie. Sie müssen lernen, daß ein ständiger Kraftaufwand nötig ist, ob er nun auf die Körperhaltung verwendet wird oder darauf, auf andere zuzugehen. Das Leben wird schwieriger, weil man mehr investieren muß, aber es kann auch lohnender werden. Menschen mit mimischen Funktionsausfällen müssen darauf gefaßt sein, daß man sie anstarrt und häßliche Bemerkungen über sie macht. Sie müssen diese aber nicht hinnehmen; sie müssen nur über das Selbstbewußtsein verfügen, sich ihnen zu stellen oder sie von vornherein zu verhindern, und dabei können schon die Stimme und ein souveränes Auftreten helfen.

Allein der Entschluß, sich für einen Workshop bei Changing Faces anzumelden, kann ungeheure Courage erfordert haben. Die Sitzungen in kleinen Gruppen sollen den Teilnehmern die Souveränität geben, sich der Welt zu stellen, statt dem Impuls nachzugeben, sich zu verstecken. James und Nicola wollen ermutigen, und das gelingt am besten, indem man teilt. Sie ermutigen die Betroffenen, ihre Gesprächspartner zu ermutigen, sie genauso zu behandeln wie den Rest der Welt.

Man kann mit anderen Menschen mitlachen, und man kann sie auslachen. Man muß daher Selbstironie lernen, denn wenn man immer gleich einschnappt, wird sich der andere bald abwenden.

Menschen mit entstellten Gesichtern sind oft sehr befangen. Die Aussicht auf ein Interview oder eine andere soziale Situation lähmt sie vor Entsetzen, so daß sie andere Menschen kaum wahrnehmen, denn diese Wahrnehmung bedarf der Beobachtung, vor der sie vielleicht zurückscheuen. Sie müssen sich auf die Art und Weise einstellen, wie andere ihnen und ihrer Behinderung begegnen, um besser damit umzugehen. Oft wissen sie nicht, wie sich das anstellen läßt, dabei ist es meistens ganz einfach.

Offene Fragen wie »Was sind Sie von Beruf?« oder »Was machen Sie denn so?«, die sich mit ein oder zwei Sätzen beantworten lassen, können das Eis oft schon brechen und halten ein Gespräch in Gang. Ist man sich des anderen bewußt, denkt man nicht mehr nur an sich. Das funktioniert auch umgekehrt: Wenn der Mensch, den man eben kennengelernt hat, über sich sprechen kann, denkt er weniger an die Entstellung seines Gegenübers. Eher erkundigt er sich seinerseits nach diesem, womit die Entstellung in den Hintergrund tritt. Manche Workshops widmen sich ausschließlich der Redetechnik: Wie beginnt und beendet man ein Gespräch, und wie lenkt man von der Entstellung ab? Bei diesen wie auch bei vielen anderen Übungen geht es darum, die Wechselseitigkeit der Konversation herzustellen, so daß Bindungen möglich werden.

Menschen mit entstellten Gesichtern müssen ein ganzes Spektrum von Verhaltensweisen erlernen, sie brauchen für verschiedene Gelegenheiten verschiedene Fertigkeiten und ein ganzes Arsenal, um sich gegen Invektiven wappnen zu können. Sie müssen mit unterschiedlich vertrauten Menschen umgehen können und Situationen von der Tanzveranstaltung bis zur Beerdigung gewachsen sein. Am Anfang kommen sie sich vielleicht wie Schauspieler vor und empfinden ihr Tun als unaufrichtig, aber sie werden feststellen, daß die zunächst bewußt eingeübten Fähigkeiten mit der Zeit ins Unbewußte absinken (im Fachjargon gesprochen, verläuft die Entwicklung von unbewußter Inkompetenz über bewußte Inkompetenz und bewußte Kompetenz zu unbewußter Kompetenz: der ›Zyklus des Lernens‹).

Den Mitgliedern von Changing Faces wird auch vermittelt, daß sie viele Situationen zwar irgendwann meistern, sich aber auch immer wieder in ungewohnten Situationen finden werden – das erste Mal am Strand, der erste Pubbesuch, der erste neue Arbeitstag, das erste Treffen mit neuen Bekanntschaften, der erste Besuch beim Onkel seit Jahren. Entstellung ist eine lebenslange Herausforderung.

James erwähnt es in seinem Buch nicht ausdrücklich, aber man kann sich denken, wie lange er brauchte und wie schwer es ihm gefallen ist, mit seinem neuen Gesicht leben zu lernen (er selbst nennt es »Sieben Jahre Ausprobieren«). Erst wenn der Besitzer eines entstellten Gesichts dieses akzeptiert hat, kann er auch anderen dabei helfen. Der Angelpunkt ist, das neue Gesicht nicht nur zu Hause oder im Freundeskreis zu akzeptieren, sondern sich mit ihm der Welt zu stellen. Der Mut, sich zu entblößen, sich von seiner schwächsten Seite zu zeigen, gehört zum Lernprozeß. Wir führen kein Leben ›im Kopf‹, sondern existieren und werden zu einem Ganzen in den Spiegelungen unserer selbst, die wir von anderen empfangen.

Ich wollte jemanden kennenlernen, der solche Workshops besucht hatte. James schrieb einige Teilnehmer an, und so lernte ich Jenny kennen und unterhielt mich einen Abend lang mit ihr.

Dem Feind ins Gesicht sehen

Mit neun Jahren bekam Jenny eine Gürtelrose, die die oberen zwei Drittel ihres Gesichts bedeckte. Sie behielt eine unschöne Narbe zurück und bekam eine ziemlich große, rote Knollennase, die in unerwarteten und peinlichen Momenten zu schwitzen anfing. Sie unterzog sich mehreren Operationen mit unterschiedlichem Erfolg. Es hatte ihr zunächst nichts ausgemacht, aber als sie älter wurde, verschlimmerten sich ihre Verlegenheit und Unbeholfenheit. Mit zwölf Jahren legte sie regelmäßig dick Make-up auf, und während der Pubertät wurde wiederholt, aber meist vergeblich versucht, Größe und Krümmung ihrer Nase operativ zu verkleinern. Mit sechzehn war sie der Verzweiflung nahe, wurde in der Schule gehänselt und bekam den Spitznamen »Concorde«. Dadurch wurde sie immer schüchterner: »Ich habe mich nie gewehrt. Das ist übrigens ganz typisch. Ich habe das Problem verdrängt. Ich bin kaum noch aus dem Haus gegangen. Es hat mein ganzes Leben verändert, denn vor der Gürtelrose war ich kontaktfreudig und selbstsicher. Aber plötzlich hatte ich keine Lust mehr auf andere Menschen.«

Jenny hatte ihre letzte Operation mit dreiundzwanzig. Sie war zum Arzt gegangen und hatte gefragt, ob sich wirklich gar nichts mehr tun ließe. Zu dieser Frage gehört sehr viel Mut, denn die Bitte um eine Gesichtsveränderung ist etwas anderes als die Bitte um Antibiotika. Eine Hauttransplantation über die Nase hatte ausgezeichnete kosmetische Erfolge. Aber inzwischen waren die Kontaktschwierigkeiten so sehr ein Teil ihrer selbst geworden, daß sie sie kaum noch auf ihr Gesicht bezog – sie *waren* sie oder zumindest ein Teil von ihr (ganz ähnlich hatte auch James Brown die Schuld bei sich gesucht und nicht beim Möbiussyndrom).

»Trotzdem habe ich mir nicht bewußt klargemacht, daß sich etwas verändert hatte. Ich war immer noch sehr schüchtern und hatte einen Knacks weg, und das führte ich nicht auf mein Gesicht und die Entstellung zurück. Auch nach der Operation dachte ich noch, man müßte es mir ansehen, und es war fast noch schlimmer als meinetwegen ein großer Leberfleck, weil ich nie wußte, ob ich angestarrt wurde oder mir das bloß einbildete. Geschminkt sah ich vielleicht normal aus, aber innerlich hatte sich nichts geändert.«

Zwei Jahre später hörte sie eines Abends eine Radiosendung, in dem über die neue Organisation Changing Faces berichtet wurde. Sie wußte, daß sie irgendwie deprimiert war, aber »ich hatte es nie auf irgendwas Bestimmtes geschoben und mir schon gar nicht vorstellen können, daß es mit meinem Äußeren zu tun hatte«.

In der Sendung ließ jemand eine Bemerkung über geringes Selbstvertrauen fallen – für Jenny, die genau daran litt, eine Offenbarung. Sie schrieb hin und nahm an einem Workshop teil, sechzehn Jahre nach Beginn ihrer Probleme. Schüchtern, zurückgezogen und unsicher, ob das Problem bei ihr oder auf ihrem Gesicht zu suchen war, würdigte sie zu dieser Zeit sowohl ihr Gesicht als auch sich selbst kaum eines Blickes und vegetierte mit minimalem Selbstwertgefühl in einer Welt ständiger Gefahren dahin.

»Bei dem Workshop brachten die Leute ihre Erfahrungen und ihren Ärger zur Sprache. Ich dachte plötzlich, vielleicht geht es mir ja genauso. Nach den Hoch-Zeiten an der Uni und dem Magister hatte ich eine Stelle gefunden, aber ich wagte mich kaum unter Leute. Bei dem Workshop fielen harte Worte. Alle kamen sich isoliert, wertlos und als Versager vor. Man fühlt sich scheußlich so allein. Dort wurde dieses Gefühl verstanden und zurückgegeben. Mit einem entstellten Gesicht auf andere Leute zuzugehen ist wahnsinnig schwer. Beim ersten Treffen hat keiner den anderen angesehen.«

Als ersten Schritt hatte James Partridge die alten Wunden der Teilnehmer wieder aufgerissen und sie weit empfindlicher gemacht, als sie vielleicht seit Jahren gewesen waren, so empfindlich wie zur Zeit ihres Unfalls. Viele lebten schon seit Jahren mit ihren Entstellungen und existierten nur, weil sie ihre Probleme geflissentlich ignorierten. Changing Faces machte Schluß mit diesen Verdrängungen, setzte aber zunächst nichts Neues an ihre Stelle.

»Wir sollten uns auch hinsetzen und Bilder malen: was uns im Leben besonders wichtig war und wo wir uns gerade sahen. Ich habe meine Eltern und die drei Hunde gezeichnet und mich ein Stück abseits. Sonst kam niemand auf das Bild. Es war ausgesprochen deprimierend – die Emotionen, die die Leute spürten und äußerten, machten es sehr schwer. In den Pausen starrten wir alle in unsere Kaffeetassen, und keiner sprach oder sah den anderen an.«

Während sie sprach, hielt sich Jenny die linke Hand vors Gesicht, halb als striche sie die Haare zurück, halb als wolle sie sich an der Nase kratzen. In Wirklichkeit wollte sie eine kleine Narbe an der Nasenwurzel verdecken, die ihre Schönheit nicht im geringsten beeinträchtigte.

»Wir haben uns viel darüber unterhalten, warum wir uns wegen unserer Gesichter so schlecht fühlten. Einige Leute gaben zu, daß sie Selbstmordversuche hinter sich hätten.«

Dann machten sie sich an die Wiederherstellung und inszenierten Rollenspiele.

»Ein paar Leute meinten, das Zugfahren falle ihnen schwer, also haben wir das gespielt. Wir mußten Augenkontakt mit fremden Leuten suchen. Ich konnte das zwar, habe aber gemerkt, daß ich sehr aggressiv starrte, ich hatte quasi noch nicht das richtige Augenmaß. Augenkontakt ist unheimlich wichtig und gleichzeitig unheimlich schwer. Eine Frau konnte es im Bus kaum aushalten. Was sollte sie machen, eine Zeitung aus der Tasche holen oder aus dem Fenster schauen?«

Auch Situationen, die sich in der Öffentlichkeit abspielten, aber nichts Soziales hatten, waren problematisch.

»Nach dem Ausprobieren von Augenkontakt sollten wir uns auf die Körpersprache konzentrieren und lernen, wie man von anderen ein Feedback bekommt. Wir überlegten, wie Leute ihr Gesicht empfinden und wie sie zu diesen Empfindungen kommen. Manchen Leuten muß man überhaupt erst verklickern, daß das Gesicht eine handfeste Sache ist. Man kann es vielleicht nicht ändern, aber man kann ändern, was man fühlt, wenn man daran denkt, und was andere fühlen, wenn sie es sehen. Wir mußten erst die Tiefen unserer Gefühle ausloten, bevor wir das eigentliche Problem angehen konnten. Man muß dem Feind einen Namen geben. Damals habe ich mir mein Problem erstmals eingestanden.«

Ich meinte, wenn man seinem Gesicht den Rücken kehre, verleugne man einen wichtigen Teil der eigenen Persönlichkeit.

»Genau, man muß dem Feind ins Gesicht sehen. Man muß sich die Reichweite der eigenen Gefühle klarmachen. Früher haben die Menschen dasselbe Problem gehabt, aber sie haben es entweder ignoriert oder sich damit abgefunden.«

»Vielleicht werden Gesichtsprobleme irgendwann verschüttet oder treten so offen zutage, daß man sie gar nicht mehr wahrnimmt. Vielleicht blendet man einfach den Grund der eigenen Minderwertigkeitsgefühle aus.«

»Ja, daran könnte es liegen. Bei mir war es auf jeden Fall so, daß ich nicht nur wegen des Gesichts geknickt war – das hatte ich fast vergessen. Das haben auch sonst viele gesagt.«

Der Kontakt zu anderen half, erst recht, wenn man die eigenen Gefühle begründen konnte und das Leid zugab. Es hatte etwas Befreiendes, sein Herz auszuschütten und alles rauszulassen. Trotzdem waren Widerstände zu überwinden. Nach dem zweiten Tag des Workshops ging Jenny mit einem anderen Teilnehmer zur U-Bahn und wollte wissen: »Und? War das okay, was ich gesagt habe?« Egal, was in den Gesprächen angeschnitten worden war, sie hatte es nicht ganz glauben können. Sie merkte, daß sie beim Workshop nichts lernen konnte, weil sie es nicht zuließ. Am nächsten Tag gab sie mehr von sich preis.

»Am Ende fühlte ich mich richtig befreit. Die Schleusen hatten sich geöffnet, ich merkte, wie wenig ich eigentlich von mir hielt und daß es vielleicht *doch* an meinem Gesicht liegen konnte, wie ich mich so oft fühlte. Wir waren der einhelligen Meinung, daß die zwei

Tage uns sehr inspiriert und ermutigt hatten, aber alle waren auch sehr traurig. Ich fragte mich, warum, und kam mir vor, als hätte ich alles verloren. Ich wußte nicht, wo ich anfangen sollte, mich wieder zusammenzusetzen.«

Der Kurs hatte an einem Donnerstag und Freitag stattgefunden. Den Teilnehmern wurde nahegelegt, sich selbst gegenüber ehrlich zu sein, ihre Gefühle zu äußern und – oft zum allerersten Mal – zu beschreiben, wie die Erfahrung des entstellten Gesichts ihr Leben verändert hatte. Jenny hatte gelernt, wie man Blickkontakt herstellt und was es mit ihren dunklen Kleidern und der Hand an der Nase auf sich hatte. Am Wochenende fühlte sie sich jedoch überempfindlich und niedergeschlagen, und das hielt noch einige Zeit an. Was sollte sie jetzt tun? Die zwei Tage hatten offenbar nicht gereicht, also schrieb sie erneut an Changing Faces. James lud sie ein, und in den nächsten Monaten hielten sie rund fünfzehn oder zwanzig Einzelsitzungen ab. Diese machten Jenny auf das eigentliche Problem aufmerksam.

»Bis dahin hatte ich nur eine Routine abgespult. In den Einzelsitzungen konnte ich das Problem auf persönliche Weise und in meinem eigenen Tempo erforschen. James half mir, meine Selbstachtung wiederzugewinnen, zum Teil durch sein Vorbild, denn wenn er das geschafft hatte, konnte ich das auch. Aber das war nur der Anfang. Wir widmeten uns ausgiebig Themen, die ich angeschnitten hatte, damit sich alles setzen konnte. Manchmal hatte ich mir ein größeres Problem gewünscht. Wenn ich von Freunden zu hören bekam, meine Narbe würde gar nicht auffallen, fühlte ich mich schlecht. Aber hätten sie gesagt, sie würde mich verunstalten, wäre das genauso schlimm gewesen. Ich wollte immer, daß sie das Richtige sagten, wollte sie verleiten, das zu sagen, was ich hören wollte.«

Sie besuchte auch weiterhin Workshops, bei denen es um Kommunikationsfähigkeiten ging. Manche brachten ihr mehr, manche weniger, aber sie kam immer wieder, weil es für sie kein Zurück und keinen anderen Ausweg gab.

Einige Teilnehmer suchten beieinander Halt, aber das wollte Jenny nicht; sie wollte nicht nur mit Menschen mit Problemen zusammensein. Jede Selbsthilfegruppe steht vor dem Dilemma, daß sie einerseits Unterstützung und Nestwärme spenden, andererseits ihre Mitglieder befähigen soll, loszulassen und in die Welt hinauszugehen.

»Man kann es einem anderen nur erleichtern, indem man verständnisvoll zuhört. Das ist mir im Rückblick klar geworden. Damals hatte ich das Gefühl, ich bräuchte alle Unterstützung, die ich kriegen konnte. Es war einfach gräßlich, was ich alles durchgemacht habe. Es gab Tage, viele Tage, da hab ich mir gewünscht, ich hätte an jenem Abend kein Radio gehört und nie von Changing Faces erfahren. Sie hatten die Wunde wieder aufgerissen, und ich hatte das Gefühl, alles würde nur noch schlimmer. Wenn ich jemandem erklären wollte, warum … wurde ich halb wahnsinnig. Ich mußte mich überwinden hinzugehen, weil dort alles wieder hochkam, die Wut, die Trauer, alles. Ich hatte es verleugnet. Offen gestanden, geht mir das erst seit einiger Zeit nicht mehr so. Es hat fast zwei Jahre gedauert. Das war meine Trauerzeit. Erst als ich die Trauer hinter mir hatte, konnte ich mir neue Methoden erarbeiten, mich der Welt zu stellen.«

Im Rückblick meint Jenny, sie müsse in den sechs Monaten nach ihrem ersten Workshop einen Nervenzusammenbruch gehabt haben, soviel Schmerz und Angst spürte sie damals. Verwirrung, Verzweiflung und absolute Unsicherheit – sie dachte hin und her, hatten ihre Gefühle nun mit ihren Gesichtsnarben zu tun oder nicht?

»Das habe ich Gott sei Dank hinter mir, obwohl ich mich auch heute noch manchmal frage, ob mich die Leute anstarren. An meinem neuen Haus stimmt etwas nicht, und ich muß zur Bauleitung, das ist immer noch eine Tortur. Es fällt mir schwer, auf Unbekannte zuzugehen. Dann bringe ich oft noch immer keinen Ton heraus und muß mir selbst sagen, halt, stop, tief durchatmen. Ich akzeptiere mein Aussehen, und ich glaube, daß ich meine Gefühle besser unter Kontrolle habe. Changing Faces hat mir sehr viel gebracht, obwohl die Erfahrung alles andere als angenehm war.«

»Was wäre wohl passiert, wenn Sie damals kein Radio gehört hätten?«

»Dann hätte ich mich auch weiterhin in meiner Welt abgeschottet. Wahrscheinlich hätte ich viel weniger Freunde als heute. Durch meine Arbeit habe ich viel über andere Menschen erfahren, und ich habe mehr Mitgefühl mit ihnen. Ich kann erkennen, wie ich war und wie sie sind. Ich durchschaue sie besser. Okay, mein Problem ist sichtbarer, aber ich kann mich besser in andere hineinversetzen, egal ob sie sichtbare körperliche Probleme haben oder nicht.«

Changing Faces geht es letzten Endes nicht nur um Entstellungen: Die Botschaft, daß man Sozialfähigkeiten reflektieren und lernen kann, geht auch andere an. Bei Menschen mit Gesichtsproblemen werden Sprache und Gestik wichtiger. Bei Querschnittsgelähmten kann das Gesicht zum wichtigsten Mittel emotionaler Kommunikation werden. Jenny beschreibt ihre Zeit bei Changing Faces als eine der schlimmsten Phasen ihres Lebens, aber nach zwei Jahren der Suche, der Trauerarbeit und des Versuchs, ein neues Selbstvertrauen aufzubauen, bewegt sie sich jetzt freier in der Welt. Sie kann andere anschauen, ihnen ins Gesicht sehen, und sie sieht dort nicht nur ihr Spiegelbild, sondern formuliert eine Theorie des Geistes über die Menschen in ihrer Umgebung. Sie spürt ihre Schwächen und merkt, daß auch wir, die Gesunden, Probleme haben. Früher hat sie kaum zu fühlen gewagt, heute fühlt sie mit anderen.

Als Organisation besteht Changing Faces jetzt seit 1994 und ist in diesem Zeitraum von rund 1.200 Erwachsenen und 250 Kindern aufgesucht worden. Um ihre Arbeit fortsetzen zu können, muß sie ins staatliche Gesundheitswesen integriert werden. Analog den Spezialkliniken für Querschnittsgelähmte wollten James und Nicola Spezialkliniken für Menschen einrichten, die mit Gesichtsproblemen zu kämpfen haben. Sie kämpften um Gelder und geeignete Räumlichkeiten und konnten dank James' unwiderstehlichem Charme und seiner ungebrochen guten Laune vor einiger Zeit in Bristol die erste britische Spezialklinik für Entstellungen eröffnen. Sie werden die Kostenträger auch weiterhin von ihrem Nutzen überzeugen müssen. Zuversicht und Selbstachtung sind schwer zu messen, aber Nicola hat eine ganze Reihe psychologischer Tests ausgearbeitet: Angst- und Depressionsmesser, Flucht- und Leidmesser, Fragebögen zur Motivation und zu Bewältigungsstrategien. Verschiedene Sponsoren haben die Finanzierung für die ersten Jahre sichergestellt.

Wenn die Kosten-Nutzen-Rechnung danach aufgeht, können James und Nicola davon ausgehen, auf eine dauerhafte finanzielle Grundlage gestellt zu werden. Ihre Absicht ist es, solche Kliniken landesweit zu errichten und natürlich ihre Behandlungsmethoden weiterzuentwickeln.

James Partridge hätte sein Buch schreiben und sich danach anderen Dingen widmen können. Obwohl er schrieb, daß man die Erfahrung eines entstellten Gesichts nie wieder loswerde, hätte er sein Leben als Bauer und Teilzeitlehrer fortsetzen können. Statt dessen hat er die Kraft, die er in den Jahren seiner Genesung gewonnen hat, dazu genutzt, anderen nachhaltig zu helfen, nicht nur indem er sich als Galionsfigur und Maskottchen beim Spendensammeln hergegeben hat, sondern auch in seiner Beratertätigkeit. Vielen anderen hat er geholfen, sich ihrer schlimmsten Zeit zu stellen, indem er sich immer wieder *seiner* schlimmsten Zeit stellte. In eigener Person half er den 1.450 und brachte sie auf schmerzvolle Weise dazu, sich zu akzeptieren, indem er die Kraft fand, wieder und wieder seine eigene Erfahrung zu durchleben.

Aber warum nennt sich die Organisation »Changing Faces«, wenn sie sich doch um Menschen kümmert, deren Gesichter aus den verschiedensten Gründen – Verbrennungen, Krebs oder angeborenen Fehlern wie Wolfsrachen – operativ gerade *nicht* zur Normalität zurückgebracht werden können? Changing Faces geht es darum, daß sich der Betroffene mit seinem veränderten Gesicht versöhnt und Selbstachtung entwickelt, ohne es zu ignorieren, denn nur auf diese Weise kann er oder sie sich wieder der Welt stellen. Nur dann kann er oder sie andere um ihrer selbst willen wahrnehmen und selbst als Individuum, als Person und nicht nur als Träger sozialer Stigmata oder Einschränkungen gesehen werden. Und eine Möglichkeit, vielleicht die einzige Möglichkeit, sich mit seinem Leben zu versöhnen und es neu wiederaufzubauen, liegt darin, nicht in den Spiegel an der Wand zu sehen, sondern sich auf die gespiegelten Wahrnehmungen anderer zu verlassen.

Merleau-Ponty schrieb: »Ich lebe im Gesichtsausdruck des anderen und fühle, wie er in meinem lebt.« Changing Faces setzt alles daran, diese Wahrheit in die Tat umzusetzen. Denn nur wenn man aus sich herausgeht, sich auf Menschen einläßt und ihre Reaktionen auf das eigene Ich – und nicht nur auf das entstellte Gesicht – aufnimmt, war die Rehabilitation erfolgreich. Bei späteren Workshops bekam James von den Teilnehmern immer wieder zu hören, ein Hauptmotiv ihrer Anmeldung sei gewesen, schlicht und einfach wieder zu lernen, wie man Freundschaften schließt, nach der Entstellung wieder Freunde zu haben.

Changing Faces geht es vor allen Dingen um ein Umdenken. Indem man Menschen mit entstellten Gesichtern wieder gemeinschaftsfähig macht und mit der Welt konfrontiert, bereichert man ihr Leben und unseres: Entstellte Menschen ermutigt es und ermöglicht ihnen ein erfüllteres Leben; uns anderen gibt es die Chance, auf mehr als nur Äußerlichkeiten zu achten und uns auf den Menschen dahinter zu konzentrieren. Wenn Menschen mit entstellten Gesichtern nämlich dazu verdammt werden, in ihren Häusern oder Selbsthilfegruppen zu leben, verdammen wir uns dazu, die Augen vor der Vielfältigkeit des Lebens zu verschließen. James Partridge schrieb:

Ich habe meine Entstellung nie bewußt als Entschuldigung benutzt [...]. Ich habe meinen Ehrgeiz dareingesetzt, mein Gesicht voller Stolz zu tragen. Vor allen Dingen hat mein Gesicht mir Pforten zu einem neuen Verständnis des Lebens und der Menschen aufgestoßen. Ich bin nicht bereit, es als Handicap zu sehen.

Das sind große Worte. Aber wenn man James begegnet, glaubt man sie und erkennt die unendlich schwere Reise, auf der er sich ihre Wahrheit erkämpfen mußte.

ODYSSEE DES GESICHTS

Landkarten der Gefühle

Zieh los, sagten Freunde, zieh los, rede mit den Schönen und beruf dich auf die ›Recherche für ein Buch‹. Such die Stars auf, deren Gesichter jedermann kennt: Angehörige des Königshauses, Photomodelle, Nachrichtensprecher und Blondinen, die ihr Schicksal bejammern, ›nur‹ schön zu sein. Beschäftige dich mit der Schönheitschirurgie. Ich hätte über das Bedürfnis vieler Menschen spotten können, sich liften zu lassen, um das Altern aufzuschieben, und gleichzeitig ihr Recht darauf verteidigen und darauf hinweisen können, wieviel besser sich viele von ihnen hinterher fühlen. Ich hatte jedoch meine Zweifel, weil ihre Erfahrungen mich nicht reizten. Diese Menschen haben schließlich eine Stimme: Ihre Geschichten füllen Zeitschriften, Bücher und Talkshows auf der ganzen Welt; überall stolpert man über ihre Bilder und erwartet, abgesehen von ihrer körperlichen Vollkommenheit, nur wenig von ihnen.

Ich fühlte mich zu den Menschen ohne Lobby hingezogen, zu Menschen, denen etwas fehlte. Menschen wie Mary, die mit meiner unbedachten Vorstellung aufgeräumt hatten, Gesicht und Persönlichkeit bildeten ein nahtloses Ganzes. Wie war es, ohne äußere und innere Repräsentation des Selbst auf dem Gesicht zu leben und von anderen kein Feedback zu bekommen, das einem durch ein Lächeln zeigte, was man wert war? Diese Menschen mußten sich anscheinend auf eine Weise und in einem Ausmaß selbst erforschen, die andere nicht nötig hatten. Ich dachte an Oliver Sacks' Interpretation von Nietzsches Passagen über die Krankheit, die »den unbefangenen Fluß des Lebens hemmt – seine Ungezwungenheit, seine Natürlichkeit und seine Neigung, alles für selbstverständlich zu halten«[1]. In Menschen mit Gesichtsproblemen war dieser unbefangene Fluß des

Lebens unterbrochen, was sie zu Reflektionen über das Selbst und das Gesicht zwang, die in Hochglanzmagazinen nicht ausgebreitet werden.

Ich unterhielt mich daher mit den Pflegern von Menschen mit zerebralen Lähmungen, die manchmal die Kontrolle über ihre Gesichts- und Sprechmuskeln verlieren. Ich unterhielt mich mit den Ärzten und Betreuern von psychisch Kranken, denn mittlerweile häufen sich bei verschiedenen psychischen Krankheitsbildern die Belege von Störungen der Mimik selbst wie auch ihrer Wahrnehmung. Viele dieser Erkrankungen lassen sich am Gesicht ablesen, aber das ist noch nicht alles. Chronisch Schizophrene erkennen und deuten Gesichtsausdrücke unter Umständen anders – nämlich als bedrohlicher –, nutzen Mimik und Augenkontakt aber auch weniger.[2] Depressive Menschen können Gesichtern im Vergleich mit Wörtern manchmal weniger Affekte entnehmen.[3] Die veränderte Wahrnehmung des Gesichtsausdrucks vergrößert die Distanz zwischen diesen Menschen und uns.

Ich unterhielt mich mit Alison Muir, einer Logopädin, die die Nachsorge bei Menschen übernimmt, die nach langen Aufenthalten in Heil- und Pflegeanstalten – oft ohne eindeutige Diagnose[4] – entlassen worden waren. Diese Menschen litten an Konzentrationsschwäche und konnten andere schlecht wahrnehmen, hatten auch nur verkümmerte soziale Fähigkeiten, nachdem sie jahrelang isoliert gelebt hatten. Bei einem ihrer Patienten registrierte Alison Muir akzeptable verbale, aber nur dürftige mimische Deutungs- und Ausdrucksfähigkeiten. Um zu erfahren, was er fühlte und dachte, setzte sie sich mit ihm zusammen und zeigte ihm Zeichnungen oder Buch- und Zeitschriftenabbildungen verschiedener Gesichtsausdrücke. Dann verzog sie sein Gesicht mit den Händen zu einem Lächeln und ließ ihn in den Spiegel schauen, damit er ein Lächeln sehen konnte, *sein* Lächeln, und zum ersten Mal den Zusammenhang von Lächeln und Heiterkeit kennenlernte. Sie zeigte ihm verschiedene Gesichter mit verschiedenen Ausdrücken, die er seine »Landkarten der Gefühle« nannte. Er war keineswegs der einzige; Alison mußte feststellen, daß die meisten ihrer Schützlinge nur über eine dürftige Mimik verfügten und große Schwierigkeiten hatten, ihr in die

Augen zu sehen. Sie wußte nichts von ihrem Gefühlsleben; ihnen fehlten sowohl die Worte als auch die Mienen. Ein Mann, der jahrelang kaum gesprochen hatte, fand dank der Kunst zu seinen Gefühlen zurück. Seine ersten Worte waren: »Monets Bild ist ruhig, ich fühle mich wie dieses Bild.«

Ich besuchte eine Gruppe von Taubstummen.[5] Wenn diese sich per Gebärdensprache unterhalten, schauen sie nicht auf die Hände, sondern ins Gesicht. Ihre Zeichensprache erfordert eine komplexe Verschmelzung von linguistischen Informationen durch Armbewegungen und mimischen Posen, die zu der üblichen affektiven Kommunikation über das Gesicht hinzukommen. Die nichtmanuellen Aspekte dienen der zusätzlichen Definition von Wörtern und Wendungen und können sonst ambivalente Ausdrücke und Sätze vereindeutigen. Ich wollte dahinterkommen, wie Taubstumme linguistische und emotionale Gesichtsfunktionen unterscheiden. Das erwies sich als praktisch unmöglich, denn im Gebrauch klappte die Differenzierung zwar wie geschmiert, aber die Definition und Diskussion darüber fielen ihnen sehr schwer, so tief war der Einsatz des Gesichts beim Ausdruck von Emotionen in ihnen verankert. Trotz ihres Gehörverlusts hielten sie im Nietzscheschen Sinne für selbstverständlich, was ich erst aufdröseln wollte.

Gefühle hören, Gefühle denken

Ich wandte mich also an andere, die Fragen des Gesichts diskutieren konnten. Bei Menschen mit angeborener Blindheit wie Peter White war das Sehen in seiner Funktion der Charakterisierung anderer und der Konstruktion einer sozialen Welt restlos durch die Stimme ersetzt worden. Natürlich erlaubte das Gesicht empfundene und sozial festgelegte Ausdrucksweisen, es war aber auch wichtig als Organ, das persönliche Aufmerksamkeit fokussiert.[6] Obwohl ihre Welt emotional genauso reichhaltig ist wie unsere, finden sich Hinweise darauf, daß ihr Spektrum emotionaler Erfahrungen sich auf subtile Weise von unserem unterscheidet, besonders in bezug auf Menschen, die man nur flüchtig kennt.

Die Mühelosigkeit, mit der von Geburt an Blinde Gefühle der Stimme entnehmen, zeigt besonders der Bericht von John Hull. Nachdem er als Erwachsener erblindet war, begann sein langer Kampf, den verlorenen Anblick seiner Familie und Kollegen durch die affektive Befriedigung und den ästhetischen Genuß zu ersetzen, die Hören und Fühlen bieten können. Seine Entwicklung zeigte viel von dem, was das Gesicht uns allen bedeutet. Die Einbettung des Gesichts in das Bewußtsein manifestierte sich in den häufigen Tagträumen von Gesichtern, die er wie auch Jeremy nach ihrer Erblindung hatten. Die Bedeutung des Sehens zeigte sich auch darin, daß ihre Depressionen nicht unmittelbar nach der Erblindung auftraten, sondern erst, als sie sich nicht mehr auf die optischen Erinnerungen an Freunde und Verwandte verlassen konnten. John beschreibt minutiös den Übergang vom optischen Austausch mit seiner Familie und der Welt zum akustischen und haptischen, ein Übergang, den wir uns kaum vorstellen können. Er hatte den Eindruck, sein Selbst schwebe in Gefahr, denn »Sein heißt wahrgenommen werden«[7]. Immer wieder kam er auf den Verlust zu sprechen, einen Menschen nicht mehr am Gesicht erkennen zu können.

Wenn schon die Welt der Blinden von Sehenden nicht geteilt oder auch nur vorgestellt werden kann, dann ist der Autismus eine noch viel privatere Existenz, vielleicht die privateste Existenzform überhaupt. Blinde können sich über ihre Erfahrungen wenigstens austauschen, für Autisten ist es in aller Regel ausgeschlossen zu kommunizieren, auf andere zuzugehen oder soziale Kontakte aufzunehmen. Deshalb werden die vorbewußten Monologe der wenigen außergewöhnlich begabten Autisten so wichtig. Obwohl die Gesichter von Autisten wenig Bemerkenswertes haben, stieß ich angesichts ihrer Verwendung von Mienen und Blicken wie auch ihrer großen Probleme mit den Gesichtern anderer auf die anscheinend unüberwindliche Barriere zwischen ihnen und uns. Die Erkenntnis, welche Funktion das Gesicht für Autisten hat, scheint das Verständnis der Krankheit zu erleichtern. Und während Gesichter die reibungslose Gegenseitigkeit von Ausdruck und Beziehung erfordern – mimische Konversation –, zeigten Donna Williams' Antworten auf meine Fragen umgekehrt, inwiefern Gesichter uns »Normalos« definieren, wie sie uns nennt, die »online« fühlenden Menschen mit der richtigen »Selbst-Anderer-Balance«.[8]

Autismus ist eine komplexe neurologische Entwicklungsstörung mit wenigen äußerlichen Stigmata. Im Gegensatz dazu ist für Menschen mit dem Möbiussyndrom der Mangel an mimischer Belebtheit das entscheidende und oft einzige Problem; durch seine völlige Sichtbarkeit sind sie dazu verdammt, von anderen ausschließlich über ihre Krankheit definiert zu werden. Das gilt anscheinend nicht für alle Menschen mit Möbius, aber bei James und Clare schien die Unfähigkeit, Gefühle mimisch auszudrücken, zum Verkümmern dieser selbst geführt zu haben. Mary hatte nicht gemerkt, daß sie ihre mimische Ausdruckskraft verloren hatte. Auch James war sich nur in geringem Maße bewußt, daß seine mimische Erstarrung seine Minderwertigkeitsgefühle verstärkt hatte. Er hatte nach und nach ein Selbstbild entwickelt, in dem sein Gesicht kaum eine Rolle spielte, und die Folgen davon begann er erst in seinen Fünfzigern zu erforschen. Er hatte sein Gesichtsproblem, das für mich so offensichtlich war, unterdrückt und nicht sein Gesicht, sondern sein Selbst für seine Minderwertigkeitsgefühle verantwortlich gemacht.

Ein ähnliches Bild zeichnete sich im Gespräch mit Clare ab. Sie erzählte, sie hätte noch nie mit einem anderen Menschen über ihre Gefühle und Erfahrungen gesprochen und sie selber kaum erforscht. Sie konnte ihre Gefühle nicht darlegen – sie war sprachlos und wußte also auch nicht, wie sie fühlen sollte. Auch sie hatte ihre abschätzige Selbstwahrnehmung nicht aus dem Gesicht hergeleitet. Auch sie hatte ihrem Gesicht schon vor Jahren den Rücken gekehrt, das Interesse an ihm verloren und nicht in ihrem Körper gelebt, nicht im Gesicht oder in der Welt, sondern nur in ihrem Kopf. Bei Jenny zeigte sich ein verblüffend ähnliches Bild. Sie hatte eine kleine Narbe im Gesicht, konnte dieses jedoch praktisch normal bewegen. Aber auch sie war von ihren Problemen zu sehr in Anspruch genommen, um zu merken, daß sie von ihrem ungewöhnlich starren Gesicht herrührten. Nicht nur die drei hatten diesen Fehler gemacht. Helen hatte geglaubt, ihr Mann Edward würde auf seine alten Tage einfach stur und mißmutig. Sie hatte sein Gesicht nicht als Ganzes genommen, sondern nur in dem, was es ausdrückte. Es wurde gewissermaßen unsichtbar, so sehr beschränkten sich ihre Wahrnehmungen auf das, was es an Stimmungen, Gefühlen und Selbst repräsentierte.

Wittgensteins großartige *Bemerkungen über die Philosophie der Psychologie* behandeln verschiedenste Themen, gehen aber über weite Strecken auf die Beziehung zwischen unserem Innenleben und seinem Ausdruck ein. Für den Philosophen wie für Peter Hobson war ein Großteil davon naturgegeben, ein Instinkt. Für Wittgenstein – weniger für Hobson, den sein psychoanalytischer Hintergrund in eine andere Richtung führte – war das Gesicht der Mittler zwischen Selbst und Welt, und die mimische Aktivität und das Fühlen waren untrennbar verbunden. Er schrieb:

> »Man *sieht* Gemütsbewegung.« – Im Gegensatz wozu? – Man sieht nicht die Gesichtsverziehungen und *schließt* nun, er fühle Freude, Trauer, Langeweile. Man beschreibt sein Gesicht unmittelbar als traurig, glückstrahlend, gelangweilt, auch wenn man nicht imstande ist, sonst irgendeine Beschreibung der Gesichtszüge zu geben. – Die Trauer ist im Gesicht personifiziert, möchte man sagen. Dies ist dem, was wir ›Gemütsbewegung‹ nennen, wesentlich.[9] Der *Inhalt* einer Gemütsbewegung – darunter stellt man sich so etwas vor wie ein *Bild* [...]. Man könnte auch das menschliche Gesicht ein solches Bild nennen[.][10]

Der Vergleich des Gesichts mit einem Bild oder auch beweglichen Bildern hinkt jedoch, denn das Gesicht impliziert die Anweisung, nicht nur zu beobachten, sondern selbst in das Ausgedrückte einzutauchen. Beim Gesichtsausdruck geht es nicht nur um äußerliche Kommunikation, sondern um das Eingehen von Beziehungen und das *Teilen* von Gefühlen. Hobson schreibt:

> Wenn ein Kind ein Lächeln als solches erkennt, baut es dadurch eine Beziehung zum Lächelnden auf und erwidert das Lächeln ...[11]

Ein Lächeln, das man nicht mit positiven Gefühlen verbindet, ist keines. Wittgenstein faßt dies in die Worte:

Wäre nun [ein] starre[s] Lächeln wirklich ein Lächeln? Und warum nicht? – Ich könnte mich vielleicht nicht so dazu verhalten wie zu einem Lächeln. Es würde mich vielleicht nicht selber zu einem Lächeln bringen.[12]

Der Gesichtsausdruck scheint mit seiner Unmittelbarkeit der Kommunikation und seinen geteilten Gefühlen eine Universalie zu sein, obwohl er von Autisten nicht erkannt wird und nicht zu James' Erfahrungswelt gehört. Dieser hatte gesagt, zunächst hätte er nur *gedacht*, verliebt zu sein, bevor er es *fühlte,* was auf Schwierigkeiten bei der Erfahrung von Gefühlen infolge ihrer fehlenden Verkörperung beim Möbiussyndrom hinzudeuten schien.

Als wir über diese Schwierigkeiten sprachen, verknüpfte James sie mit Problemen bei der Interpretation anderer.

»Ich dachte mich traurig. [...] ich bin traurig, aber ist diese Traurigkeit ein Bewußtseinszustand oder ein Gefühl? Ich glaube, ich kann die Gesichtsbewegungen anderer nicht besonders gut lesen; wenn jemand traurig oder glücklich auf mich zukommt, kann ich nicht sofort sagen, ob er traurig oder glücklich ist. Es gibt eine Verzögerung, weil ich erst bewußt analysieren muß, ob er fröhlich oder traurig ist.«

Man vergleiche das mit Hobson, der zutreffend schrieb, normalerweise sei

Wahrnehmung kein Zweiphasenprozeß, bei dem die erste Phase aus der Wahrnehmung eines Verhaltens oder einer Körperform besteht und die zweite aus einer intellektuellen Sinnzuschreibung. Eher bezieht sich die Wahrnehmung bereits auf diesen Sinn [...]. Nimmt man ein Lächeln wahr, so ist man geneigt, ein bestimmtes Gefühl zu empfinden.[13]

Ex negativo ist James das beste Beispiel für die These, daß wir durch Nachahmung befähigt sind, die Gefühle anderer nachzuvollziehen, da es ihm nicht nur schwerfiel, seine eigenen Emotionen zu erfahren, sondern auch, sie anderen mitzuteilen.

Die meisten Eltern kennen die Wutausbruche ihrer kleinen Kinder, besonders während der Trotzphase im zweiten Lebensjahr. In dieser Zeit verleihen Kinder ihren anscheinend intensiven emotionalen Erfahrungen ungehemmten Ausdruck. Im Lauf der Monate und Jahre gehen diese Anfälle zurück, das Kind lernt, den Ausdruck und vermutlich auch das Gefühl seiner Enttäuschung zu kontrollieren. Teilweise lernt es dies durch die Auswirkungen der Zornesausbrüche auf andere, der Lernprozeß hat also eine soziale Komponente. Die wenigen vorliegenden Untersuchungen über Einzelkinder erwecken den Eindruck, als könnten diese emotional schnell und oft ohne äußeren Anlaß von einem Extrem ins andere fallen.

Diese Belege lassen auf einen Zusammenhang zwischen dem Ausdruck von Emotionen und der Erlernbarkeit ihrer Kontrolle schließen. Für Menschen mit dem Möbiussyndrom, Clare und James, aber auch den kleinen Duncan war das ein ständiges Problem. James hatte immer als sehr ruhig gegolten, aber dieser Eindruck beruhte anscheinend mehr auf seinem Gesichtsausdruck – das heißt, dessen Fehlen – als auf seinen Erfahrungen. »Ich habe Angst, die Kontrolle über meine Emotionen zu verlieren. Ich würde manchmal gern weinen, aber ich kann es eben nicht, wissen Sie.«

James erzählte, niemand hätte ihm helfen können, bis er ›die Teekanne fallen ließ‹, das heißt, zusammenbrach, vorher hätte er sich nicht ausdrücken können. Clare hatte vergleichbare Schwierigkeiten mit dem Ausdruck und der Kontrolle von Emotionen, aber wenn sie ihr zuviel wurden, ließ sie die Teekanne mit solcher Wucht fallen, daß man sie wiederholt ins Krankenhaus einlieferte, um sie zu bändigen.

Man sollte meinen, durch die Schwierigkeiten beim Ausdrücken von Emotionen müßte man sie um so besser kontrollieren können. James hatte sich jedoch so sehr und so lange unter Kontrolle, daß ihm am Ende die Sicherungen durchbrannten und er zusammenbrach. Wir brauchen offenbar die Erfahrung und den Ausdruck starker Gefühle, müssen aber lernen, wieviel wir davon fühlen und zeigen. Dieser Lernprozeß setzt vielleicht voraus, daß wir Gefühle nicht nur durch Sprache, sondern auch körperlich durch Gestik und Mimik ausdrücken, und Studien von Wolfskindern und in geschlossenen Anstalten erlauben die Vermutung, daß er darüber hinaus der sozialen Regulierung durch Eltern, Mitschüler und Kollegen bedarf. Auch Donna Williams, die ihren Autismus im Kern als emotionale Funktionsstörung definierte, hatte Angst vor dem Verlust emotionaler Selbstkontrolle. Es dürfte fast unmöglich sein, die Interdependenz der Unfähigkeit zur Informationsverarbeitung und der mit dem Autismus verbundenen emotionalen und ontologischen Probleme herauszuarbeiten. Doch möglicherweise steigt bei manchen Autisten durch den Mangel an kohärentem emotionalen Ausdruck und Selbstbewußtsein in Verbindung mit ihrer Existenz außerhalb der Gesellschaft das Risiko des emotionalen Kontrollverlusts, der sich dann in plötzlichen Tobsuchtsanfällen äußert.

Schädel vermessen

Je mehr ich mich in mein Thema vertiefte, desto mehr drängten sich mir die Parallelen zwischen der Entwicklung von Gesicht und Geist sowohl evolutionsgeschichtlich als auch beim einzelnen auf. Außerdem ging aus den Erzählungen von Menschen mit Funktionsstörungen des Gesichts hervor, daß bestimmte Probleme bei allen sowohl in ihren emotionalen Erfahrungen als auch in ihrer sozialen Existenz auftraten. Diese Fragen – des Geistes, der Gefühle, der sozialen Kompetenz und der körperlichen Umsetzung – schienen sich im Gesicht zu konzentrieren.

1971 vermaß der Psychologe Nick Humphrey als Mitarbeiter von Dian Fossey in Ruanda Schädel von Gorillas, die von Wilddieben umgebracht worden waren. Er beobachtete Gorillahorden im Urwald und fragte sich, warum sie so große Schädel und Gehirne besaßen, wenn ihr Leben doch nur aus Fressen, Schlafen und Spielen bestand.

Ursprünglich war ich nicht aus wissenschaftlichen Gründen nach Afrika gekommen, sondern um meiner unerträglichen menschlichen Situation zu Hause zu entfliehen [...]. Wenn ich nicht gerade über Gorillas nachdachte, hatte ich den Kopf voll mit ungelösten Problemen meines Soziallebens. Plötzlich sah ich die Tiere mit neuen Augen. Mir wurde klar, daß auch ihre Probleme hauptsächlich sozialer Natur waren.

Auf den ersten Blick wirft das Leben im Urwald für diese Affen nur wenige Probleme auf, weil die Gorillafamilie als soziale Einheit ihm so perfekt angepaßt ist [...]. Ein kleiner Gorilla muß nicht selber entdecken, was genießbar und was ungenießbar ist, weil seine Mutter es ihm beibringt.

Eine ganz andere Sache ist es, die Stabilität einer Horde aufzubauen und aufrechtzuerhalten. Ihre Mitglieder kennen sich genau, und sie kennen ihren Rang. Trotzdem gibt es endlose kleine Dispute um die soziale Hierarchie [...].

Das soziale Überleben bedarf einer qualitativ anderen Intelligenz als der, die zum materiellen Überleben erforderlich ist. Soziale Intelligenz ist definitiv der Schlüssel zum biologischen Erfolg der großen Menschenaffen.[14]

Die Evolution der Primaten ist eine komplexe Geschichte mit vielen Facetten, in der Veränderungen des Klimas und der Ernährung sowie zahllose andere Aspekte eine Rolle spielen. Ein Grund für ihre erfolgreiche Entwicklung mag jedoch gewesen sein, daß ihre Sozialverbände zunehmend auf Beziehungen zwischen Individuen angewiesen waren, die mit denen der völlig unpersönlichen, obwohl komplex strukturierten Ameisen- oder Bienenvölker nichts gemein hatten. Dazu war es vielleicht erforderlich, nicht nur ein Verhalten vorhersagen zu können, sondern auch Einblick in die Gefühle des anderen zu bekommen. Für die Aufrechterhaltung solcher Verbände sind beträchtliche kognitive Fähigkeiten erforderlich, denn mit dem Wachsen der Horde müssen ihre Mitglieder immer mehr Beziehungen verstehen und behalten. Das gilt besonders für Horden mit freier Zeit zur Interaktion, wie etwa Schimpansen. Große Horden werden instabil, wenn ihre individuellen Beziehungen nicht gepflegt werden; große Horden brauchen große Hirne.

Ein Anhaltspunkt für die soziale Intelligenz von Primaten ist die

Durchschnittsgröße der Horde einer Spezies. Dunbar hat nachweisen können, daß die relative Größe des Gehirns einer Primatenspezies proportional zu ihrer Hordengröße steigt.[15] Komplexität des Verhaltens heißt, sich von simplen Reiz-Reaktion-Schemata zu entfernen und Handlungsmöglichkeiten in bezug (a) auf die äußere Situation, (b) auf Erinnerungen an vergangene Situationen und (c) auf das geistige Innenleben des Individuums gegeneinander abzuwägen. Komplexes und subtiles Verhalten setzt voraus, daß die Unvorhersehbarkeit von Stimmungen berücksichtigt und die verschiedenen möglichen Zustände anderer erkannt werden.[16] Wie werden Beziehungen zwischen Tieren stabilisiert? Wie werden die Bande von Überlegenheit und Unterwürfigkeit erkannt und wie die Strukturen der Verwandtschaft?

Die Sprache entwickelte sich wahrscheinlich zu spät, um diese Evolution sozialer Intelligenz noch zu beeinflussen. Mit zunehmender Komplexität unserer frühen Sozialverbände und steigender Ausdifferenzierung sozialer Displays hing der Ausdruck von Geisteszuständen immer mehr von Stimmgebrauch und Körpersprache ab. Bei den Primaten konzentrierten sich die Gebärdensprache, die zunächst den ganzen Körper involviert hatte, mit der Zeit auf das Gesicht und bildete dort ein immer breiteres Spektrum an Ausdrucksformen aus. Der Gefühlsausdruck durch Mimik statt durch Körperhaltung gewann bei den höherentwickelten Hominiden zunehmend an Bedeutung. Halbaffen verbinden in der Regel noch eine bestimmte Miene mit einer Gebärde. Bei Menschenaffen emanzipiert sich der Gesichtsausdruck von der Körpersprache und wird schließlich bei den Menschen zu einem Zeichensystem sui generis.

Die Entwicklung komplexer Sozialstrukturen benötigte eventuell die Entwicklung von ›Bewußtsein‹. Und diese Entwicklung von ›Bewußtsein‹ oder Intelligenz fand zunächst nicht als Evolution einer Datenbank oder kognitiver Intelligenz statt, um Nahrung oder Wasser zu finden, sondern als soziale Intelligenz, die Beziehungen zwischen Individuen ermöglichte, auf denen der evolutionäre Erfolg der Frühmenschen beruhte. In diesem Sinne könnte Individualität ein neues evolutionäres Konzept gewesen sein. Parallel dazu entwickelten sich ausdifferenzierte Gesichter, die einzelne Tiere eindeutig identifizierten und die Festlegung und Kommunikation ihrer Geisteszustände erlaubten. Je mehr Beweglichkeit und Ausdrucksfähigkeit das Gesicht gewann, desto mehr wurde auch seine Gefühlssprache verfeinert.[17]

Als unsere Vorfahren die Sprache entwickelt hatten, kam es zu vorher unvorstellbaren Höhenflügen der Abstraktion und kognitiven Intelligenz. Die Evolution der Sozialverbände, von denen unser Erfolg abhing, und unsere Entwicklung sozialer Intelligenz und emotionaler Ausdrucksfähigkeit, die diesen Höhenflügen vorangingen, sind ohne die Parallelevolution des Gesichts jedoch kaum zu erklären.[18]

Und heute?

Die Entwicklungen des Gesichts, komplexer Gruppen und sozialer Intelligenz selbst können also zusammenhängen. Mit dem Entstehen von Sprache und dem immensen Wachstum des menschlichen Gehirns und seiner Leistungsfähigkeit ging jedoch ein Bedeutungsverlust der Affektivität einher. Werden wir nicht heute weniger von Wünschen und Gefühlen angetrieben als von Rationalität und kognitiver Deduktion?

Antonio Damasio hat kürzlich gezeigt, wie wichtig Emotionen für unser Funktionieren in allen Bereichen des Alltagslebens sind.[19] Er stützt sich auf Patienten mit Läsionen in den Frontallappen, deren affektive Gefühle verkümmert oder verschwunden sind, und zeigt, daß Intelligenz und Gedächtnis dieser Menschen ebenso normal sind wie ihre Fähigkeiten, Probleme zu lösen, daß sie sich jedoch in der Welt nicht normal zurechtfinden. Auch bei trivialen Dingen können sie sich oft nicht entscheiden, da Entscheidungen sowohl Informationen als auch bestimmte Gefühle erfordern, um auf die eine oder andere Seite setzen zu können.[20] Diese Patienten nehmen auch andere weniger wahr und gehen deshalb weniger Beziehungen ein, sie verlieren ihre Theorie des Geistes auf eine Art und Weise, die mit dem Autismus nichts zu tun hat.

Die Gehirnregionen, die für die Verarbeitung von Emotionen

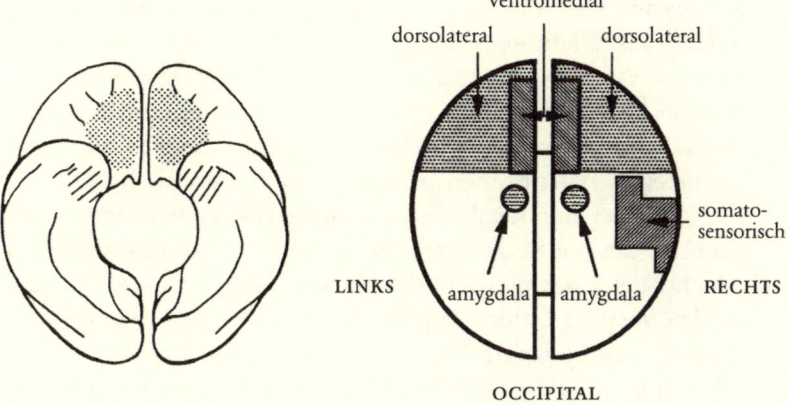

FRONTAL

ventromedial

dorsolateral   dorsolateral

LINKS   amygdala — amygdala   RECHTS

somato-
sensorisch

OCCIPITAL

Links: Schaubild der Mandelkerne oder Amygdalae (schraffiert) und des Cortex orbito-frontalis (getüpfelt), Gehirnregionen, denen Beteiligung am Theorie-des-Geistes-Mechanismus zugeschrieben wird. (Aus: L. Brothers, »The Social Brain«, *Concepts in Neuroscience* 1 [1990]: 27-51)
Rechts: Graphische Darstellung der Gehirnregionen, deren Beschädigung das logische Denken und die Verarbeitung von Gefühlen beeinträchtigt. (aus Antonio Damasio, *Descartes' Irrtum,* a.a.O.)

und ihr Einbringen in den Entscheidungsprozeß zuständig sind, befinden sich Damasio zufolge in den Mandelkernen (Amygdalae) und der frontobasalen Hirnrinde. In denselben Regionen lokalisierte Baron-Cohen den Blickrichtungsdetektor und das Theorie-des-Geistes-Modul. Auch andere Neurophysiologen siedeln hier Gesichtsfunktionen an. Diese Regionen sind groß genug, um verschiedene Funktionen übernehmen zu können, dennoch sind die anatomischen Übereinstimmungen bemerkenswert.

Damasio unterscheidet zwischen Emotionen – Geisteszuständen und Gefühlen – und ihrem körperlichen Ausdruck und nimmt eine Vielfalt von Gefühlen an. Der körperliche Ausdruck folgt den Emotionen, die auch nach Paul Ekmans Auffassung ›grundlegend‹, weil unzweideutig und universell auf dem Gesicht zu finden sind – Glück, Ärger, Ekel und Angst. Wenn Körper und Gesicht sich auf eine Weise bewegen, die diesen Profilen entspricht, fühlen wir die Emotion. Differenziertere Emotionen wie Euphorie, Ekstase und

Schwermut sind Variationen dieser grundlegenden Themen und werden aus Erfahrung eingesetzt, »wenn kognitive Zustände mit subtilen Variationen emotionaler Körperverfassungen verbunden werden«. Schließlich gibt es »Hintergrundempfindungen«[21], die den Befindlichkeiten in den Zeiträumen zwischen starken Emotionen entsprechen – »der Körperlandschaft ohne emotionale Beben«.

Sich seiner emotionalen Verfassung bewußt zu sein, erlaubt laut Damasio flexible Reaktionen, die in die jeweilige persönliche Geschichte der Interaktion mit der Umwelt eingebettet sind. Gefühle werden über das Gehirn gespürt und durch Feedback vom ganzen Körper, nicht bloß dem Gesicht. Feedback vom Körper meint Gefühle, die als Sekundärreaktionen nach Veränderungen der Blutzirkulation und der spezifischen Aktivierung von Haut, Darm und Muskeln auftreten, die wir im Lauf unseres Heranwachsens zunehmend mit bestimmten Emotionen assoziieren.[22] Damasio illustriert die Bedeutung inneren Feedbacks für unsere Fähigkeit, verschiedene Emotionen in verschiedenen Situationen zu vergleichen:

> Empfindungen sind Sensoren für die Kongruenz oder die fehlende Kongruenz zwischen Natur und Umständen. […] Empfindungen sind kein Luxus, so wenig wie die Gefühle, von denen sie sich herleiten. […] Sie sind das Ergebnis eines höchst merkwürdigen physiologischen Arrangements, welches das Gehirn in das faszinierte Auditorium des Körpers verwandelt hat.[50]

Er betont die tiefe und essentielle Körperlichkeit, von der unser Gefühlsleben abhängt, und stellt deswegen Descartes' Trennung von Geist und Körper in Frage.

William James und James

Damasio wiederholt und radikalisiert William James' Auffassung – eine Emotion ist eins mit ihrem körperlichen Ausdruck, auf den sie gleichwohl angewiesen ist.[24] Er geht allerdings nicht näher auf das Bedürfnis ein, anderen Menschen Gefühle zu kommunizieren.

Während wir die meisten Inhalte per Sprache kommunizieren, ist diese nur bedingt tauglich für das Ausdrücken von Emotionen und Gefühlen. Spontane Ausdrucksformen von Emotionen wie das bis zum Hals klopfende Herz oder die klammen Hände bei extremer Angst kommunizieren ebenfalls nicht. Emotionen werden durch den Körper und – besonders bei Menschen – das Gesicht erfahren und gezeigt. Auch Damasios »Hintergrundempfindungen« können auf unseren Gesichtern zum Ausdruck kommen. Wie oft spricht uns nicht jemand auf unsere Miene hin an und sagt uns unsere Stimmung, die uns bis dahin kaum bewußt war, auf den Kopf zu?

Ein solches Feedback ist natürlich nicht auf unsere eigenen, körperlich vermittelten Gefühle beschränkt. Für unsere Selbstachtung und soziale Existenz ist das Feedback anderer mindestens genauso wichtig. Unser Wesen kann bis in den Kern von anderen definiert werden. Um noch einmal Merleau-Ponty zu zitieren: »Ich lebe im Gesichtsausdruck des anderen und fühle, wie er in meinem lebt.«

Diese Wahrheit zeigte sich bei Menschen mit Gesichtsproblemen ein ums andere Mal. Ihre ungewöhnlichen Mienen verhinderten jede Spiegelung im Gesichtsausdruck anderer, die ihre Isolierung und Entfremdung nicht noch verstärkt hätte. Changing Faces will Menschen mit Gesichtsproblemen daher neue Ausdrucksmöglichkeiten verschaffen und es ihnen erleichtern, ohne Rekurs auf ihre Gesichter sozial zu interagieren, als Individuen, die etwas Eigenes zu sagen haben, und nicht als Stigmatisierte.

Allmählich zeichnet sich der rote Faden ab, der das Sammelsurium von Fallgeschichten und Erzählungen in diesem Buch verbindet. Die verschiedenen Kategorien der Probleme, sensorisch bei der Blindheit, physisch bei Entstellungen und Möbius, neurologisch bei der Gesichtslähmung und entwicklungsabhängig beim Autismus – teils angeboren, teils erworben –, stoßen im Gesicht zusammen, verschwimmen und überschneiden sich dort. Denn all diese Fallgeschichten erzählen auf je spezifische Weise von der Trennung zwischen Geist und Körper, zwischen dem Teil des Bewußtseins, der Emotionen verarbeitet, und ihrer Ausarbeitung im Gesicht.

Sie erzählen von Schwierigkeiten bei der Einordnung und Erfahrung von Emotionen und machen uns die phylogenetisch verwurzelte Funktion des Gesichts für unsere Wahrnehmung von Selbst und Seele bewußt. Die großen Schwierigkeiten, auf die die Betroffenen in ihrem sozialen Leben stießen, verweisen stets aufs neue darauf, wie wichtig Emotionen für unser Wohlbefinden sind. All diese Berichte betonen die wesentliche Rolle des Gesichts für den Ausdruck und die Erfahrung von Gefühlen. Daß sich meine Gesprächspartner manchmal kaum klarmachten, daß die Ursache ihrer Probleme im Gesicht zu suchen war, verdeutlicht nur, wie tief diese Dinge in uns verankert sind. Erst ein verheerender Bruch zwischen Persönlichkeit und Gesicht bringt sie ans Licht; das war es, was Marys Fall mir so drastisch verdeutlicht hatte.

Der Autismus ist natürlich primär kein Gesichtsproblem wie etwa das Möbiussyndrom. Trotzdem galten Menschen mit Möbius gelegentlich als Autisten, weil ihre mimische Starre normale soziale Interaktion und emotionalen Ausdruck verhinderte. Ähnlich autistische Züge zeigen Menschen, die lange Zeit in Nervenheilanstalten verbracht haben.[25] Bei den Workshops von Changing Faces gehört es mit zum Schwierigsten, Menschen mit entstellten Gesichtern dazu zu bringen, anderen ins Gesicht zu sehen. Ihre Gesichtsprobleme haben zu einem quasi autistischen Rückzug von anderen geführt. Bei Kindern, die von Geburt an blind sind, nie optische Beziehungen zu anderen aufbauen und daher Gefühle nicht nach Maßgabe von deren Gesichtern einordnen können, gibt es inzwischen zunehmend Belege verzögerter Entwicklungen von symbolischem Spiel, Reaktionen auf andere und dem Gebrauch des Personalpronomens »ich«.[26]

Wenn Emotionen durch Körpergefühle ausgedrückt werden müssen, folgt daraus, daß ein Mangel an Erfahrung von Gefühlen im Gesicht dazu führen kann, die Fähigkeit zu emotionaler Erfahrung überhaupt einzuschränken. Olivers Beschreibung dafür lautete, daß er sich nach seiner Gesichtslähmung in einer Art emotionalem Niemandsland wiederfand; er wußte nicht, was er fühlte, und verlegte sich schließlich aufs Tagebuchschreiben, um an seine Gefühle heranzukommen.

Menschen, die die Ausdruckskraft ihres Gesichts verloren haben, zeigen uns, wie wichtig mimische Verkörperung für unsere emotionale Existenz ist. Man könnte so weit gehen zu fragen, warum man soviel von ›Verkörperung‹ sprechen kann und warum es dennoch keinen eigenen Begriff für ›mimische Verkörperung‹ gibt. Liegt es daran, daß diese wie bei Mary und James so offensichtlich ist, daß sie uns verborgen bleibt? ›Der Zuschauer‹ James, der eine solche Verkörperung nie gekannt hatte, beschrieb die merkwürdige Distanzierung, den Zustand des Glücks eher zu *denken* als zu fühlen. Ohne Gefühle auf dem Gesicht lassen sich Emotionen vielleicht schlechter definieren und daher weniger erfahren, was James daran hinderte, mit anderen in einen lebendigen Kontakt zu treten. Ich meinte einmal, andere Menschen mit ihren Gefühlen wahrzunehmen, sei der Beginn einer Beziehung zu ihnen. Er antwortete: »Ich wollte gar nicht wissen, wie sie sich wohl fühlen. Ich habe versucht, nicht hinzusehen. Für mich begann die Kommunikation erst mit Worten. Beziehungen nahmen erst im Sprechen und Denken Gestalt an.«

Am Anfang war das Wort, für James wie für den Evangelisten Johannes und den Psychoanalytiker Freud. Für die meisten von uns stehen Wort, Theorie und Intellekt jedoch nicht am Anfang. Unsere Kontakte nehmen wir auf und unsere Erfahrungen sammeln wir in einem emotionalen Bereich, der vom Gesicht und von Gefühlen abhängt.

Oliver erwähnte, daß er am Telephon nicht mehr lügen konnte. Wir alle überspielen manchmal etwas mit Worten, obwohl wir genau wissen, daß unsere Gesichter eine andere Geschichte erzählen. Als diese Kontrapunkte und Harmonien zwischen verschiedenen Kommunikationskanälen und -ebenen nicht mehr möglich waren, wurde Oliver die Klarheit des Ausdrucks immer wichtiger. Wahrscheinlich sollte man sich die verschiedenen Ausdruckskanäle (Mimik, Stimme und Körpersprache) nicht als getrennt vorstellen; offensichtlich bedingen sie sich gegenseitig. Parkinsonkranke stellten beispielsweise fest, daß sich am Telephon und in Alltagsgesprächen ihre Stimmen wieder belebten, wenn sie die Mimik trainierten. Helen beschrieb, daß ihr Mann Edward in verschiedenster Hinsicht wieder zum Leben erwachte, nachdem er einmal Mittel und Wege gefunden hatte, seine Mimik zu verbessern.

Donna Williams erzählte mir, als Kind hätte sie Emotionen, aber keine Gefühle gekannt. Mit ihren seltsamen Bewegungen und Handlungen wie dem Fingerklopfen wollte sie oft Emotionen ausdrücken, was ihre Umwelt jedoch nicht verstehen konnte. In ihren Texten scheint sie heute vor allem erforschen zu wollen, wie sie mit Emotionen aufwuchs, die sie nicht mit Erfahrungen oder Gefühlen bei sich oder anderen zur Deckung bringen konnte. Sie beschreibt diesen Mangel an Verkörperung folgendermaßen:

> Mir ist die Vorstellung, daß ich mein Körper sein soll, auch heute nicht ganz geheuer. Ich habe es zwar erfahren, aber diese Erfahrung ist nicht von Dauer. Meistens existiere ich, glaube ich, in meinem Unter- oder Vorbewußtsein.[27]

Kinder, die ohne Arme oder Beine zur Welt gekommen sind, verspüren manchmal trotzdem Phantomempfindungen in den fehlenden Gliedern. Anscheinend gibt es im Gehirn angeborene Regionen, die Gliederwahrnehmungen verarbeiten, auch wenn dort nie Sinnesdaten dieser Gliedmaßen eingehen und verkörpert werden können. Dann kann es bei Autisten gleichermaßen angeborene ›Phantomemotionen‹ geben, die losgelöst von und ohne Abstimmung mit Erfahrungen und Gefühlen des Selbst und anderer bestehen. Beim Möbiussyndrom sind solche Emotionen zwar nicht beschrieben worden, aber ein vollständiges Gefühlsleben scheint hier durch den Mangel an verkörperten und reflektierten Gefühlen verhindert zu werden. In sozialen Situationen mimische Ausdrücke und Gefühle mit inneren und angeborenen Emotionen zur Deckung zu bringen, kann zu den vielen komplexen Aufgaben gehören, die Kinder in den ersten Lebensjahren bewältigen müssen.

Daran schließt sich die Frage an, warum es Menschen mit angeborener Blindheit vergleichsweise leicht zu fallen scheint, ihre fehlende mimische Ausdrucksfähigkeit zu kompensieren, während viele Menschen mit dem Möbiussyndrom dazu nicht imstande sind (wobei man nicht vergessen darf, daß diese mit ihrer Situation und ihrem Sozialleben im großen und ganzen zufrieden sind). Zum Teil könnte es daran liegen, daß Blinde Emotionen mimisch zum Ausdruck bringen (obwohl sie ihre Gesichter in der Öffentlichkeit weniger einsetzen) und die eigene mimische Aktivität auf eine Weise zur Kenntnis nehmen, die Menschen mit Möbius versagt ist. Blinde bewegen sich vielleicht in einer Kultur, der sie vertraut sind und die mit den zusätzlichen Bedürfnissen blinder Kinder umgehen kann.

Jennys Erfahrungen lassen sich damit jedoch ebensowenig erklären wie die vieler anderer mit entstellten Gesichtern. Jenny empfand ihre Gesichtsnarbe als abstoßend, obwohl ihr mimisches Ausdrucksvermögen normal war. Das Stigma eines ungewöhnlichen Gesichts mag zur Folge haben, daß andere Menschen keine soziale Interaktion und kein emotionales Engagement initiieren. Dann kann man von Menschen umringt sein und sich trotzdem allein fühlen. Deswegen hatte ich mich weiter oben gefragt, was für ein Leben Menschen mit Möbius erfahren hätten, wären sie in einer Welt von Blinden aufgewachsen, und deswegen ist die Arbeit von John Partridge und seinen Mitarbeitern bei Changing Faces so wichtig. Unabhängig davon, welcher Erklärungsansatz sich als richtig herausstellt, soziale Fähigkeiten und Mienenspiele sind lernbar, und diesen Menschen kann geholfen werden.

Das wahre Gesicht

Geschlecht, Alter, Stimmung, Charakter, Gesundheit, Müdigkeit, Attraktivität – ein einziger Blick auf ein Gesicht verrät uns so viel über einen anderen Menschen. Üblicherweise mustern wir Menschen jedoch nicht intensiv, sondern tauschen kurze Blicke aus oder sehen uns in die Augen. Damit erfahren wir den anderen viel umfassender und intimer als ein Schimpanse, der einen Artgenossen anschaut. Wir sehen und spüren Emotionen, wir sehen einen einzelnen und nehmen Verbindung zu ihm auf. Je mehr Einblick wir in ihn erlangen, desto mehr Engagement hat stattgefunden. Caroline Garland sagte, als Psychoanalytikerin hätte sie ständig überlegt, was für einen Menschen ihr Gesprächspartner wohl in ihr sähe. Sie hätte ständig versucht, sich selbst mit den Augen des anderen zu sehen.

Wenn wir einem anderen in die Augen sehen, erfahren wir ihn nicht bloß als Abfolge von Gedanken, Absichten, Wünschen oder Verheimlichungen. All das mag mit hineinspielen, aber mehr noch enthüllen wir gleichzeitig unsere Emotionen. Der 1996 verstorbene französische Philosoph Emmanuel Levinas hat sich mit diesem Thema auseinandergesetzt.[28] Für ihn bestand die Einzigartigkeit des Gesichts darin, immer das Gesicht eines anderen zu bleiben, das man sich nie einverleiben kann. Ein Gesicht ist mir immer fremd, und diese Fremd-Artigkeit heißt, daß es nie ganz verstanden oder ausgelotet werden kann. Wenn das Gesicht des anderen fremd bleibt, kann ich es offensichtlich nicht voll begreifen oder kontrollieren. Dem sprachlichen und mimischen Ausdruck des anderen gelingt zweierlei: Er sendet eine Botschaft, die ich verstehen kann, hat aber noch eine zusätzliche, über das Verstehen oder die Erklärbarkeit hinausgehende Bedeutung. Die Kunst versucht oft, dies zu verstehen und zu vermitteln, wie in einem anderen Kontext auch die Psychoanalyse.

Für Levinas folgt daraus, daß die menschliche Beziehung von Angesicht zu Angesicht etwas beinhaltet, was ich als subjektives Ego nicht kontrollieren kann, und indem es sich meiner Kontrolle entzieht, stellt es mein Ego in Frage. Diese ›Infragestellung‹ mimischer Beziehungen zeigte sich bei den Workshops von Changing Faces und in den Erfahrungsberichten von Menschen mit Möbius. Aber sie ist nie besser zum Ausdruck gekommen als bei Autisten. Donna Williams reagierte auf meine Bitte, ihre Gemälde anschauen zu dürfen, mit den Worten:

Ich habe keine Ahnung, was Sie aus meiner Kunst mitnehmen wollen. Ich geriet einen Augenblick in Panik, Sie könnten vorhaben, mich mir wegzunehmen (denn die Bilder sind ich – veräußerlicht in Farbe und Form auf Papier). Das sollte mich aber nicht überraschen – aus demselben Gefühl heraus, man könnte mir meinen erfahrenen Ausdruck wegnehmen, habe ich diesen jahrelang versteckt und nicht gezeigt, im Grunde gar nicht begriffen wie heute. Logisch habe ich mir jedoch klargemacht, daß Sie mir IN WIRKLICHKEIT gar nichts wegnehmen können, weil die Bilder ja hierbleiben.

Wenn es bei Beziehungen von Angesicht zu Angesicht um zwischenmenschliche Gefühle geht, stellt jedes äußere Gesicht, jedes andere Gesicht Anforderungen an mich. Es fordert mich zu seiner Anerkennung auf, denn was ich mir nicht einverleiben kann, muß ich respektieren. Für Levinas fordert mich diese Anerkennung zu einer moralischen Verantwortung im Angesicht des anderen auf, die meiner Vernunft nicht zugänglich ist und daher nicht erklärt werden kann. Diese moralische oder ethische Verantwortung kann als Bedürfnis nach einer Reaktion angesehen werden, denn das Gesicht des anderen erfordert, daß ich darauf reagiere und in eine Beziehung zu ihm trete, die jedoch von uns beiden nur unvollständig kontrolliert werden kann. Mit dieser Beziehung ist also ein Risiko verbunden, das viele Menschen mit Gesichtsproblemen lieber umgehen.

Theorie des Geistes?

Mein Gefühl – meine innere, kaum bewußte, emotionale Intuition – war, daß sowohl eine subjektive Erforschung von Gesichtsproblemen nötig war als auch eine objektive Darstellung verschiedener äußerer Erscheinungen des Gesichts. Ich hoffe, daß ich einen kleinen Beitrag hierzu geleistet habe, obwohl es nicht immer leicht war, mich in die verschiedenen Welten hineinzuversetzen, sie zu teilen oder zumindest nachzuvollziehen. Manchmal habe ich mich wie ein Psychiater gefühlt, der sich die Probleme seiner Patienten aufbürdet, denn jeder Verstehensversuch hatte zur Voraussetzung, mich in die Erfahrungswelt anderer zu begeben. Dabei war ich mir der potentiellen Widerstände meiner Gesprächspartner ständig bewußt. Insgesamt trat jedoch das Gegenteil ein. Sobald sie sich von meiner Integrität und meinem aufrichtigen Interesse überzeugt hatten, freuten sie sich darüber, daß nach all den Jahren endlich jemand bereit war, zuzuhören und sich um Verständnis zu bemühen. Die einzige

Ausnahme war Donna Williams, für die jeder fremde Versuch, ihre autistische Welt zu verstehen, ihr empfindliches Mono-Selbst zu zerstören drohte.

Warum komme ich Ihrer Bitte nach, ohne es zu wollen oder zu mögen – bloß weil ich zu der Zeit nichts Besseres zu tun hatte? (Ich brauche im allgemeinen Stichwörter zum Handeln, und Ihr Brief war damals ein solches Stichwort.) Nehme ich Ihnen das übel? Ich bin selbstgefällig geworden, weil das der Lauf des Lebens ist. Teilweise habe ich deswegen Ressentiments. Immer wieder fällte ich in Gedanken das Urteil »frecher Kerl« (ein Phrasenecho), wenn ich mich nach einer Pause wieder an Ihre Seiten machte. Wenn das Schlußfolgerungen zuläßt, heißt es wahrscheinlich, daß ein Teil von mir Ihren Wissensdurst als selbstsüchtig empfindet. Logisch habe ich jedoch nach und nach gelernt, daß Nichtautisten sich im allgemeinen keine MÖGLICHEN Handlungen ohne Wollen oder Brauchen vorstellen können [das heißt, sie können sich kein Handeln ohne Emotionen vorstellen], und so gesehen sind Sie für Ihr Handeln nicht verantwortlich oder schuldig.

Als Donna und ich uns trafen, versuchte ich ihr zu erklären, daß sich ›Normalos‹ andere Bewußtseine vorstellen, sie kennenlernen und verstehen wollen. Mein Interesse war also typisch für ›Normalos‹ und definierte sie fast schon.

Ihr Kommentar zu Davids Selbstdarstellung bewies, daß sie die Funktionsweise anderer Autisten nachvollziehen konnte. Sie könnte also über eine ›Theorie des Geistes‹ verfügen, die auf andere Autisten Anwendung fand. Genauer gesagt, brauchte sie anscheinend eine Theorie für etwas, das wir meist intuitiv ausführen. Ihre Bücher und dann unsere Korrespondenz hatten mir etwas Einblick in Pauls und ihre Welt verschafft, ihr aber wenig in unsere, und ihren Konstruktionsakt konnte sie nicht über Davids Welt hinaus erweitern. Darin zeigt sich die Kluft zwischen Autisten und ›Normalos‹, denn ohne gefestigtes Selbstgefühl kann sich niemand von uns andere vorstellen und ihre Erfahrungen aufnehmen. Das ist wirklich eine Existenz ohne ›Gesicht‹, weit mehr als die der Blinden.

Als sie diesen Abschnitt las, schrieb Donna eine Bemerkung an den Rand. »Ja, ›Gesicht‹ im eigentlichen Sinne von Identität oder Bewußtsein.« Ich mußte an eine ihrer Antworten auf meine Fragen denken:

Wo war ich, wenn nicht in meinem Körper? Mein Körper wurde oft als äußerlich und ›Anderer‹ erfahren. [...] Manchmal wickelte mein Gehirn alles ab, bis mein Bewußtsein überfloß. [...] Manchmal hatte ich Gefühle ohne Bewußtsein. Manchmal war ich reine Logik (Bewußtsein) ohne Gefühl.
Natürlich ist es bedrückend, daß das Selbst ausgelöscht wird, bloß weil andere erfahren werden.
Mono zu sein [die Erfahrung, immer nur mit einem System zur Zeit wahrnehmen zu können] erschwert die Gleichzeitigkeit von Selbsterfahrung (internes Feedback und Reflexion) und Fremderfahrung (außengenerierte Daten, die verarbeitet werden müssen).

Bewußtsein sehen

»Das Selbst wird ausgelöscht, weil andere erfahren werden« – implizit bedeutete das, daß die Bewußtheit des Selbst von etwas abhing, das andere spendeten.

Für Premack und Woodruff gehörte es zum Begriff einer Theorie des Geistes, sich und anderen Geisteszustände zuzuschreiben und Wissen, Glauben, Zweifeln, Heucheln usw. zu unterstellen. Es bleibt eine Theorie, weil diese Zustände nicht direkt gewußt werden können. Baron-Cohen konzentrierte sich in seiner eleganten Darstellung der Theorie auf die Bedeutung der Augen für das Gedankenlesen. Er erwähnte das Erkennen der Augenbewegungen, mutuelle Aufmerksamkeit, Pupillengröße und Stellung der Augenlider. Das Gesicht steht in seinen Arbeiten an zentraler Stelle, aber mehr, so scheint es, weil sich hier die Augen befinden.

Für Andrew Meltzoff ist das Gesicht schon eher eine Ganzheit, und über seine aktiven Bewegungen können wir vielleicht etwas über andere und das Selbst lernen. Auch Peter Hobson sieht das Gesicht eher in Begriffen der Gestalttheorie. Für ihn steht keine kognitive Theoriekonstruktion an erster Stelle, sondern ein umfassendes, angeborenes Bedürfnis nach zwischenmenschlichen Beziehungen. Die ersten Zustände unseres Innenlebens sind nicht intellektueller Natur, sondern haben mit den Gesichtern anderer zu tun und mit den Gefühlen, die wir in ihren Handlungen wahrnehmen: »Daß Kinder unbeobachtbare Geisteszustände verstehen, ist gar nicht so geheimnisvoll, wenn man bedenkt, daß die ersten wahrgenommenen Geisteszustände durchaus sichtbar sind.«

Diese verschiedenen Theorien schließen sich nicht unbedingt aus. Meltzoff beschäftigt sich hauptsächlich mit der Entwicklung in den allerersten Lebensstunden, -tagen und -wochen. In dieser Zeit spielt die angeborene Nachahmung von Gesichtern vielleicht die größte Rolle. Hobsons Untersuchungen zwischenmenschlicher Beziehungen widmen sich der frühen Kindheit. Sie können unter Umständen aufzeigen, wie sich spätere kognitive Strategien zwischenmenschlicher Fähigkeiten und sozialer Einflußnahme herausbilden. In späteren Entwicklungsphasen können solche Theorien des Geistes wichtiger werden, und ihre Erforschung hat auch unsere Vorstellungen über die menschliche Entwicklung erweitert.

Der erste erläuternde Beleg für »being conscious« (›bewußt sein‹) im *Oxford English Dictionary* stammt von 1601 und lautet »knowing something with others, knowing in oneself« (›etwas mit anderen wissen, in sich wissen‹). In der Diskussion von Theorien des Geistes und zwischenmenschlichen Beziehungen haben wir um die Frage des Bewußtseins einen großen Bogen gemacht. Wenn Bewußtsein davon abhängt, andere Menschen und unsere eigenen Gefühle zu bemerken, ist es schwierig, sich seine Evolution ohne die des Gesichts vorzustellen, denn oft haben wir den Eindruck, ein Bewußtsein vor uns zu haben, wenn wir Gedanken oder Gefühle eines anderen wahrnehmen.

Merleau-Ponty hat die engen Zusammenhänge von Gesicht, Emotion und Bewußtsein in *Die Humanwissenschaften und die Phänomenologie* diskutiert. »[W]as heißt eigentlich Emotion, was ist ihr Sinn, wozu dient sie? Ist ein Bewußtsein, das keiner Emotion fähig ist, überhaupt denkbar?«[29] fragt er. Später schreibt er: »Der Bezug von Sprache und Denken ist hier mit dem Bezug von Leib und Bewußtsein zu vergleichen.«[30] Ersetzt man in diesem Satz das Wort »Leib« durch »Gesicht«, ist man wieder bei Charles Bells Formulierung, der Gedanke stehe zum Wort im selben Verhältnis wie das Gefühl zum Gesichtsausdruck.[31] Für ihn erwächst das Bewußtsein dem Körper, in den es eingebettet ist. Mehr noch, konzeptuell existiert es – und entspringt eventuell sogar – in einem emotionalen Bereich. Das mag schon bei frühen Säugetieren, spätestens jedoch bei Hominiden eingesetzt haben, für die das Bewußtsein der von Damasio diskutierten Flucht- und Furchtaffekte überlebenswichtig war. Die erfolgreiche Ausdifferenzierung zu Bewußtsein und höherstufiger emotionaler Subtilität verlief parallel zur Evolution des Gesichts. Innere Faktoren der Erfahrung und des Ausdrucks mögen dazu beigetragen haben; diese Parallelevolution hatte jedoch auch eine soziale Dimension. Merleau-Ponty betont weiterhin: »Die intellektuelle Deutung unserer Welterfahrung wird ständig unterstützt durch die emotionale Deutung unserer zwischenmenschlichen Beziehungen.«[32]

Erinnern wir uns an die Erkenntnisse der Verhaltensforschung über Primaten; zur Entwicklung nuancierter Gesichter kam es mit der zunehmenden Komplexität der Sozialverbände und eventuell mit den Anfängen des Bewußtseins selbst. Erinnern wir uns an die intelligentesten Menschenaffen, die Bonobos, die Agilität ihrer Gesichter und ihre Bereitschaft zu längerem Blickkontakt.

Wenn es tatsächlich schwierig ist, sich ein Bewußtsein ohne das Gesicht mit seinem Bewegungsreichtum vorzustellen, heißt das nicht, daß dieses Geisteszustände einfach oder gleichförmig enthüllt. Jeder Mensch hat ein anderes Gesicht und andere mimische Gewohnheiten, und wir unterscheiden uns auch darin, wie wir diese interpretieren. Um noch einmal Merleau-Ponty zu zitieren:

Ich begreife die Psyche des anderen nur indirekt [...], vermittelt durch seine körperlichen Ausdrucksformen. Ich kann nicht wissen, was du denkst, aber ich kann es aus deinem Gesichtsausdruck erraten.[33]

Dieses Erraten ist abhängig von der Kenntnis des Betreffenden und dem situativen Kontext. Festhalten sollte man das Moment des Erratens. Wenn wir andere über Gesichter deuten, sind diese Deutungen nicht ein-deutig. Sie gehören einer Welt des Vorbewußten an, von der wir wissen und der gemäß wir handeln, die wir aber kaum beschreiben können.

Jeder von uns sieht an einem Menschen etwas anderes – oft können sich zwei Menschen nicht darauf einigen, ›wie‹ ein dritter ist, obwohl sie ihn oder sie zur selben Zeit gesehen haben –, weil bei solchen Deutungen die Phantasie mitspielt, die ihrerseits von den Erfahrungen eines Menschen und seiner Kreativität abhängt.

Wenn wir uns emotional in andere hineinversetzen, folgt dies keiner präzisen Wissenschaft, sondern erfordert Phantasie und Kreativität. Vielleicht ist es die kreativste Tätigkeit im Alltag, Gesichtern Charaktere zuzuordnen und sie mit eigenen Erfahrungen zu verknüpfen. Genau das versuchte der als Erwachsener erblindete Jeremy, wenn er neuen Bekanntschaften in der Phantasie die Gesichter alter Freunde gab. Vielleicht geht unsere Kreativität letztendlich auf den fast zwanghaften Wunsch zurück, anderen ins Gesicht zu sehen.[34]

Die göttliche Vision

Unsere Gesichtsbewegungen sind teils uralt, teils modern. Einige kommen wie das freudige Lächeln auch bei anderen Primaten vor, andere sind wie Elvis' Grimasse nur bei unserer Spezies anzutreffen. Einige können auf relativ einfache Art aus Schutzreflexen entstanden, andere später entwickelt worden sein, um Emotionen und Gefühle auszudrücken, soziale Absichten und Geisteszustände. Während wir uns stammesgeschichtlich schon vor Jahrmillionen von den anderen Hominiden getrennt haben, erkennen wir heute noch Ähnlichkeiten im mimischen Display von uns und von Schimpansen und Gorillas, und nicht nur im Display selbst, sondern auch im Verhältnis von Displays zu Verhalten und sogar Stimmung.

Das Gesicht, das uns teilweise seit sechs Millionen Jahren Regeln des Displays vorgibt, teilweise Emotionen anzeigt, das teils kulturellen Ursprungs ist, teils angeboren, teils bewußt und teils unbewußt, dieses Gesicht ist in Duchennes Worten eine »göttliche Vision«, und seine Bewegungen werden uns faszinieren und hinreißen, solange wir Interesse aneinander als an Individuen haben. In Maos China durften Privatpersonen keine Spiegel besitzen, weil sie als bourgeois galten.[35]

Liggett schrieb:

Vielleicht ist die Zeit nicht mehr fern, wenn die Gleichungen von Gesicht und Charakter aufgehen werden. Wir müssen die Entwicklung neuartiger Technologien der Gesichterbeschreibung und -analyse abwarten, die es an Macht und Präzision mit den Wissenschaften der Persönlichkeit aufnehmen können. Dann werden wir die Beziehungen zwischen Gesicht und Charakter vollständig ausbuchstabieren können.[36]

Hoffentlich ist dieser Tag noch fern, denn das Gesicht und sein Ausdruck machen unsere Einzigartigkeit und Individualität aus und verbergen nicht nur etwas, sondern offenbaren auch. Wir stünden schutzlos und bedroht da, wenn die Intimität, die wir nur einigen wenigen gestatten, plötzlich allen gewährt wäre. Zum Teil fasziniert uns das Gesicht, weil es so geheimnisvoll ist und uns die Kreativität des Deutens erlaubt.

Zusammenfassend läßt sich also sagen, daß das Gesicht in der Theorie des Geistes und der Entwicklung sozialer Intelligenz als Vorläufer höherstufiger kognitiver Funktionen und vielleicht sogar des Bewußtseins eine Rolle spielt. Aber bevor sich unser intellektuelles und kognitives Selbst entwickelt, beginnen wir unser Leben mit angeborenen Bedürfnissen nach emotionalen Bindungen, ohne die unsere Entwicklung gehemmt würde. In Verbindung damit verbringen wir einen Teil unserer ersten Tage und Jahre damit, unseren Umgang mit dem Gesicht zu verfeinern. John Hull beschreibt, wie sich seine vierjährige Tochter mühte, diese Bindungen und ihre Abhängigkeit vom Gesicht zu verstehen. In seinem Tagebuch schreibt er am 21. März 1986:

Gestern morgen kniete ich auf dem Boden und half Lizzie beim Anziehen. Als sie fertig war, stellte ich sie vor mich hin und sagte: »Fertig! Wollen wir dich mal anschauen.« Ich hielt ihr Gesicht leicht zwischen den Händen und lächelte sie groß an.

So blieben wir einen Augenblick stehen, und dann sagte sie: »Daddy, wie kannst du trotzdem zwischen dir und mir lächeln, wenn ich lächle und wenn du lächelst und du blind bist?«

Ich lachte und sagte: »Wie meinst du das, Liebling? Wie kann ich was?«

Mit großem Zögern und Zaudern bei jedem Wort sagte sie: »Wie kannst du lächeln – nein – wie kann ich zwischen dir und mir lächeln – nein – zwischen dir und mir ein Lächeln, wenn du blind bist?«

»Du meinst, woher ich weiß, daß ich dich anlächeln soll?«

»Ja«, sagte sie, »wenn du blind bist.«

»Es stimmt, Liebling«, sagte ich, »daß Blinde oft nicht wissen, wenn sie jemanden anlächeln sollen [...]. Aber heute wußte ich, daß du lächelst, Liebling, denn du bist da gestanden, und ich habe dich angelächelt, und ich habe gedacht, wahrscheinlich lächelst du mich an. Hast du?«

»Ja!« antwortete sie fröhlich.[37]

Hier fällt auf, daß Lizzie von *einem* Lächeln spricht, *einem einzigen* Lächeln zwischen ihnen, einer über das Gesicht hergestellten Einheit.

Unsere Intelligenz mag verglichen mit der anderer Primaten riesig sein. Unsere Fähigkeit, Probleme zu lösen, unser abstraktes Denkvermögen und unser Bewußtsein sind allem Anschein nach weit entwickelter als die anderer Tierarten. Als Spezies sind wir in der Vergangenheit über unsere kognitiven Fähigkeiten definiert worden, unser komplexes Bewußtsein, unsere Sprache, unseren Gebrauch von Werkzeugen und schließlich über unsere Fähigkeit, uns selbst zu zerstören. Einzigartig sind wir jedoch auch in bezug auf das einfachste Verhalten überhaupt: das Bedürfnis, anderen ins Gesicht zu sehen. Darin zeigen sich unser angeborener Wunsch, uns in andere hineinzuversetzen, und unsere ausgeprägte soziale Natur, die uns vielleicht die evolutionäre Weiterentwicklung gegenüber anderen Primaten ermöglicht haben. Unsere Spezies definiert sich geradezu über das Interesse an Leben, Geist und Gedanken anderer.

Vielleicht haben wir uns noch vor Herausbildung dieser Wißbegierde zu anderen Menschen hingezogen gefühlt und Bindungen zu ihnen eingehen wollen. Denn es ist schwer, sich Geist und Bewußtsein ohne Gefühle vorzustellen und Gefühle ohne die vom Gesicht angebotene soziale und persönliche Kommunikation und Definition.

Dieses Buch handelt im Endeffekt davon, andere Menschen besser kennenzulernen, und Gefühl und Verständnis für sie zu entwikkeln, was das Gesicht erlaubt, ermöglicht und sogar erfordert. Ich habe mich, umgekehrt, um Verständnis für jene bemüht, die aus den verschiedensten Gründen lernen mußten, ›ohne Gesicht‹ zu existieren. Ich glaube, in ihren Erzählungen liegt ein Spiegel, aus dem wir alle etwas über das Gesicht lernen können.

»Erzählen Sie«, tippte Mary, »erzählen Sie bitte.«

Ich habe es versucht.

ANHANG

ANMERKUNGEN

VORWORT

1 Ein Freund meinte, ihn hätte immer erstaunt, daß die Wahnsinnigen oder Melancholiker wahnsinnig oder melancholisch *aussähen*, und das ist auch erstaunlich. Schon ein flüchtiger Blick auf einen depressiven Menschen z. B. verrät uns seinen Zustand.

2 Kurt Goldstein, *Organism. A Holistic Approach to Biology Derived from Pathological Data in Man*, New York: Zone Books 1995.

3 Das Gesicht kann von anderen Kommunikationsmitteln wie Stimme und Körper (siehe unten) natürlich nicht getrennt werden, aber während Sprache und Gestik oft untersucht worden sind, wurden Aspekte der Mimik kaum je einer detaillierten Analyse unterzogen; vgl. David MacNeill, *Hand and Mind. What Gestures Reveal about Thought*, Chicago: Chicago University Press 1992, und Steven Pinker, *Der Sprachinstinkt* (1994), übersetzt von Martina Wiese, München: Droemer Knaur 1998.

4 Ich kenne nur eine Krankengeschichte, die der Marys ähnelt, aber es wird mehr geben. In jenem Fall hatte der Patient seine Mimik und sein Schluckvermögen durch einen beidseitigen Gehirnschlag weit plötzlicher verloren. Vgl. M.W.L. Chee/C.B. Tan/H.T.L. Tjia, »Persistent mutism and dysphagia of acute onset due to bilateral internal capsule infarction«, *Annals of the Academy of Medicine* 19 (1990): 393–95.

IN STIMMEN ZUHAUSE SEIN

1 Die Behauptung, blinde Menschen hätten keine Kontrolle über das, was ihr Gesicht tut, ist natürlich falsch. Sie haben immer noch das innere Feedback über Bewegung und Berührung. Blinde Kinder lernen spielend die Wirkung ihres Gesichtsausdrucks auf andere und im zweiten Schritt entsprechende Verhaltensweisen. Wilde Kinder (die sogenannten Wolfskinder, die ihre ersten Lebensjahre ohne menschliche Gesellschaft verbracht haben) können das nicht, und es gibt nur unzureichende Informationen darüber, wie sie ihre Mimik ausdifferenzieren.

2 Peter White wußte vielleicht gar nicht, wie recht er hatte. Inzwischen gibt es eine breite Forschungsliteratur darüber, wie sich Gehirnfunktionen nach Verletzungen verändern können, womit die alte Lehrmeinung widerlegt ist, nach solchen Verletzungen würden keine Funktionsveränderun-

gen auftreten. Bei Menschen mit angeborener Blindheit ist die Verarbeitung akustischer und haptischer Wahrnehmungen besser ausgebildet, und bei Menschen, die von Geburt an taub sind, spezialisieren sich Hirnregionen, die üblicherweise mit dem Gehör zu tun haben, auf die Verarbeitung optischer und haptischer Informationen. Je früher die Beeinträchtigung der normalen Funktionen erfolgt ist, desto größer scheint die Formbarkeit des Gehirns zu sein. Bei Menschen, die als Erwachsene Hirnverletzungen erlitten haben, ist das Ausmaß der Funktionsersetzung geringer, und die zerebrale Formbarkeit kann in Abhängigkeit von der Motivation des oder der Betroffenen schwanken. An neueren Forschungsbeiträgen zur Plastizität und verwandten Themen vgl. V. S. Ramachandran, »Behavioural and magnetoencephalographic correlates of plasticity in the adult human brain«, *Proceedings of the National Academy of Sciences of the United States of America* 90 (1993): 10413–20; ders., »Phantom limbs, neglect syndromes, repressed memories and Freudian psychology«, *International Review of Neurobiology* 37 (1994): 291–333.

3 Milan Kundera, *Die Unsterblichkeit,* übersetzt von Susanna Roth, München: Hanser 1990, S. 47.

4 Blindheit befällt einen Organismus, in dessen Evolution über zahllose Generationen das Auge das beherrschende Sinnesorgan gewesen ist. Ob das Konzept des Gesichts ähnlich wichtig wäre oder aber nebensächlich würde, hätten sich genauso intelligente, aber blinde Organismen herausgebildet, ist eine andere Frage. In den beiden nächsten Kapiteln diskutiere ich die Evolution des Gesichts bei Säugetieren, wobei ich mich auf Landsäugetiere beschränke. Die großen Meeressäugetiere können sich auf andere Weise entwickelt haben.

5 Vgl. K. R. Scherer / H. G. Walbott, »Evidence for universality and cultural variation of differential emotional response patterning«, *Journal of Personal and Social Psychology* 66 (1994): 310–28 (Addendum in Bd. 67: 55); V. C. Tartter / D. Braun, »Hearing smiles and frowns in normal and whisper speech«, *Journal of the Acoustical Society of America* 168 (1994): 320–24. Ich danke einem anonymen Leser am MIT für den Hinweis auf diese beiden Arbeiten.

WIR LEBEN NICHT IN DERSELBEN WELT

1 John M. Hull, *Im Dunkeln sehen. Erfahrungen eines Blinden* (1990), übersetzt von Silvia Morawetz, München: Beck 1992.

2 Ebd., S. 41. Hier ist nicht ganz klar, ob Hull an das Verhältnis zu seinem eigenen Gesicht und Selbst denkt oder an das zu denen anderer. Mein eigenes Gesicht, das ich üblicherweise seitenverkehrt im Spiegel sehe,

kann ein flüchtigeres und komplexeres Bild für mich sein als das anderer Menschen. Wenn ich an mich selbst denke, dann denke ich an etwas, das ich getan habe oder tun will, und mein persönliches ›Gesichts-Selbst‹ tritt kaum in Erscheinung. Wenn ich jedoch an andere denke, sind ihre Gesichter sehr wichtig. Außerdem kann ich mir nie sicher sein, daß das Gesicht, das ich als meines kenne, inklusive Seitenverkehrtheit und prüfendem Blick, dem Bild entspricht, das meine Freunde und Partner von mir haben. Auch mit Photos und Video fällt das noch sehr schwer. (Ich danke Shaun Gallagher, der einige dieser Gedanken weiterverfolgt und vertieft hat.)

3 Hull beschreibt hier die Unvergleichbarkeit eines gesehenen mit einem gespürten Gesicht. Die beiden scheinen nicht dasselbe zu bedeuten, was nicht sonderlich überraschend ist, schließlich lernen wir Gesichter nur selten durch Berührung kennen und meistens optisch. Unser eigenes kennen wir von Photos usw. sowie durch ein inneres Gefühl – auch diese beiden Eindrücke sind nicht unbedingt vergleichbar.

4 Oder für andere Blinde. Mit ihrer angeborenen Blindheit fanden Peter White und David Blunkett nicht, daß ihrer Welt etwas fehlte oder aber ihnen rational zugänglicher gewesen wäre als ihren sehenden Kollegen.

VOM KNOCHEN ZUM GEHIRN

1 In evolutionärer Hinsicht hat sich der Mensch vor über vier Millionen Jahren von den anderen heute existierenden Primaten abgespalten. Die Annahme, ihre Erforschung könnte uns etwas über unsere Vorfahren in grauer Vorzeit verraten, hat also von vornherein nur begrenzte Aussagekraft.

2 Abnorme Verschmelzungen führen zu Gaumenspalte und Wolfsrachen.

3 W. K. Gregory und G. Lightoller, zit. bei J. A. R. A. M. Van Hooff, »The facial displays of catarrhine monkeys and apes«, in: D. Morris (Hg.), *Primate Ethology*, London: Weidenfeld & Nicholson 1967.

4 1772 veröffentlichte Johann Caspar Lavater die *Physiognomischen Fragmente zur Beförderung der Menschenkenntnis und Menschenliebe*. Das großangelegte Werk über die Beurteilung eines inneren Wesens anhand äußerlicher Merkmale brachte es in kurzer Zeit auf sechzehn deutsche Auflagen, fünfzehn französische, zwei amerikanische und zwanzig englische. Es vermischt Thesen zur Mimik, denen man heute noch zustimmen kann, mit ›Tatsachen‹ über die Gesichtsform, die uns als unhaltbar gelten wie die Aussage »eine flache und fliehende Stirn deutet auf einen ungehobelten Menschen, dessen Wirkungskreis auf die Hauswirtschaft beschränkt ist«. Am Hals sollte man Aufrichtigkeit ablesen können, an Nase und Wangen die Sittlichkeit.

5 Ein Mann bat einen Chirurgen, seine, wie er fand, zu großen Kiefer- und Stirnknochen zu verkleinern, weil er ihretwegen als aggressiv und unfreundlich gelte, was seinem eigentlichen Charakter widerspreche. Als seine Gesichtszüge nach der Operation friedfertiger wirkten, änderte sich sein ganzes Leben. Die Menschen begegneten ihm höflicher und freundlicher, und die soziale Interaktion fiel ihm leichter. Der Chirurg taufte das Phänomen »Minotaurussyndrom«; vgl. P.G. Morselli, »The Minotaur Syndrome: Plastic Surgery of the facial skeleton«, *Aesthetic Plastic Surgery* 17 (1993): 99–102.

6 Duchenne glaubte, einzelne Gesichtsausdrücke auf die Aktion einzelner Muskeln zurückführen zu können, aber normalerweise ist mehr als ein Muskel an einem Ausdruck beteiligt. Ekman und Friesen beschreiben eine ihrer Einheiten, Aktionseinheit 17, die von der Unterlippe bis weit unters Kinn reicht. Sie zieht die Haut über dem Kinn hoch und gleichzeitig die Unterlippe nach unten, so daß das Kinn runzlig wird, unter der Unterlippe verschwindet und einen mürrischen Mund produziert. Sie kann die Unterlippe jedoch auch vorschieben, das hängt vom Grad ihrer Aktivierung ab und der anderer Aktionseinheiten zur selben Zeit. Vgl. P. Ekman/ W. V. Friesen, »Measuring facial movement«, *Environmental Psychology and Nonverbal Behaviour* 1 (1976): 56–75. Eine neuere Selbsteinschätzung von Ekmans Arbeiten findet sich in Ekman, »Facial expression of emotion: An old controversy and new findings«, in: V. Bruce u.a. (Hgg.), *Processing the Facial Image,* Oxford: Clarendon Press 1992, 63–69.

7 Auch nach anderen Nervenschäden können sich Muskelfunktionen erholen, aber dabei kommt es nur selten zur Synkinese. Man weiß nicht genau, ob das daran liegt, daß die Innervationen des Fazialisnervs offener (weil im Gesicht) zutage treten als die anderer Muskeln, oder weil sie die Muskeln selektiver ansteuern.

8 Ekman vermutet, daß der Außenring des Orbitalmuskels nicht bewußt zu einem Lächeln kontrahiert werden kann. Vgl. auch Duchenne, *Mécanisme de la physiognomie humaine,* a.a.O.

9 S. Arroyo u.a., »Mirth, laughter and gelastic seizures«, *Brain* 116 (1993): 757–80.

10 Eine Untersuchung stellte nach Zeiträumen von drei Monaten bis fünfunddreißig Jahren eine neunzigprozentige Trefferquote bei 90 bis 900 Photos von Klassen- und Jahrgangskameraden fest; vgl. H.P. Bahrick/ O. O. Bahrick/R. P. Wittlinger, »Fifty years of memory for names and faces: a cross sectional approach«, *Journal of Experimental Psychology: General* 104 (1975): 54–75. Das Erkennen von Gesichtern nimmt bei Kindern mit dem Alter ständig zu. Interessanterweise kommt es in der Pubertät zu einem leichten Rückgang, vielleicht bedingt durch die Introspektion in dieser Zeit.

11 Oliver Sacks, *Der Mann, der seine Frau mit einem Hut verwechselte* (1985), übersetzt von Dirk van Gunsteren, Reinbek: Rowohlt 1989.

12 J. Sergent/J.-L. Signoret, »Functional and anatomical decomposition of face processing: Evidence from prosopagnosia and PET study of normal subjects«, *Philosophical Transactions of the Royal Society of London. Series B: Biological Sciences* 335 (1992): 55–62. Gute Rezensionen finden sich in V. Bruce u. a. (Hgg.), *Processing the Facial Image*, a.a.O., dem Konferenzband des Royal-Society-Symposiums, auf dem Sergent und Signoret ihre Forschungen erstmals vorstellten. An neueren Arbeiten vgl. A. W. Young u. a., »Face processing impairments after amygdalotomy«, *Brain* 118 (1995): 15–24, und J. J. Evans u. a., »Progressive prosopagnosia associated with selective right temporal lobe atrophy«, *Brain* 118 (1995): 1–13.

13 D. H. Jacobs u. a., »Emotional facial imagery, perception and expression in Parkinson's disease«, *Neurology* 45 (1995): 1695–1702.

14 Allmählich setzt sich die Einsicht durch, daß ein wichtiger Aspekt der Gesichtsverarbeitung in der Erkenntnis der Blickrichtung eines Gegenübers besteht. Das hat wesentliche Folgen für die soziale Interaktion, weil man ja wissen muß, ob der Gesprächspartner einen ansieht.

SCHIMPANSENTRÄUME

1 Aristoteles, »Psychologie«, in: *Hauptwerke*, ausgewählt, übersetzt und eingeleitet von Wilhelm Nestle, Stuttgart: Alfred Kröner [8]1977, S. 203 und 201; vgl. J. A. Russell, »Is there universal recognition of emotion from facial expression? A review of cross-cultural studies«, *Psychological Bulletin* 115 (1994): 102–41.

2 Charles Bell, *Essays on the Anatomy and Physiology of Expression* ([2]1824). Sir Charles Bell war ein berühmter schottischer Anatom, Physiologe, Chirurg und Künstler. Eine ähnliche Unterscheidung zwischen Emotion und Gefühl trifft Antonio Damasio in seinem Buch *Descartes' Irrtum. Fühlen, Denken und das menschliche Gehirn*, übersetzt von Hainer Kober, München: List 1995; vgl. Kap. 11.

3 Duchenne, *Méchanisme de la physiognomie humaine*, a.a.O. Guillaume Benjamin Armand Duchenne war ein französischer Arzt und Neurologe (1806–75). Seine berühmteste Beschreibung galt der chronischen Bulbärparalyse, die heute Duchennesche Lähmung heißt. Er erkannte auch, daß sich der gesamte Gesichtsausdruck durch die Bewegung nur eines oder weniger Muskeln ändern kann. Das führte ihn zu der Hypothese, daß wir das Gesicht normalerweise als Gestalt wahrnehmen, die uns schon bei partieller Veränderung ein anderes Ganzes sehen läßt, eine Hypothese, die heute wieder in weiten Kreisen Beachtung findet. Duchenne entdeckte

außerdem, daß Muskeln auch in Ruhephasen oder zwischen einzelnen Bewegungen eine Aktivität entfalten, die erst »mit dem Leben schwindet«.

4 Ebd.

5 Charles Darwin, *Der Ausdruck der Gemütsbewegungen bei dem Menschen und den Tieren* (1872), übersetzt von J. Victor Carus, Stuttgart: Schweizerbart ⁶1908. Er dankt einem Mr. Dyson Lace, der etliche hundert Meilen im Landesinneren von Queensland wertvolle Beobachtungen machte. Reverend Stack erforschte Maoris in Neuseeland und Raja Brooke die Dajaks auf Borneo. Die Liste fährt fort mit Untersuchungen chinesischer Immigranten in Malaysia, der Chinesen in China, der Inder durch einen Mr. Irskin – der sich großen Schwierigkeiten gegenüber sah, da »die ›Eingeborenen‹ Europäern gegenüber prinzipiell keine Gefühle zeigen« – sowie einer Mrs. Barber, die in Afrika Kaffern und Fingus beobachtet hatte.

6 Darwin, *Der Ausdruck der Gemütsbewegungen bei dem Menschen und den Tieren*, a.a.O., S. 312.

7 William Montgomery, »Charles Darwin's thought on expressive mechanisms in evolution«, in: Gail Zivin (Hg.), *The Development of Expressive Behavior*, New York: Academic Press 1985, 27–50.

8 Als ich wissen wollte, wie Darwin auf seinen merkwürdigen Gedanken gekommen war, wandte ich mich zunächst an Richard Dawkins. Er empfahl mir Helena Cronin an der London School of Economics, die mich ihrerseits an Paul Ekman verwies, der mir Montgomerys Aufsatz ans Herz legte. Darwin unterschätzte vermutlich kulturelle Auswirkungen auf die Präadaption (Dawkins' Mneme). Hätte er unser soziales Wesen stärker hervorgehoben, hätte ihn die Evolution eines elaborierten Mienenspiels nicht weiter überrascht. Unklar bleibt, mit welchen Veränderungen ein Verhalten in das Genom eingeht, eine mögliche Antwort wäre jedoch der Baldwineffekt (J. M. Baldwin, »A new factor in evolution«, *American Naturalist* 30 [1896]: 441–51, 536–53). Baldwin ging davon aus, durch Lernen und eine gemeinsame Kultur könne sich ein neues und erfolgversprechendes Verhalten recht schnell in einer Gruppe durchsetzen. Wer es leicht lerne, werde von der Auslese begünstigt. Vielleicht seien Babys, die früh lächeln konnten, besser versorgt worden und hätten deswegen größere Überlebenschancen gehabt. Parallel dazu seien Erwachsene, deren Gene das Lächeln und die Erwiderung eines Lächelns erlaubten, vielleicht ebenfalls begünstigt worden.

9 Paul Ekman hat sich wiederholt zu diesem Thema geäußert. Vgl. am instruktivsten »Are there basic emotions?«, *Psychological Review* 99 (1992): 550–53, und *Darwin and Facial Expression: A Century of Research in Review*, New York: Academic Press 1973.

10 Ursprünglich sollten sie die jeweilige Emotion mit dem Begriff ihrer eige-

nen Sprache bezeichnen, aber dieser Plan wurde schnell verworfen, weil linguistisch nicht klar war, ob das Wort der Sache eigentlich entsprach. Es ging dabei nicht nur um Übersetzungsschwierigkeiten; in verschiedenen Kulturen werden die Beziehungen zwischen Sprache und Gemütsverfassung verschieden konzeptualisiert. Also konstruierte man einfache Erzählungen, damit sich die Neuguineer in die emotionale Reaktion hineinversetzen konnten, z. B. ›Sie sind wütend und werden gleich zuschlagen‹ oder ›Ihr Kind ist gestorben‹.

11 D. Buss, »Is there a universal human nature?«, *Contemporary Psychology* 37 (1992): 1262–63.

12 A. Ortony/T. J. Taylor, »What's basic about basic emotions?«, *Psychological Review* 97 (1990): 315–31.

13 J. Panksepp, »Toward a general psychobiological theory of emotions«, *The Behavioral and Brain Sciences* 5 (1982): 407–67.

14 J. A. Gray, *The Neuropsychology of Anxiety*, Oxford: Oxford University Press 1982.

15 Robert Plutchik, *The Emotions: Facts, Theories, and a New Model*, New York: Random House 1962.

16 Vgl. Ekman, »Strong evidence for universals in facial expression: A reply to Russell's mistaken critique«, *Psychological Bulletin* 115 (1994): 268–87; C. E. Izard, »Innate and universal facial expression: Evidence from developmental and cross-cultural research«, *Psychological Bulletin* 115 (1994): 288–99.

17 A. J. Fridlund, »Evolution and facial action in reflex, social motive and paralanguage«, *Biological Psychology* 32 (1991): 3–100.

18 Für Darwin ergab sich das Display aus der Assoziation mit dem einer Handlung zugrundeliegenden Gefühl, eine Vorstellung, die weit schwieriger zu verstehen (und zu akzeptieren) ist. Die dritte Quelle mimischer Displays besteht in ihrer Assoziierung mit Sprache, der sogenannten mimischen Parasprache.

19 Bell und Darwin stimmten darin überein, daß einige Gesichtsbewegungen mit der Atmung zu tun haben. Ekman und Friesen stuften kaum ein Drittel mimischer Handlungen von Patienten in psychiatrischen Sprechstunden als »emotional« ein. Ekman/Friesen, unveröffentlichtes Manuskript, zit. bei Ekman, »Biological and cultural contributions to body and facial movement«, in: J. Blacking (Hg.), *The Anthropology of the Body*, London: Academic Press 1977. Allerdings läßt sich nicht sagen, wie verzerrt ihre Ergebnisse waren, da die Patienten an Affektlabilität litten.

20 Fridlund, »Evolution and facial action«, a.a.O.

21 Ich danke dem anonymen Leser am MIT für den Hinweis auf Fridlunds Arbeiten.

22 Nichtmenschliche Primaten auf diese Weise zu würdigen, unterstellt gemeinsame Ursprünge, was legitim ist; ihre und unsere Evolutionen haben

sich zwar vor etlichen Jahrmillionen geteilt, sind aber weitgehend parallel verlaufen, wobei viele unserer näheren Verwandten ausgestorben sind.

23 Van Hooff, »The facial displays of catarrhine monkeys and apes«, a.a.O. Zu weiteren Darstellungen mimischer Displays bei Primaten vgl. Jane Goodall, *Wilde Schimpansen. Verhaltensforschung am Gombe-Strom* (1986), Reinbek: Rowohlt 1994, und Alison Jolly, *The Evolution of Primate Behaviour,* London: Macmillan 1985.

24 In ihrer natürlichen Umgebung ist das Starren eine Drohgebärde, außer wenn sich zwei Tiere kennen oder eins oder beide noch jung sind, aber bei gefangenen Tieren ist das nicht unbedingt der Fall. Goodall beschreibt in einem ihrer Bücher direkten Augenkontakt mit einem Schimpansen. Alp, ihre ehemalige Studentin, schrieb mir aus Sierra Leone, wo sie Schimpansen erforscht, daß ein gefangenes Männchen namens Bruno genau wußte, wann es gelobt wurde. Dann saß es da und starrte ihr ins Gesicht, solange sie sprach.

25 Eine ähnliche Beobachtung teilte mir Jonathan Kingdon mit, der in der Forschungsgruppe für Tierethologie in Oxford arbeitet. Ich hatte ihn gefragt, ob es unbekannte und kaum entzifferte mimische Displays gäbe, die einen zu idiosynkratischeren Interpretationen zwängen. Er schrieb zurück, in evolutionären Begriffen wäre vielleicht ein »Abschalten« von Provokationen und Kommunikationen erforderlich geworden, die zu kraftraubend und dadurch potentiell schädlich waren. Ein Gesichtsausdruck im Einklang mit dem sozialen Repertoire verbraucht Energie, die gespart werden kann, wenn man die Mimik drosselt. In diesem Kontext können »negative ausdruckslose Mienen genauso interessant werden wie positive«.

26 Die Orang-Utans waren ins Heim gekommen, weil sie in Taiwan von Photographen mißbraucht worden waren.

27 R. W. Burn/Andrew Whiten, in: Andrew Whiten (Hg.), *Natural Theories of Mind: Evolution, Development and Simulation of Everyday Mindreading,* Oxford: Blackwell 1991.

28 G. Gallup, »Self-awareness and the emergence of mind in primates«, *American Journal of Primatology* 2 (1982): 237–48.

29 In Sigmund Freuds *Vorlesungen zur Einführung in die Psychoanalyse* (1916–17, Freud-Studienausgabe Bd. I, Frankfurt/Main: Fischer 1969) gibt es im Index zwischen »Gesellschaft« und »Gesunde, s. Normale Menschen« keinen Eintrag für »Gesicht«.

FREI GEBOREN

1 J. C. Gomez, »Visual behaviour as a window for reading the minds of others in primates«, in: Whiten (Hg.), *Natural Theories of Mind,* a.a.O.

2 Wie wichtig die Wahrnehmung der Blickrichtung ist, läßt sich daran ablesen, daß bei Menschen im Gegensatz zu den meisten anderen Primaten das Weiße der Augen zu sehen ist, was anderen eindeutig zeigt, in welche Richtung und worauf wir schauen; vgl. G. Butterworth, »The ontology and phylogeny of joint visual attention«, in: Whiten (Hg.), *Natural Theories of Mind*, a.a.O.

3 D. Premack/G. Woodruff, »Does the chimpanzee have a ›theory of mind‹?« *Behavior and Brain Sciences* 4 (1978): 515–26, S. 515.

4 Einige Belege lassen das bezweifeln; vgl. die Kritik von Simon Baron-Cohen, *Mindblindness. An Essay on Autism and Theory of Mind*, Cambridge, Mass.: The MIT Press 1995, S. 121–25.

5 H. Wimmer/Josef Perner, »Belief about beliefs: Representation and constraining function of wrong beliefs in young children's understanding of deception«, *Cognition* 13 (1983): 103–28.

6 Simon Baron-Cohen/Alan Leslie/Uta Frith, »Does the autistic child have a ›theory of mind‹?« *Cognition* 21 (1985): 37–46. Zur Theorie des Geistes vgl. weiter Baron-Cohen/H. Tager-Flausberg/D. J. Cohen, *Understanding Other Minds, Perspectives from Autism*, Oxford: Oxford Medical Publications 1993.

7 Alan M. Leslie, »Pretense and representation: The origins of ›theory of mind‹«, *Psychological Review* 94 (1987): 412–26.

8 Josef Perner, *Understanding the Representational Mind*, Cambridge, Mass.: The MIT Press 1990.

9 Ähnliche Überlegungen werden schon lange in der Portraitkunst angestellt; vgl. Ernst Hans Gombrich, »Maske und Gesicht. Die Wahrnehmung physiognomischer Ähnlichkeit im Leben und in der Kunst«, 10–60 in: Ders./Julian Hochberg/Max Black (Hgg.), *Kunst, Wahrnehmung, Wirklichkeit* (1972), übersetzt von Max Looser, Frankfurt/Main: Suhrkamp 1994. Dieselbe Frage stellt sich auf der Bühne: Wie soll ich jemanden überzeugend darstellen, wenn nicht, indem ich mich an seine Stelle versetze und seine Handlungen nachahme, indem ich seine Erfahrung nachvollziehe und ihn so dank einer Theorie des Geistes erst verstehe?

10 Zur Kritik von Baron-Cohens Thesen vgl. D. J. Povinelli/T. J. Povinelli, *Trends in the Neurosciences* 19 (1996): 299 f.

11 Baron-Cohen veranschaulicht sein Modell mit Diagrammen der Gehirnregionen, die diese Mechanismen auslösen könnten, und vermutet den Blickrichtungsdetektor in der oberen Schläfenfurche (Sulcus temporalis) und im Mandelkern (Corpus amygdaloideum) und den Theorie-des-Bewußtseins-Mechanismus im Orbitalhirn, d.h. dem ventromedialen Teil im vordersten Großhirnlappen (Lobus frontalis).

12 R. Peter Hobson, *Autism and the Development of Mind*, Hillsdale, NJ: Erlbaum 1993.

13 Ebd., S. 185.

14 Daniel N. Stern, *Mutter und Kind. Die erste Beziehung* (1977), übersetzt von Thomas W. Höpfner, Stuttgart: Klett-Cotta 1997; ders., *Die Lebenserfahrung des Säuglings* (1985), übersetzt von Wolfgang Krege und Elisabeth Vorspohl, Stuttgart: Klett-Cotta 1992.

15 Leo Kanner, »Autistic disturbance of affective contact«, *Nervous Child* 2 (1943): 217–50; Hans Asperger, »Die ›Autistischen Psychopathen‹ im Kindesalter«, *Archiv für Psychiatrie und Nervenkrankheiten* 117 (1944): 76–136.

16 Oliver Sacks, *Eine Anthropologin auf dem Mars. Sieben paradoxe Geschichten*, übersetzt von Jutta Schust, Reinbek: Rowohlt 1995, S. 346.

17 Vgl. etwa Clara Claiborne Park, *Eine Seele lernt leben* (1967), Bern u.a.: Scherz 1973. Uta Frith (Hg.), *Autism and Asperger Syndrome*, Cambridge: Cambridge University Press 1991, enthält mehrere Fallbeispiele von Menschen mit Autismus und Asperger-Syndrom, darunter auch Francesca Happés Analyse autobiographischer Schriften. Vgl. außerdem Temple Grandin / M. M. Scariano, *Emergence Labelled: Autistic*, Novato, CA: Arena Press, 1986.

18 Sacks, *Eine Anthropologin auf dem Mars*, a.a.O., S. 342. »Dem widerspreche ich. Die Aspergers können ›in der Welt‹ [in Sprache und Schrift] leichter sprechen, aber manche Autisten können unter großen Anstrengungen ›mit Bildern sprechen‹«. – Ich schickte Donna Williams dieses und natürlich das nächste Kapitel. Ihre Kommentare gebe ich hier in Anführungszeichen wieder.

19 Asperger, »Die ›Autistischen Psychopathen‹ im Kindesalter«, a.a.O., S. 113.

20 F. R. Volmar, »Social development«, in: D. Cohen / A. Donnelan (Hgg.), *Handbook of Autism*, New York: Wiley 1987, 41–60.

21 Carl H. Delacato, *Der unheimliche Fremdling, das autistische Kind* (1974), übersetzt von Dr. Erper, Freiburg i. Br.: Hyperion 1985.

22 Grandin / Scariano, *Emergence Labelled: Autistic*, a.a.O., S. 22 f.

23 Für Donna Williams ist allerdings die Kommunikation im Monolog möglich.

24 M. Rutter / E. Schopler, »Autism and pervasive developmental disorders«, *Journal of Autism and Developmental Disorders* 17 (1987): 159–86.

25 Eher durch mechanisches Lernen als in einem Kontext.

26 Baron-Cohen / A. Spitz / P. Cross, »Can children with autism recognize surprise?« *Cognition and Emotion* 7 (1993): 507–16.

27 An meiner Schule gab es einen Jungen mit dem Spitznamen »Mongo« (dem alten, grausamen Begriff für Menschen mit Down-Syndrom und den damit häufig einhergehenden Entwicklungsstörungen). Die Schule war ein Gymnasium alten Stils, man mußte eine ziemlich anspruchsvolle Aufnahmeprüfung bestehen, und die Schüler waren daher einigermaßen kultiviert. Aber Mongo war wegen seiner Ungeschicklichkeit schulbekannt. Beim

Sport war genausowenig mit ihm anzufangen wie in Pausengesprächen, und er hatte die Angewohnheit, zu Boden zu starren, wenn man mit ihm sprach. Allerdings eilte ihm der Ruf voraus, die wöchentlichen Hitparaden sämtlicher Singles der letzten zwanzig Jahre auswendig zu wissen. Ich weiß nicht, ob seine Krankheit je diagnostiziert und behandelt wurde.

28 »Bei diesem Mann ist die optische Datenverarbeitung ›online‹. Bei anderen wird die optische Datenverarbeitung eher zu einem System, das sich bei Überlastung abschaltet. Wieder andere arbeiten vielleicht eher mit akustischer, emotionaler oder körpersprachlicher Datenverarbeitung oder schalten zwischen verschiedenen Methoden hin und her – das System kann Daten jedenfalls nur ›mono‹ verarbeiten.« (Als Mono-Zustand beschreibt Donna Williams ihre Unfähigkeit, simultan mit mehr als einem Wahrnehmungsorgan zu arbeiten.)

29 »Hier liegt ein ›Mono‹ von Selbst-Anderer vor, das muß jedoch nicht auf ein Wahrnehmungsdefizit anderer Bewußtseine (außerhalb eines sozialen Kontexts) hindeuten.«

30 »Im direkten Kontext nehme ich und nehmen viele Menschen an, andere müßten doch dasselbe denken oder fühlen, weil man es sich anders nicht vorstellen kann; es gibt dann keine Alternative.«

31 »oder mir eines solchen Gefühls bewußt bin?«

32 »weil es vielleicht nicht verarbeitet wird«.

33 Jonathan Cole, *Pride and a Daily Marathon*, Cambridge, Mass.: The MIT Press 1995.

34 »Er versucht, mehrspurig zu funktionieren, obwohl er im Grunde ›mono‹ ist.«

35 »Mehrspurige Nicht-Autis sind Glückspilze.«

36 »Körper online bei einer einmal gelernten Routinetätigkeit.«

37 »Denken, verbaler Zugriff und akustische Datenverarbeitung online.«

38 »Bei ihr kollidiert er vielleicht weniger mit einem ›Anderen‹, so daß die erforderliche Balance zwischen Selbst und Anderem im Lot bleibt.«

39 »Sie sind kein Selbst-Anderer-Mono, Sie sind mehrspurig und können ständig beides ZUGLEICH.«

40 »Echolalie und Echopraxie haben nichts mit Gefühlen zu tun, sondern mit isoliertem Ausdruck.«

41 »der sich nicht ständig Selbst und Andere vergegenwärtigen konnte«.

42 »so, wie sie spontan in einem Kontext auftraten«.

WIE EIN BALL BEIM ABPRALL

1 Kursiv erscheinen Donnas Kommentare zu meinem Manuskript. Sie las sämtliche Passagen des Buchs, die sich mit dem Autismus befassen. Die

spezifische Form ihrer psychischen Funktionsstörung ist seit der Veröffentlichung ihres ersten Buchs immer wieder diskutiert worden. Ihre außergewöhnlichen Einblicke und Begabungen haben Zweifel am diagnostizierten Autismus laut werden lassen. Im direkten Umgang zeigt sie jedoch alle Merkmale von Menschen mit autistischen Funktionsstörungen. Ihre Einsichten entsprechen dem an Autisten beobachteten Verhalten und haben daher Eingang in dieses Buch gefunden.

2 Man denke an Oliver Sacks' Beschreibung der Individualität von Autisten und Menschen mit dem Asperger-Syndrom, die uns in dieser Hinsicht gleich sind. Donnas Erfahrungen sind nicht die einer typischen Autistin. Ihre außergewöhnliche Fähigkeit zur Kommunikation in Form von Monologen unterscheidet sie von vielen Autisten.

3 »Versuch, in rauher Umgebung durch ›normales Auftreten‹ zu überleben«.

4 »ohne Angst, die Kontrolle über die Interaktion und die von ihr verursachten Erfahrungen und Gefühle zu verlieren«.

5 Ich hatte zunächst »Freundin« geschrieben, aber Donna korrigierte mich: »Keine Freunde«.

6 »Ich wußte aus Erfahrung, daß Menschen zu weinen anfangen, wenn man sie mit Worten bewegte.«

7 »Aber da andere Formen der Überlastung zurückgingen, wurden sie leichter zu verarbeiten und damit erträglicher.«

8 Im Manuskript hieß es noch »besonders um einer jungen Autistin zu helfen«. Donna kommentierte: »Ich wollte NICHT ›helfen‹. Ich war bei ihr. Ich empfand Empathie mit ihr *als* mir, nicht als Gegenüber. ›Helfen‹ ist ›Welt‹-Sprache und in diesem Kontext falsch.« Schuldig im Sinne der Anklage, fiel es mir schwer, ihre Prosa zu lesen, ohne ihren Erfahrungen und Handlungen meine Bedeutungen, *unsere* Bedeutungen aufzuoktroyieren. Es beunruhigt mich daher, daß ihre Bücher, die doch so klar und deutlich geschrieben sind, von »Nichtautis« falsch verstanden werden könnten.

9 »Echopraxie hat mit Verstehen nichts zu tun – im Gegenteil.«

10 »als Anpassung, um in einer überwiegend nichtautistischen Welt funktionieren zu können«.

11 »mit Ausnahme des Feedbacks, das das automatische und vorbewußte Schreiben mir vermittelte«.

12 »Selbst heißt mit Vorsatz«.

13 Sacks, *Eine Anthropologin auf dem Mars*, a.a.O., S. 370 f.

14 »Nur wenn der andere den nur schwach ausgeprägten Wunsch hat, mir sein Selbst aufzudrängen, werde ich nicht genötigt, die Verbindung zum Selbst zu kappen.«

15 »Schön wär's – mein Bewußtsein ist wie eine verstopfte Toilette.«

16 Donna und Paul versuchten eindeutig, aus einem verwirrenden Schwall sinnlicher Eindrücke und Bilder eine Bedeutung herauszufiltern. Bacon,

der mit seinen Wahrnehmungen der Realität wie der Phantasie vollauf zufrieden war, suchte dagegen nach Erweiterungs- und Verzerrungsmöglichkeiten, um Gefühle zu erzeugen und wiederzugeben.

DER ZUSCHAUER

1 Vgl. Jean Piaget, *Nachahmung, Spiel und Traum. Die Entwicklung der Symbolfunktion beim Kinde* (1945), Stuttgart: Ernst Klett 1969.
2 A. Meltzoff/M. K. Moore, »Imitation of facial and manual gestures by human neonates«, *Science* 198 (1977): 75–78.
3 I. W. R. Bushnell/F. Sai/J. T. Mullin, »Neonatal recognition of the mother's face«, *British Journal of Developmental Psychology* 7 (1989): 3–15.
4 Vgl. Meltzoff/Moore, »Early imitation within a functional framework; the importance of person identity, movement and development«, *Infant Behavior and Development* 15 (1992): 479–505; dies., »Why faces are special to infants – on connecting the attraction of faces and infants' ability for imitation and cross modal processing«, in: B. Boysson-Bardies u.a. (Hgg.), *Developmental Neurocognition: Speech and Face Processing in the First Year of Life*, Dordrecht: Kluwer Academic Publishers 1993, 211–225.
5 Vgl. Meltzoff/A. Gopnik, »The role of imitation in understanding persons and developing a theory of mind«, in: Baron-Cohen/Tager-Flausberg/Cohen, *Understanding Other Minds*, a.a.O.
6 Die vorliegenden Theorien, wie sich Emotionen entwickelt und welche physiologische Grundlage und Funktion sie haben könnten, sind empirisch verschieden stark zu untermauern (vgl. etwa Michael Lewis/Linda Michelson, »Faces as signs and symbols«, in: Gail Zivin [Hg.], *The Development of Expressive Behavior,* Orlando, FL: Academic Press 1985). Das Problem besteht nicht in der Entwicklung von Theorien, sondern in ihrer Überprüfung, denn auf diesem Gebiet ist es besonders schwer, konkrete Daten zu liefern. Lewis und Michelson gehen die Angelegenheit aus leicht verschobener Perspektive an. Ihrer Meinung nach ist die Mimik eines Babys zunächst nicht mit Gefühlszuständen verbunden. Erst mit zunehmender emotionaler Entwicklung kombiniert es die beiden. Später lernt es durch sozialen Druck, Lebenserfahrung und abnehmende Naivität, den Ausdruck wieder vom Gefühlszustand zu trennen.
7 *Mutter und Kind,* a.a.O.; *Die Lebenserfahrung des Säuglings,* a.a.O.
8 Das kann bis vor die Geburt zurückreichen. Als meine Frau mit unseren Töchtern schwanger war, setzte sie sich bei Treffen oder auf Partys manchmal mit einem beseligten Gesichtsausdruck in eine Ecke; dann nahm sie Kontakt mit ihrem Kind auf. Denselben Ausdruck hatte sie später oft beim Stillen oder beim Spielen mit den Kindern.

9 »Communicative aspects of children's emotional competence«, in: K. T. Strongman (Hg.), *International Review of Studies of Emotion*, New York: Wiley 1992.

10 Hinzu kommen natürlich soziale Faktoren, die die Regeln der Kontaktaufnahme durch Blicke beeinflussen, darunter Kultur, Alter und Schichtzugehörigkeit. Diese Faktoren lasse ich hier außen vor.

11 Diese Frage taucht schon bei Edmund Burke und Charles Bell auf. Bell schreibt: »Handeln und Ausdruck eines Körpers, der den Leidenschaften des Herzens untreu ist, können uns durch das Bild unserer selbst schrekken und mahnen, zugleich lernen wir jedoch, unsere Leidenschaften zu zügeln, indem wir ihren Ausdruck mäßigen.« Bell, *Essays on the Anatomy and Physiology of Expression*, a.a.O.

12 »Wenn [der Akteur] nur diese Dinge, die sich nachmachen lassen, gar nachmacht: so wird dadurch unfehlbar seine Seele ein dunkles Gefühl [...] befallen, welches wiederum in den Körper zurückwirkt« (*Hamburgische Dramaturgie* [1767–69], Drittes Stück), zit. bei A. J. Fridlund, »Evolution and facial action in reflex, social motive and paralanguage«, a.a.O.

13 Darwin, *Der Ausdruck der Gemütsbewegungen bei dem Menschen und den Tieren*, a.a.O., S. 320 f. Man ist sich nicht ganz einig, worauf genau Darwin in dieser Passage hinaus will. Die einen haben seine Bemerkung als Beitrag zu einem Modell mimischen Feedbacks aufgefaßt, in dem die Mimik Gefühlszustände modifiziert. Fridlund behauptet dagegen, Darwin habe lediglich darauf hinweisen wollen, daß emotionale Ekstase zum Kontrollverlust führen könne.

14 William James, *The Principles of Psychology* (1890), 2 Bde., New York: Dover 1950.

15 Fridlund, »Evolution and facial action in reflex, social motive and paralanguage«, a.a.O.

16 P. K. Adelman/R. B. Zajonc, »Facial efference and emotion«, *Annual Review of Psychology* 40 (1989): 249–80.

17 D. Goldblatt/Diane Williams, »›I am Smiling!‹ Möbius syndrome inside and out«, *Journal of Child Psychology and Psychiatry and Allied Disciplines* 1 (1986): 71–78. Ich danke Colin Brennan, der mich auf diesen und andere Artikel zum Möbiussyndrom aufmerksam gemacht hat.

EINE GROSSE FAMILIE

1 Es ist immer noch ungeklärt, inwieweit das Möbiussyndrom mit geistigen Behinderungen einhergehen kann. Von sechzehn Fällen aus dem Great Ormond Street Hospital hatten fünf eine sehr niedrige Intelligenz, und weitere drei waren schwer einzuordnen (vgl. Peter Bannister/Jane Walker/Kenneth Wybar, »Möbius's syndrome«, *British Orthoptics Journal* 33

[1976]: 69–77). Zwei Fälle hielt man zunächst für schwachsinnig, sie stellten sich später aber als normal heraus oder hatten sogar einen hohen IQ. Die Autoren kommentierten, auch bei Kindern mit normaler Intelligenz könnten sich bestimmte Entwicklungsschritte verzögern, und eindeutige Aussagen seien schwer zu treffen, auch weil IQ und Alter immer korrelierten. Meyerson und Foushee halten die verzögerte Entwicklung von Kindern mit Möbiussyndrom für wenig überraschend angesichts ihrer ungeheuren Handicaps, die von Fuß- und Handmißbildungen bis zu Schielen und Wachstumsstörungen infolge der Probleme beim Essen reichten, von den Schwierigkeiten beim Sprechen, beim Ausdrücken von Gefühlen und der sozialen Interaktion ganz zu schweigen. Meines Wissens gibt es keine Untersuchung, die den IQ der Kinder mit ihrer sonstigen Entwicklung korrelieren würde, um herauszufinden, ob diese mit Verzögerung einsetzt, dann jedoch aufholt. Vgl. M. D. Meyerson/D. R. Fousheen, »Speech, language and hearing in Möbius syndrome: A study of 22 patients«, *Developmental Medicine and Child Neurology* 20 (1987): 357–65.

2 Ich freue mich, daß Clare sich in der Gruppe wohl fühlt. Für das ungeschulte Auge sehen alle Menschen mit Möbiussyndrom gleich aus, wie Chinesen für Weiße und umgekehrt. Lernt man sie näher kennen, wird ihre Individualität offenbar. Ihre Gesichter erinnern mich manchmal an Portraits von Modigliani, besonders an »Das kleine Milchmädchen« mit ihren leeren Augen. Beim Zwinkern rollen unsere Augen in ihren Höhlen nach oben (eine Tatsache, die erstmals von Charles Bell beschrieben wurde und heute Bell-Phänomen heißt). Normalerweise sieht man das nicht, weil die Lider dabei geschlossen sind. Bei Möbius-Patienten bewegen sich die Lider nicht, so daß man es sieht. Dieses ›lidlose Zwinkern‹ läßt ein Gespräch merkwürdig stocken, weil der oder die Betreffende einen Augenblick lang abwesend zu sein scheint.

3 Es gibt Hinweise darauf, daß Berührungen des eigenen Gesichts mit dessen phylogenetischer Entwicklung zunehmen. Die mimisch mobileren und ausdrucksfähigeren Menschenaffen streicheln und befühlen ihre eigenen Gesichter mehr und der Mensch am meisten. Bei Sitzungen schaue ich mich oft im Raum um, und rund die Hälfte der anwesenden Kollegen streicht sich immer gerade geistesabwesend übers Gesicht oder berührt es auf verschiedenste Weise.

4 James hatte gesagt, in der Öffentlichkeit könne er nicht erkennen, ob die Leute ihn ansprechen wollten. Menschen mit Möbius lernen vielleicht nicht, die Gesichter anderer richtig zu lesen. Durch ihr Unvermögen, die Augen zu bewegen, wird ihre Beobachtung anderer schnell zum unangenehmen Starren. Ihre niedrige Selbstachtung erschwert es zudem, auf andere zuzugehen; es erfordert Mut, jemanden anzusehen, um ein Gespräch zu eröffnen. Menschen mit Möbius ignorieren die eigenen Gesichter und

achten deswegen nicht auf die anderer. Da sie die eigene Mimik nicht entwickeln, entgeht ihnen, wie wichtig sie für andere ist, weswegen sie deren Emotionen auch nicht interpretieren können. James sagte, er sei erst vor kurzer Zeit dazu übergegangen, die Gesichter anderer zu mustern.

5 Zum Zusammenhang von Gefühl und Intellekt vgl. Damasio, *Descartes' Irrtum*, a.a.O., besonders Kapitel II.

6 Die Hypothese mimischen Feedbacks behauptet nicht nur, daß wir nicht einfach lächeln, wenn wir glücklich sind, sondern lautet in der radikalen Variante, daß wir glücklich sind, wenn wir lächeln; daß das Feedback unserer Gesichter entscheidet, wie wir uns fühlen. Aufschlußreiche Experimente an einer Kontrollgruppe konnten diese These belegen, obwohl man dagegenhalten kann, daß das Feedback Gefühlszustände zwar stabilisiert und verstärkt, aber nicht erzeugt. Menschen mit Möbius sind dazu verdammt, das seit ihrer Geburt unter grausamen Experimentalbedingungen zu untermauern. Ihre Erfahrungen spiegeln die Auswirkungen fehlender Mimik auf die emotionale Entwicklung, die soziale Interaktion und die Ausbildung einer Identität weit drastischer als jedes vorübergehende Experiment.

BESCHRÄNKT UND LANGWEILIG

1 Beidseitige Gesichtslähmungen sind oft auf Sarkoide oder Gewebewucherungen zurückzuführen.

2 In *Der Tag, an dem mein Bein fortging* (1984, übersetzt von Dirk van Gunsteren, Reinbek: Rowohlt 1989) geht Oliver Sacks auf einige Schwierigkeiten bei dem Versuch ein, nach einer Phase der Immobilität die Beweglichkeit zurückzuerlangen. In dem von ihm beschriebenen Fall ging es um ein Bein, aber dasselbe gilt in vielleicht noch größerem Maße für das Gesicht.

3 *An Evil Cradling*, London: Hutchinson 1992.

4 »Die fröhliche Wissenschaft«, in: Friedrich Nietzsche, *Werke*, hg. von Karl Schlechta, München: Carl Hanser 1969, Bd. II, S. 13 f., zit. bei Oliver Sacks, *Awakenings – Zeit des Erwachens* (1973), übersetzt von St. Schappo u.a., Reinbek: Rowohlt 1991, S. 344.

5 Glücklicherweise konnte sie das Augenlid schließen, denn sonst hätte sie eine Augenklappe gebraucht oder sich die Lider vernähen lassen müssen, um das Auge selbst zu schützen.

6 Gesichtszüge sind abhängig von Haut und Gesichtsmuskulatur. Wie oben ausgeführt, entspringen die Muskeln an Knochen und können mit den Jahren schlaff werden. Sie bewegen das Gesicht nicht nur, sondern haben auch einen Ruhetonus, der bei einer Gesichtslähmung zerstört wird. Bei Brenda nahm dieser Tonus oder diese Muskelspannung zu, als der Fazialisnerv auf dysfunktionale Weise nachwuchs. Sie empfand die Hyperaktivität

der Gesichtsmuskeln im Ruhezustand als Straffheit. Verantwortlich dafür ist keine Inaktivität im Fazialisnerv. Nach der Lähmung war der Fazialis nachgewachsen, feuerte ständig und unkontrolliert auf niedriger Stufe und veränderte die Ruhelage des Gesichts, wodurch es anders aussah und sich anders anfühlte. Paradoxerweise lag das Problem nun nicht mehr in der Lähmung, sondern in der Hyperaktivität.

7 Der Grund dafür war das anomale Nachwachsen der Neuriten im Fazialis. Diese wurzeln teilweise im Nervenstamm des Gesichts. Bei normaler Verzweigung kontrolliert ein Nerv das Feuern verschiedener Muskelfasern in einem Teil des Gesichts, also etwa am Mund, an der Nase, über oder unter den Augen. Durch die Beschädigung kann er sich sowohl zum Mund als auch zum Auge verzweigen, und das Kommando, das Auge zu bewegen, kann zur Synkinese oder Mitbewegung des Munds führen. Normalerweise verschwindet dieses Phänomen nach und nach wieder, aber in diesem Fall hielt es sich länger, was unter Umständen auf das Nebeneinander von Nervenbeschädigung und -nachwachsen zurückzuführen ist.

8 Auch junge Schimpansen dürfen ältere Hordenmitglieder anstarren.

9 Interessanterweise kam Iona zu dieser Erkenntnis erst, als sie über ihre Gefühle nachdachte. Im Medizinstudium lernt man ebenso wie in der Gesundheitsfürsorge schon früh, Gefühle nicht zu nah an sich heranzulassen. Sobald man zu stark involviert wird und die Beobachtungsgabe durch Emotionalität leidet, handelt man nicht länger rein beruflich, sondern menschlich.

10 *Face to Face: Parkinson's Disease – Facial Animation Made Easier,* Parkinson's Disease Society Videokassette 1993. Der Film ist zu beziehen über Iona Lister, Speech and Language Therapy, Horton General Hospital, Banbury, Oxon, OX16 9AL, Großbritannien.

11 Iona entwickelte einige dieser Gedanken anhand eines trivialen Videos – *Wie bleibe ich jung?* –, in dem eine Frau behauptet, Gesichter sähen alt und verfallen aus, weil wir uns nicht gegen die Schwerkraft wehrten, die sie nach unten ziehe.

12 Wittgenstein, *Bemerkungen über die Philosophie der Psychologie/Remarks on the Philosophy of Psychology,* zweisprachige Ausgabe in zwei Bänden, hg. von G. E. M. Anscombe und G. H. von Wright, Oxford: Basil Blackwell 1980, Bd. 2, S. 100 (Satz 570).

CHANGING FACES

1 James Partridge, *Changing Faces,* London: Penguin 1990.

2 Bestätigung, Energie, Durchsetzungsvermögen, Mut, Humor, Anderssein, Verständnis und Toleranz (Anm. d. Übs.).

1 In der Vorrede zu »Die fröhliche Wissenschaft« heißt es: »[W]as wird aus dem Gedanken selbst werden, der unter den *Druck* der Krankheit gebracht wird? [...] [M]an kommt aus solchen [...] Übungen der Herrschaft über sich als ein andrer Mensch heraus [...]. Das Vertrauen zum Leben ist dahin: das Leben selbst wurde zum *Problem.* [...] Der Reiz alles Problematischen [...] ist aber [...] zu groß, als daß diese Freude nicht immer wieder wie eine helle Glut über alle Not des Problematischen [...] zusammenschlüge. Wir kennen ein neues Glück ...« Nietzsche, »Die fröhliche Wissenschaft«, a.a.O., S. 10 ff.

2 Vgl. D. R. Rubinow/R. M. Post, »Impaired recognition of affect in facial expression in depressed patients«, *Biological Psychiatry* 31 (1992): 947–53.

3 Vgl. J. Archer/D. C. Hay/A. W. Young, »Face processing in psychiatric conditions«, *British Journal of Clinical Psychology* 31 (1992): 45–61.

4 Alison erzählte von einem Mann, der als kleiner Junge eingewiesen worden war. Seine Eltern arbeiteten als Pförtner in einem Herrenhaus, und ihr Arbeitgeber hatte sie zu dieser Maßnahme gezwungen, weil der Junge einen Wolfsrachen hatte und Besuchern einen abschreckenden Anblick bot.

5 Bencie Woll hatte mich dankenswerterweise vorgestellt. Sie erforscht die grammatische und emotionale Funktion des Gesichts in der Taubstummensprache.

6 Man erinnere sich an die Vorteile für Primaten beim Übergang von der Körpersprache zur Mimik: Räumlich konnte das Gesicht anderen weit besser zugewendet werden als der Körper. Augenbewegungen und Blickkontakt steigern das noch.

7 Bruno Bettelheim bezeichnete den Autisten als ständig Gefährdeten.

8 Wenn das Gesicht für diese Selbst-»Anderer«-Balance so wichtig ist, ist es um so bemerkenswerter, daß die Psychoanalyse, der es doch in so hohem Maße um diese Balance geht, das Gesicht völlig ausklammert.

9 Wittgenstein, *Bemerkungen über die Philosophie der Psychologie,* a.a.O., Bd. 2, S. 100 (Satz 570).

10 Ebd., S. 28 (Satz 148).

11 Hobson, *Autism and the Development of Mind,* a.a.O.

12 Wittgenstein, *Bemerkungen über die Philosophie der Psychologie,* a.a.O., Bd. 2, S. 106 (Satz 614).

13 Hobson, *Autism and the Development of Mind,* a.a.O.

14 Nicholas Humphrey, *The Inner Eye,* London: Faber & Faber 1986, S. 18 f.

15 Vgl. R. I. M. Dunbar, »Ecological modelling in an evolutionary context«, *Folia Primatologica* (Basel) 53 (1990): 235–46 (zit. nach Merlin Donald, *Origins of the Modern Mind,* Cambridge, Mass.: Harvard University Press 1993).

16 Im Versuch, diese Daten auf Menschen zu extrapolieren, schätzte Merlin Donald die Stammesgrößen der sechs verbliebenen Gesellschaften von Ureinwohnern – allesamt Nomaden oder Sammler und Jäger – und verglich dann Menschen- und Primatengehirne mit den Größen ihrer jeweiligen Sozialverbände. Er bezifferte die Größe einer idealen Menschengruppe auf 223, fand bei Jägern eine Durchschnittsgröße von 156 und bei Nomaden eine von 174. Schimpansenhorden haben dagegen vierzig bis fünfzig Mitglieder. Im Vergleich dazu kennt jeder von uns Unmengen von Menschen. Physiognomik und Astrologie sind vielleicht entstanden, um das Verhalten von Menschen vorauszusagen, die wir kaum kennen. Beide versuchen, aus dubiosen Daten allgemeingültige Regeln für die Persönlichkeit abzuleiten. Beide sind zum Scheitern verurteilt.

17 Vielleicht gibt es einen Zusammenhang zwischen der Ausdruckskraft nichtmenschlicher Primaten, der Stabilität ihrer Sozialverbände und ihrer Intelligenz. Bei Menschen gibt es möglicherweise einen Konnex zwischen mimischer Mobilität und zugeschriebener Intelligenz. Seit Frauen als intellektuell gleichrangig anerkannt werden, wird auch die Schönheit älterer Frauen zunehmend akzeptiert. Reife Frauen haben naturgemäß ausdrucksvollere und mobilere Gesichter als junge Frauen, die oft in eine passive Rolle gedrängt werden.

18 Ich habe mich bei diesem Abriß auf Landlebewesen beschränkt, deren wichtigstes Sinnesorgan das Auge ist. Möglicherweise haben die großen Meeressäugetiere ein paralleles System etwa durch Stimmgebrauch entwickelt. Die Annahme, von Geburt an Taube oder Blinde entwickelten trotz ihrer Wahrnehmungsdefizite dasselbe Bewußtsein des Selbst und anderer geht an der Sache vorbei, denn mit der Evolution ihrer Gehirne haben sich natürlich auch dieselben Sinnesorgane entwickelt. Die Frage müßte daher lauten, welch eine Welt und welches Bewußtsein vom Selbst und anderen würde sich in aufeinanderfolgenden Generationen von Blinden oder Tauben herausbilden? Diese Frage ist jedoch ebensowenig zu beantworten wie die, welche Existenz Menschen mit dem Möbiussyndrom erfahren hätten, wären sie in einer Welt von Blinden aufgewachsen.

19 Damasio, *Descartes' Irrtum*, a.a.O.

20 Faszinierende Beispiele hierfür finden sich in der Politik. Reagan und Thatcher waren von großer Entschlußfreudigkeit, ob in positivem oder negativem Sinne. Sie waren Überzeugungstäter und handelten aus dem Bauch heraus nach ihren politischen Werten und ihren Sympathien und Antipathien. Clinton und Major galten bzw. gelten dagegen als wankelmütig und unschlüssig, weil sie versuchten bzw. versuchen, ein Thema gründlich abzuwägen, um zu durchdachten und rationalen Entscheidungen zu kommen.

21 Damasio, *Descartes' Irrtum*, a.a.O., S. 207.

22 Ich gehe hier nicht näher auf Arbeiten ein, denen zufolge das Feedback von Emotionen auf diese autonomen Organe zurückgeht. Hier muß man auf der Hut sein, denn ein Gutteil dieses Feedbacks ist vorbewußt. Solche Aktivitäten nehmen wir nur selektiv als flaues Gefühl im Bauch wahr, wenn wir einen Schock bekommen, oder wenn sich uns der Magen umdreht. Außerdem wirkt dieses Feedback emotional auch nicht sonderlich subtil, und schlußendlich wird es – außer beim Erröten – auch nicht kommuniziert.

23 Antonio Damasio, *Descartes' Irrtum*, a.a.O., S. 16.

24 William James, *The Principles of Psychology*, a.a.O.

25 Bei diesen Menschen ist es fast unmöglich, Probleme infolge psychischer Erkrankung von Problemen infolge sozialer Deprivation zu unterscheiden. Ein seltenes Extrembeispiel hierfür stellen die sogenannten Wolfskinder dar, die ohne menschliche Gesellschaft aufgewachsen sind. In seiner historischen Untersuchung von einunddreißig Wolfskindern liefert Zingg keine Beschreibung ihrer mimischen Displays, die auch bei Itard fehlt, einem französischen Arzt, der einen Rehabilitationsversuch des Wildkinds von Aveyron unternahm. Wolfskinder zeigen jedoch eine geringe Bandbreite von Ausdrucksmöglichkeiten wie Ärger, Freude, Trübsinn und Ungeduld, aber wie angemessen diese sind, ist wegen ihres unsozialen Verhaltens und ihrer raschen Stimmungsumschwünge von jeher umstritten. Der berühmteste Fall, der jahrelang eingesperrte Kaspar Hauser, galt als Opfer eines »Verbrechens gegen die Seele«; vgl. R. M. Zingg, »Feral man and extreme cases of isolation«, *American Journal of Psychology* 53 (1940): 487–517, und Jean Itard, *Victor, Das Wildkind vom Aveyron* (1932), Einleitung und Nachwort von Jakob Lutz, Zürich, u. a.: Rotapfel 1965.

26 Gesprächsmitteilung von Peter Hobson, 1995.

27 Gesprächsmitteilung von Donna Williams, 1995.

28 Emmanuel Levinas, *Collected Philosophical Papers,* Dordrecht (Niederlande): Kluwer. Ich danke Shaun Gallagher vom Canisius College, New York, der mich mit Levinas' Schriften vertraut gemacht hat.

29 Maurice Merleau-Ponty, »Die Humanwissenschaften und die Phänomenologie« (1950/52), 129–226 in: *Vorlesungen I*, übersetzt von Alexandre Métraux, Berlin/New York: Walter de Gruyter 1973, S. 151.

30 Ebd., S. 175.

31 Charles Bell, *Essays on the Anatomy and Physiology of Expression*, a.a.O.

32 Merleau-Ponty, *The Primacy of Perception*, a.a.O.

33 Ebd.

34 Peter Brook sagte einmal, im Theater könnten wir »Menschen ansehen, die wir im normalen Leben verdammen oder ignorieren würden« (in einem Interview mit Ian Waterman und David Bennent über das Theaterstück *The Man Who*). Mit anderen Worten: Die Kunst gestattet uns, den

Geist und die Erfahrungen anderer kennenzulernen und sie, die uns anderenfalls fremd blieben, zu verstehen. Ich habe in diesem Buch zwar streckenweise wissenschaftliche Ergebnisse referiert, aber im wesentlichen beschäftigten mich Erzählungen von Menschen in ungewöhnlichen Lebensumständen, und es ging mir nicht darum, diese auf herkömmlich wissenschaftliche Art und Weise zu präsentieren. A. R. Luria bezeichnete seine großen neuropsychologischen Biographien (gesammelt in *Der Mann, dessen Welt in Scherben ging – Ein Fall von Gedächtnisverlust,* übersetzt von V. B. Heitkam, Reinbek: Rowohlt 1991) als »romantische Wissenschaft«, aber das ist ein unglücklich gewählter Begriff. »Humanwissenschaft« ist sperrig. Aber für welchen Begriff man sich auch entscheidet, der Zugang zu den Erfahrungen anderer über das Anhören ihrer Geschichten schien mir der beste Weg zu sein, die Bedeutung des Gesichts zu erforschen. Francis Bacon schrieb, »auch die größte Kunst verweist uns stets wieder auf die Zerbrechlichkeit des Menschenlebens«. Von Menschen, denen der normale Lebensfluß abgeht – was Bacon mit ›zerbrechlich‹ meint und Brook mit ›ignoriert‹ –, lernen wir viel über die *condition humaine* und über das Gesicht.

35 Anchee Min, *Red Azalea,* London: Victor Gollancz 1993.
36 John Liggett, *The Human Face,* London: Constable 1974.
37 John M. Hull, *Im Dunkeln sehen,* a.a.O., S. 226 f.

REGISTER

1. Auflage 1999
© für die deutsche Ausgabe: Verlag Antje Kunstmann GmbH,
München 1999
© der Originalausgabe: Massachusetts Institute of Technology,
Cambridge/Mass. 1998
Titel der Originalausgabe: About Face
Umschlaggestaltung: Michel Keller, München
Satz: Frese, München
Druck und Bindung: Clausen & Bosse, Leck
ISBN 3-88897-226-4

Auszüge aus *Ich könnte verschwinden, wenn du mich berührst.
Erinnerungen an eine autistische Kindheit* von Donna Williams.
Übersetzt von Sabine Schulte. Copyright © 1992 by
Hoffmann & Campe Verlag, Hamburg.
Auszüge aus *Wenn du mich liebst, bleibst du mir fern* von Donna Williams.
Übersetzt von Sabine Schulte. Copyright © 1994 by
Hoffmann & Campe Verlag, Hamburg.

Der Übersetzer dankt Reinhard Hiß sowie seinen Eltern
Ilse Blumenbach und Dr. med. Arnold Blumenbach für die Durchsicht
des Manuskripts und die Unterstützung bei Recherchen
im Bereich der Neurologie.